Endspurt Klinik

Hygiene, Mikrobiologie

Skript 17

2., vollständig überarbeitete Auflage

53 Abbildungen

Georg Thieme Verlag
Stuttgart · New York

Autoren/Fachbeiräte

Krankenhaushygiene:
Prof. Dr. med. Uwe **Frank**
Universitätsklinikum Heidelberg
Sektion Krankenhaus- und Umwelthygiene
Im Neuenheimer Feld 324
69120 Heidelberg
Deutschland

Mikrobiologie:
PD Dr. med. Michael **Probst-Kepper**
Universitätsklinikum Magdeburg A.ö.R
Institut für Medizinische Mikrobiologie und Krankenhaushygiene
Leipziger Str. 44
39120 Magdeburg
Deutschland

Autor/Fachbeirat der Vorauflage
Prof. Dr. med. Markus **Dettenkofer**
Radolfzell, Deutschland

Bibliografische Information der Deutschen Nationalbibliothek
Die Deutsche Nationalbibliothek verzeichnet diese Publikation in der Deutschen Nationalbibliografie; detaillierte bibliografische Daten sind im Internet über http://dnb.d-nb.de abrufbar.

Wichtiger Hinweis: Wie jede Wissenschaft ist die Medizin ständigen Entwicklungen unterworfen. Forschung und klinische Erfahrung erweitern unsere Erkenntnisse, insbesondere was Behandlung und medikamentöse Therapie anbelangt. Soweit in diesem Werk eine Dosierung oder eine Applikation erwähnt wird, darf der Leser zwar darauf vertrauen, dass Autoren, Herausgeber und Verlag große Sorgfalt darauf verwandt haben, dass diese Angabe **dem Wissensstand bei Fertigstellung des Werkes** entspricht.

Für Angaben über Dosierungsanweisungen und Applikationsformen kann vom Verlag jedoch keine Gewähr übernommen werden. **Jeder Benutzer ist angehalten**, durch sorgfältige Prüfung der Beipackzettel der verwendeten Präparate und gegebenenfalls nach Konsultation eines Spezialisten festzustellen, ob die dort gegebene Empfehlung für Dosierungen oder die Beachtung von Kontraindikationen gegenüber der Angabe in diesem Buch abweicht. Eine solche Prüfung ist besonders wichtig bei selten verwendeten Präparaten oder solchen, die neu auf den Markt gebracht worden sind. **Jede Dosierung oder Applikation erfolgt auf eigene Gefahr des Benutzers.** Autoren und Verlag appellieren an jeden Benutzer, ihm etwa auffallende Ungenauigkeiten dem Verlag mitzuteilen.

---

1. Auflage 2013

© 2013, 2018 Georg Thieme Verlag KG
Rüdigerstr. 14
70469 Stuttgart
Deutschland
www.thieme.de

Printed in Germany

Umschlaggestaltung: Thieme Verlagsgruppe
Satz: L42 AG, Berlin
Druck: AZ Druck und Datentechnik GmbH, Kempten

ISBN 978-3-13-241248-4   1 2 3 4 5 6

Auch erhältlich als E-Book:
eISBN (PDF) 978-3-13-241249-1
eISBN (epub) 978-3-13-241250-7

Geschützte Warennamen (Warenzeichen ®) werden nicht immer besonders kenntlich gemacht. Aus dem Fehlen eines solchen Hinweises kann also nicht geschlossen werden, dass es sich um einen freien Warennamen handelt.

Das Werk, einschließlich aller seiner Teile, ist urheberrechtlich geschützt. Jede Verwendung außerhalb der engen Grenzen des Urheberrechtsgesetzes ist ohne Zustimmung des Verlages unzulässig und strafbar. Das gilt insbesondere für Vervielfältigungen, Übersetzungen, Mikroverfilmungen oder die Einspeicherung und Verarbeitung in elektronischen Systemen.

Auf zum Endspurt!

Es ist so weit: Nach den ganzen Strapazen der letzten Jahre liegt die Ziellinie jetzt vor Ihnen. Nur die letzte Hürde im Studium, die 2. ÄP, steht noch an. Doch nach den unzähligen durchlernten Nächten, der wenigen Freizeit und all dem Stress haben Sie mittlerweile wirklich keine Lust mehr, dicke Bücher zu wälzen, um sich prüfungsfit zu machen?! Dann sind unsere Klinik-Skripte genau das Richtige für Ihren Endspurt! Denn hier finden Sie **alle Fakten für alle Fächer**, die Ihnen im Examen abverlangt werden! Kurz gefasst und leicht verständlich zeigen Ihnen unsere Skripte, worauf es dem IMPP wirklich ankommt!

Lernpakete. Wir haben den gesamten Stoff für Sie in Einheiten unterteilt, die Sie jeweils an einem Tag durcharbeiten können. Mit diesem Plan sind Sie in **90 Tagen** mit unseren Skripten durch und dann bestens vorbereitet auf die 2. ÄP. Die Lernpakete sind natürlich nur ein Vorschlag unsererseits, wie Sie Ihr Lernpensum gestalten. Denn wie schnell Sie beim Lernen vorankommen, hängt natürlich maßgeblich von Ihrem Vorwissen und Ihrer persönlichen Lerngeschwindigkeit ab.

Prüfungsrelevante Inhalte. Damit Sie genau wissen, was Sie können müssen, und das auch auf den ersten Blick erkennen, haben wir alle Antworten auf die Prüfungsfragen, die das IMPP zwischen dem Frühjahrsexamen 2008 und dem Frühjahrsexamen 2017 gestellt hat, gelb hervorgehoben. So sind Sie für die Prüfung bestens gewappnet, und Altfragen werden kein Problem mehr darstellen.

> **PRÜFUNGSHIGHLIGHTS**
>
> Die wichtigsten Infos zu den geprüften Inhalten sind noch einmal als **Prüfungshighlights** zusammengefasst. Die **Anzahl der !** zeigt Ihnen, wie oft das IMPP bestimmte Inhalte abgefragt hat:
> – **!** Hierzu gab es 1 Frage.
> – **!!** 2 bis 3 Fragen wurden dazu gestellt.
> – **!!!** Dieses Thema kam 4-mal oder noch öfter vor.

> **LERNTIPP**
>
> In unseren **Lerntipps** machen wir Sie auf **IMPP-Vorlieben** und typische „**Schlagworte**" in den Prüfungsfragen aufmerksam und nennen Ihnen Tipps und Tricks, um die Labor- oder Bildbefunde schnell und richtig zu interpretieren. Daneben gibt es Infos, worauf es v. a. in der **mündlichen Prüfung** ankommt, und **Eselsbrücken**, mit denen Sie sich bestimmte Fakten noch einfacher merken können. Auch verschiedene Zusammenhänge werden noch einmal veranschaulicht, damit Sie sich die Antworten leichter herleiten können.

> **BEISPIEL**
>
> Mit unseren **Beispielen** zeigen wir Ihnen ganz konkret, womit Sie in der Prüfung konfrontiert werden. Hier können Sie z. B. epidemiologische Rechenaufgaben lösen und das Interpretieren von Laborwerten üben.

> **PRAXIS** In den **Praxistipp-Kästen** finden Sie Fakten, die Sie später in der Klinik brauchen werden und die Sie sich unabhängig von den IMPP-Vorlieben merken sollten.

Damit Sie zusätzlich Zeit beim Lernen sparen und die zusammengehörigen Inhalte „an einer Stelle" haben, wurden die Fächer **Innere Medizin** und **Chirurgie** zusammengelegt. Die chirurgischen Inhalte können Sie an dem roten Strich am Rand (**OP-Technik**) sofort erkennen und so das Fach Chirurgie auch separat lernen, wenn Sie das lieber möchten.

Auch die übergreifenden Fächer Klinische Pathologie, Pharmakologie und Radiologie sind direkt bei den jeweiligen Krankheitsbildern integriert, aber nicht extra gekennzeichnet.

Im Kleindruck finden alle, die's ganz genau wissen wollen, vertiefende Infos und Fakten.

Mit „Endspurt" können Sie also **sicher sein**, dass Sie wirklich den **gesamten prüfungsrelevanten Stoff gelernt** haben!

Kreuzen. Kreuzen. Kreuzen. Kreuzen ist das A und O, denn so bekommen Sie ein Gefühl für die IMPP-Fragen! Auf **examenonline.thieme.de** haben wir daher für Sie **individuelle Prüfungssitzungen** zusammengestellt, die exakt auf unsere Lernpakete zugeschnitten sind. Sie können also – nachdem Sie ein Lernpaket gelernt haben – auf examen online die passenden Fragen dazu kreuzen und so Ihren eigenen Lernfortschritt überprüfen. In den Prüfungssitzungen werden regelmäßig alle neuen Examina ergänzt, sodass Ihnen keine einzige Frage entgeht!

Fehlerteufel. Alle Texte wurden von ausgewiesenen Fachleuten gegengelesen. Aber: Viele Augen sehen mehr! Sollten Sie in unseren Skripten über etwas stolpern, das so nicht richtig ist, freuen wir uns über jeden Hinweis! Schicken Sie die Fehlermeldung bitte an studenten@thieme.de oder folgen Sie dem Link www.thieme.de/endspurt-klinik. Wir werden dann die Errata sammeln, prüfen und Ihnen die Korrekturen unter **www.thieme.de/endspurt-klinik** zur Verfügung stellen. Und für den Fall, dass Ihnen unser Produkt gefällt, dürfen Sie uns das selbstverständlich auch gerne wissen lassen! ☺

Alles Gute und viel Erfolg für Ihr Examen
Ihr Endspurt-Team

Inhaltsverzeichnis

Krankenhaushygiene

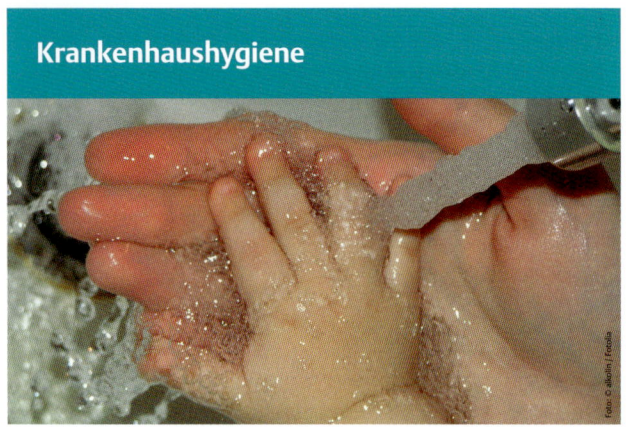

LERNPAKET 1

1 Allgemeines ... 7
1.1 Aufgabe der Krankenhaushygiene ... 7
1.2 Gesetzliche Rahmenbedingungen und Leitlinien ... 7
1.3 Nosokomiale Infektionen ... 7

2 Standardhygienemaßnahmen ... 9
2.1 Überblick ... 9
2.2 Händehygiene ... 9
2.3 Tragen von Schutzkleidung ... 9
2.4 Aufbereitung von Medizinprodukten ... 10
2.5 Reinigung/Desinfektion von Flächen, Betten, Wäsche ... 10
2.6 Personalschutz ... 10
2.7 Isolierung ... 10

3 Methoden zur Reinigung, Desinfektion, Sterilisation ... 11
3.1 Grundlagen der Dekontamination ... 11
3.2 Reinigung ... 11
3.3 Desinfektion ... 11
3.4 Sterilisation ... 12

4 Surveillance nosokomialer Infektionen ... 13

5 Häufige nosokomiale Infektionen und ihre Prävention ... 13
5.1 Nosokomiale Harnwegsinfektionen (HWI) ... 13
5.2 Nosokomiale Pneumonien ... 14
5.3 Venenkatheterassoziierte Infektionen ... 15
5.4 Postoperative Wundinfektionen ... 16

6 Multiresistente Erreger ... 18
6.1 Allgemeines ... 18
6.2 Häufige multiresistente Erreger ... 18

7 Trink-, Badewasser- und Lebensmittelhygiene ... 23
7.1 Grundlagen ... 23
7.2 Legionellen ... 23

Mikrobiologie

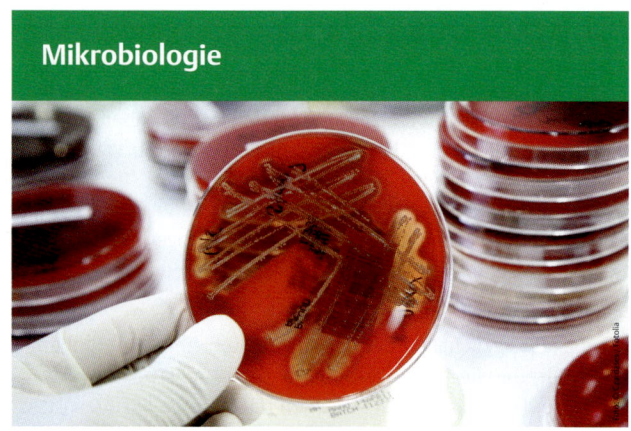

8 Allgemeine Infektionslehre und Epidemiologie der Infektionskrankheiten ... 25
8.1 Allgemeine Infektionslehre ... 25
8.2 Allgemeine Epidemiologie der Infektionskrankheiten ... 26
8.3 Diagnostik von Infektionskrankheiten ... 27

9 Allgemeine Bakteriologie ... 31
9.1 Aufbau und Morphologie der Bakterienzelle ... 31
9.2 Bakteriengenetik ... 32

10 Normalflora (Standortflora) ... 33
10.1 Residente und transiente Flora ... 33
10.2 Zusammensetzung der Normalflora ... 33

11 Bakteriologie ... 34
11.1 Grampositive Kokken ... 34
11.2 Gramnegative Kokken ... 39
11.3 Gramnegative Stäbchen ... 41
11.4 Sporenlose grampositive Stäbchen ... 54
11.5 Sporenbildende Stäbchen ... 56
11.6 Mykobakterien ... 59
11.7 Aktinomyzeten ... 61
11.8 Spirochäten ... 62
11.9 Mykoplasmen ... 64
11.10 Obligate Zellparasiten ... 65

12 Pilze ... 67

LERNPAKET 2

12.1 Allgemeine Mykologie ... 67
12.2 Spezielle Mykologie ... 68

13 Parasitologie ... 72
13.1 Allgemeines ... 72
13.2 Protozoen ... 72
13.3 Helminthen ... 81
13.4 Arthropoden ... 91

14 Allgemeine Virologie ... 94
14.1 Virus und Virion ... 94
14.2 Struktur ... 94
14.3 Klassifikation und Virusfamilien ... 94
14.4 Replikation ... 95
14.5 Genetik von Viren ... 96
14.6 Pathogenese ... 97

15 Spezielle Virologie ... 97
15.1 RNA-Viren ... 99
15.2 DNA-Viren ... 110
15.3 Prionen ... 116

Sachverzeichnis ... 117

Krankenhaushygiene

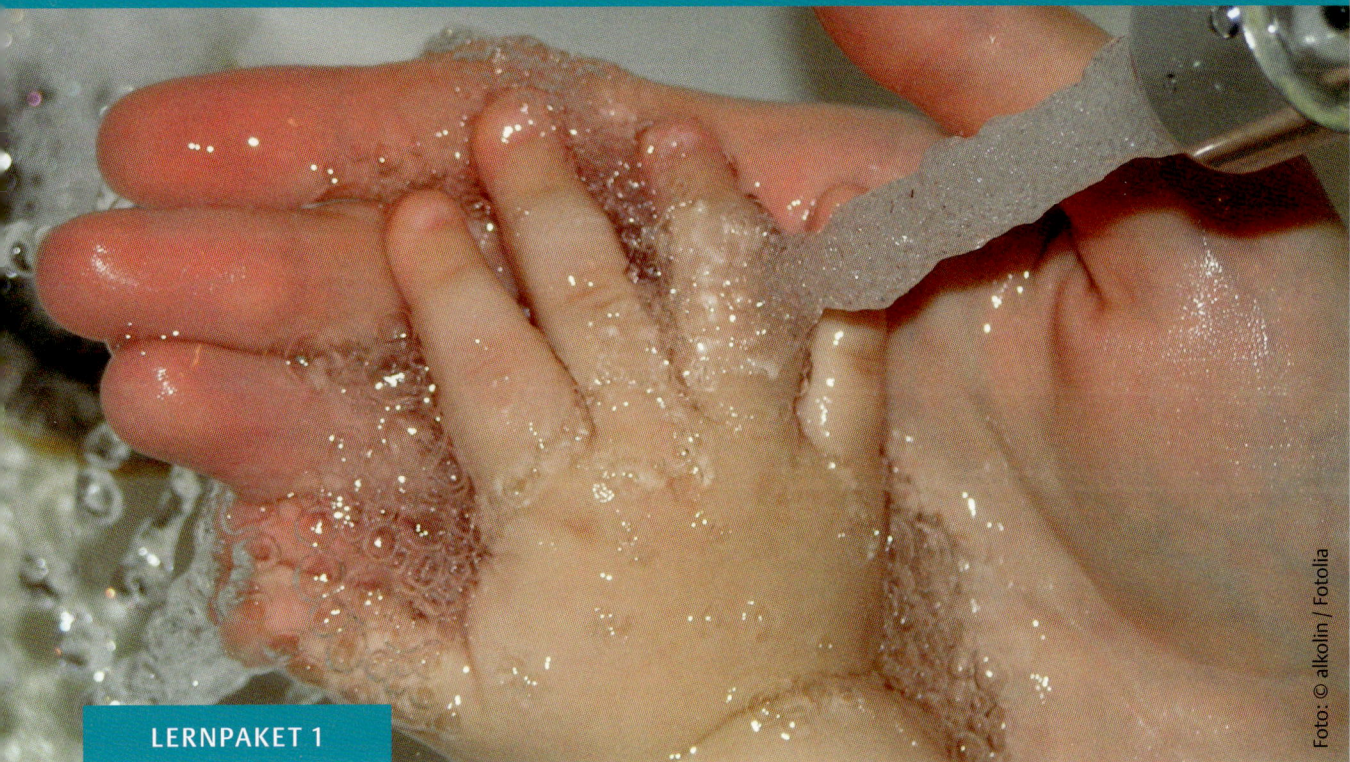

LERNPAKET 1

1 Allgemeines

1.1 Aufgabe der Krankenhaushygiene

Der Bereich der **Krankenhaushygiene** ist verantwortlich für die Prävention/Prophylaxe, Kontrolle (und z. T. Therapie) von Krankenhausinfektionen. Verantwortlich im **juristischen** Sinne für die Hygiene in einer Abteilung sind der ärztliche Leiter der Abteilung sowie jeweils auch der behandelnde Arzt.

1.2 Gesetzliche Rahmenbedingungen und Leitlinien

Das **Infektionsschutzgesetz** (IfSG, in Deutschland gültig seit dem 1.1.2001) regelt:
- die **Meldepflicht** bestimmter Erkrankungen (z. B. Meldung bei Verdacht, Erkrankung, Tod) oder im Labor nachgewiesener Erreger
- welche Angaben im Fall einer Infektion gemacht werden müssen
- den Umgang mit nosokomialen Infektionen
- für welche Erregerspezies Resistenzen gegen Antibiotika zu melden sind.

Die Durchführung des **Infektionsschutzgesetzes** (IfSG) ist i. d. R. den **Gesundheitsämtern** übertragen, zu deren Aufgaben u. a. die Überwachung der Hygiene in Gemeinschaftseinrichtungen wie Schulen, Altenheimen und Kindergärten zählt. Die Meldung einer Infektion ist daher in erster Linie an das Gesundheitsamt zu richten. Details zur Meldepflicht s. Skript Infektionserkrankungen.

Vom **Robert Koch-Institut** werden regelmäßig evidenzbasierte **Präventionsempfehlungen** herausgegeben (www.rki.de), die dort nach ihrem Evidenzgrad kategorisiert sind (**Tab. 1.1**). Weitere nützliche Internetadressen: www.escmid.org, ecdc.europa.eu/ und http://www.cdc.gov.

1.3 Nosokomiale Infektionen

DEFINITION Infektion, die im Zusammenhang mit einem Krankenhausaufenthalt entsteht. Sie war zum Zeitpunkt der stationären Aufnahme des Patienten weder vorhanden noch in Inkubation. Sie tritt i. d. R. frühestens 48 h nach Krankenhausaufnahme auf.

Krankenhaushygiene | 1 Allgemeines

Tab. 1.1 Empfehlungsklassen in Anlehnung an das RKI

Kategorie	Empfehlung der Maßnahme
IA	Maßnahme nachdrücklich empfohlen. Stützt sich auf geplante experimentelle, klinische oder epidemiologische Untersuchungen.
IB	Maßnahme nachdrücklich empfohlen. Stützt sich auf gut geplante experimentelle, klinische oder epidemiologische Untersuchungen und rationale theoretische Überlegungen.
II	Maßnahme eingeschränkt empfohlen bzw. zur Übernahme vorgeschlagen. Stützt sich auf hinweisende klinische oder epidemiologische Untersuchungen oder rationale theoretische Überlegungen.
III	Keine Empfehlung/ungelöste Frage. Vorgehensweise, für die keine ausreichenden Hinweise oder kein Konsens bezüglich der Effektivität existieren.
IV	Maßnahme gefordert durch gesetzliche Vorschriften oder Standards.

Generell sind zu unterscheiden:
- **endogene Infektionen** durch die körpereigenen Mikroorganismen des Patienten (z. B. Hautflora, Gastrointestinaltrakt)
- **exogene Infektionen** durch Erreger, die von außen oder über Kontaktpersonen, durch invasive Maßnahmen oder durch direkten Kontakt mit kontaminierten Oberflächen oder Gegenständen übertragen werden (z. B. Venen-, Blasenkatheter, operative Eingriffe, Intubation, Beatmung, kontaminierte Medizinprodukte).

Prävalenz:
- Allgemeinstationen: ca. 4–8 % aller stationären Patienten
- Intensivstationen: ca. 15 % der Intensivpatienten
- in Risikobereichen: bis zu 50 % der Patienten nach Knochenmarktransplantation.

Ursachen:
- **patienteneigene Erreger:** verursachen auf dem Boden einer Abwehrschwäche des Patienten circa ⅔ aller nosokomialen Infektionen.
- **Hygienefehler:** Das verbleibende Drittel wird durch Hygienefehler verursacht und kann durch konsequente Anwendung von Hygienestandards und kontinuierliche Schulung des Personals vermieden werden (bei katheterassoziierter Sepsis sogar > 50 %).

Die häufigsten nosokomialen Infektionen sind **Harnwegsinfektionen** (Tab. 1.2). Diese gehen wiederum am häufigsten auf Erreger aus der **Stuhlflora** des Patienten zurück (z. B. durch Einbringen der Erreger in die Harnwege beim Legen eines Blasenkatheters).

Nach Abdominaleingriffen mit Eröffnung des **Darms** ist **E. coli** der häufigste Erreger postoperativer Wundinfektionen. Bei **fötidem Geruch** ist von einer **Mischinfektion mit Anaerobiern** auszugehen (häufigster Erreger: Bacteroides fragilis).

Übertragung von nosokomialen Infektionen: Ganz überwiegend werden Krankenhausinfektionen über die **Hände** übertragen. Daneben gibt es aber auch weitere Übertragungswege:
- direkter/indirekter Kontakt (Hände!)
- respiratorische Tröpfchen (A-Streptokokken/Scharlach, Diphtherie, Pertussis, Meningokokken, Haemophilus influenzae, Mumps, Röteln, Influenza u. a.)
- Tröpfchenkerne: „airborne" (Tuberkulose, Masern, Windpocken, Zoster, SARS); Sporen (Schimmelpilze)
- gemeinsame Vehikel: Nahrung, Wasser, Medikamente, Blut/Blutprodukte, Geräte, Flächen, Gegenstände
- tierische Vektoren.

> **PRÜFUNGSHIGHLIGHTS**
>
> – ! In der Regel sind die **Gesundheitsämter** für die Durchführung des Infektionsschutzgesetzes (IfSG) verantwortlich. Die Meldung einer Infektion ist daher in erster Linie an das Gesundheitsamt zu richten.
> – ! Eine **nosokomiale Infektion** ist eine Infektion, die im Zusammenhang mit einem **Krankenhausaufenthalt** entsteht. Sie war zum Zeitpunkt der stationären Aufnahme des Patienten weder vorhanden noch in Inkubation.
> – ! Eine nosokomiale Infektion tritt i. d. R. **frühestens 48 h** nach Krankenhausaufnahme auf.
> – ! **Pseudomonas aeruginosa** ist einer der häufigsten Erreger von nosokomialen Pneumonien.

Tab. 1.2 Nosokomiale Infektionen

Infektion	häufige Erreger	relative Häufigkeit
Harnwegsinfektionen	Escherichia coli, Enterokokken*, Klebsiellen, Pseudomonas aeruginosa, Proteus mirabilis	42 %
Pneumonien	Staphylococcus aureus, Pseudomonas aeruginosa, Enterobacteriaceae (E. coli, Klebsiella spp., Enterobacter spp., Serratia spp., Proteus spp. (**Cave:** ESBL-Bildner), potenziell multiresistente nosokomiale Erreger wie MRSA	21 %
postoperative Wundinfektion	je nach OP-Gebiet: Staphylococcus aureus (Nasenvorhof; passagerer Hautkeim), gramnegative Stäbchen, Anaerobier (Magen-Darm- oder Urogenitalinfektionen), Enterokokken, Pseudomonas aeruginosa	16 %
Sepsis	z. B. venenkatheterassoziierte Sepsis: Erreger der Hautflora wie koagulasenegative Staphylokokken (z. B. Staphylococcus epidermidis), Staphylococcus aureus	8 %
sonstige		13 %

* **Cave:** Bei vielen nosokomialen Infektionen werden Cephalosporine gegeben, die aber gegen Enterokokken unwirksam sind.

2 Standardhygienemaßnahmen

2.1 Überblick

Die wichtigsten Standardhygienemaßnahmen sind:
- hygienische (und chirurgische) Händedesinfektion
- richtige Verwendung von Schutzhandschuhen, Schutzkleidung und Mund-Nasen-Schutz
- standardisierte Aufbereitung von Instrumenten und Gegenständen (S. 11)
- Reinigung und gezielte Desinfektion der Umgebung (Flächendesinfektion)
- Reinigung/Desinfektion von Betten/Wäsche.

2.2 Händehygiene

2.2.1 Hygienische Händedesinfektion

> **DEFINITION** Entfernung der **transienten** Hautflora, d. h. der Bakterienflora, die z. B. beim Händeschütteln oder bei Berührung eines kontaminierten Gegenstands (Türklinke etc.) mit den Händen aufgenommen wird.

Die **hygienische Händedesinfektion** erfolgt 30 s lang mit 3–5 ml alkoholischem Händedesinfektionsmittel (farb- und duftstofffrei zur besseren Verträglichkeit).

> **PRAXIS** Die Alkoholkonzentration zur Desinfektion sollte ca. **70 %** betragen. Ist sie niedriger als etwa 60 %, können Bakterien den Alkohol ggf. abbauen, ist sie höher als 90 %, kann der Alkohol auf Bakterien oder Bakteriensporen durch Wasserentzug konservierend statt bakterizid wirken.

Beim Einreiben ist besonders darauf zu achten, dass alle Bereiche der Hand sowie das Handgelenk miteinbezogen werden. Sie ist insbesondere angezeigt („5-moments"-Konzept der WHO)
- vor infektionsgefährdeten Tätigkeiten (z. B. vor dem Vorbereiten von Spritzen, Medikamenten und Infusionen)
- nach jeder Manipulation an kolonisierten bzw. infizierten Bereichen, auch am selben Patienten
- nach Ausziehen von Einmalhandschuhen (mögliche Läsionen)
- vor Verlassen des Patientenzimmers, auch wenn kein Patientenkontakt stattgefunden hat (Möglichkeit einer Flächenkontamination!)
- vor und nach jedem Patientenkontakt.

Tätigkeiten mit wahrscheinlicher Keimbelastung sollten immer mit **(Einmal-)Handschuhen** durchgeführt werden.

2.2.2 Chirurgische Händedesinfektion

> **DEFINITION** Beseitigung der **transienten** sowie eines großen Teils der **residenten** Hautflora.

Das **präoperative Händewaschen** bei Betreten der OP-Abteilung mit Flüssigseife für max. 1 min ist i. A. ausreichend. Die Hände sollen anschließend gründlich abgetrocknet werden. Bürsten der Hände und der Unterarme erhöht die Keimzahl auf der Haut, deshalb sollten Bürsten nur bei verschmutzten Nägeln angewandt werden. Zur anschließenden **chirurgischen Händedesinfektion** s. Skript Chirurgisches Grundwissen.

2.2.3 Händewaschen und Hautpflege

Bei **sichtbarer Verschmutzung** sowie **sichtbarer Kontamination** mit Körpersekreten sollten die Hände mit Wasser und Seife gereinigt und gründlich abgetrocknet werden. Anschließend folgt eine Händedesinfektion.

Die Haut wird durch Waschen mit Seife wesentlich höher strapaziert als durch die alleinige Verwendung von alkoholischem Desinfektionsmittel, welches zusätzlich über rückfettende Substanzen verfügt. Die Kombination von Wasser/Seife und Alkohol ist für die Haut am schlechtesten verträglich. Deshalb sollte, wenn möglich, der Händedesinfektion der Vorzug vor dem Waschen geben werden.

Zur **Hautpflege** sollten vor Dienstbeginn Schutzcremes und Pflegecremes verwendet werden.

> **PRÜFUNGSHIGHLIGHTS**
> - Die hygienische **Händedesinfektion** ist insbesondere angezeigt,
>   - ! bevor Infusionslösungen, Spritzen oder Medikamente vorbereitet werden
>   - !! **vor und nach** jedem Patientenkontakt.
> - ! Die **hygienische Händedesinfektion** erfolgt 30 s lang mit 3–5 ml alkoholischem Händedesinfektionsmittel Beim Einreiben ist besonders darauf zu achten, **dass alle Bereiche der Hand sowie das Handgelenk** miteinbezogen werden.

2.3 Tragen von Schutzkleidung

- **Schutzhandschuhe:** zusätzlich zur Händedesinfektion bei möglichem Kontakt mit Blut, Körperflüssigkeiten, Sekreten, Exkreten sowie bei Kontakt mit Schleimhaut oder nichtintakter Haut.
- **Schutzkittel:** wenn eine Kontamination der Arbeitskleidung mit Blut, Körperflüssigkeiten, Sekreten oder Exkreten zu erwarten ist. Gegebenenfalls vor Flüssigkeit schützende Schürzen tragen. Derselbe Schutzkittel kann beim selben Patienten vom Personal mehrfach verwendet werden, wenn keine sichtbare Kontamination vorliegt (**Cave:** Außen- und Innenseite nicht verwechseln). Verschmutzte Kittel müssen sofort gewechselt werden. Der Schutzkittel sollte möglichst erst im Eingangsbereich des (Isolier-)Zimmers angezogen und bei Verlassen des Zimmers abgelegt (Abwurf im Zimmer oder Aufhängen zur Mehrfachbenutzung im Zimmer) werden.
- **Mund-Nasen-Schutz** (sog. chirurgische Maske): muss immer dann getragen werden, wenn die Gefahr besteht, dass der Nasen-Rachen-Raum (sowohl des Patienten als auch des Arztes oder Pflegepersonals) bei der jeweiligen Tätigkeit mit pathogenen Keimen besiedelt werden kann.

2.4 Aufbereitung von Medizinprodukten

Instrumente und Gegenstände werden abhängig von ihrer **Risikoeinstufung** gereinigt und aufbereitet. Die Anforderungen an die Aufbereitung von Medizinprodukten beziehen sich auf die gemeinsamen Empfehlungen der Kommission für Krankenhaushygiene und Infektionsprävention beim Robert Koch-Institut (RKI) und des Bundesinstitutes für Arzneimittel und Medizinprodukte (BfArM) bzw. auf die amerikanische Spaulding-Klassifikation.

Geringes/minimales Risiko („noncritical"):
- Medizinprodukte, die lediglich in Kontakt mit intakter Haut kommen (z. B. Blutdruckmanschette, Stethoskop)
- **Reinigungsmaßnahmen** oft ausreichend, allerdings Desinfektion in Risikobereichen und bei Risikoerregern wie z. B. MRSA nötig.

Mäßiges Risiko („semicritical"):
- Medizinprodukte, die mit Schleimhaut oder krankhaft veränderter Haut in Berührung kommen (z. B. Tubus, Endoskop)
- weitere Einteilung in Gruppe A (ohne besondere Anforderungen) bzw. B (mit erhöhten Anforderungen an die Aufbereitung, z. B. lange, enge Lumina, Hohlräume)
- **Desinfektion** notwendig.

Hohes Infektionsrisiko („critical"):
- Medizinprodukte zur Anwendung von Blut, Blutprodukten und anderen sterilen Arzneimitteln und Medizinprodukte, die die Haut oder Schleimhaut durchdringen und dabei in Kontakt mit Blut, inneren Geweben oder Organen kommen, einschließlich Wunden (z. B. chirurgische Instrumente)
- weitere Einteilung in die Gruppen A, B und C, wobei an die Aufbereitung der Medizinprodukte „kritisch C" (thermolabile Medizinprodukte) besonders hohe Anforderungen gestellt werden
- **Sterilisation** notwendig.

2.5 Reinigung/Desinfektion von Flächen, Betten, Wäsche

Flächendesinfektion: Bei sichtbaren **Verschmutzungen/Kontaminationen** mit potenziell infektiösem Material wird sofort mit einem Flächendesinfektionsmittel und einem Tuch **wischdesinfiziert** (kein Versprühen!). Wenn möglich, sollte ein aldehydfreies Präparat verwendet werden. Bei Flächen bis zu 1 m^2 ist 60–70%iger Alkohol ausreichend. Bei größeren Flächen besteht durch den verdunstenden Alkohol Explosionsgefahr. In diesem Fall können auch Aldehyde verwendet werden.

In der **Intensivpflege** werden patientennahe Oberflächen (einschließlich der Bedienflächen der Monitore) routinemäßig einmal pro Schicht mit Flächendesinfektionsmitteln desinfiziert.

Bei **Fußböden** ist eine Reinigung i. d. R. ausreichend. Bei Kontamination ist allerdings auch hier eine unverzügliche, zielgerichtete Wischdesinfektion nötig.

Betten: Abhängig vom Risikobereich ist eine **Reinigung** ausreichend. Matratzen haben einen flüssigkeitsdichten Bezug und werden abgewischt. Eine **Bettendesinfektion** ist immer bei sichtbarer Kontamination und nach Entlassung von infektiösen oder isolierten Patienten erforderlich.

Krankenhauswäsche: Wird generell **desinfizierend gewaschen**. Bei Patienten mit meldepflichtigen Infektionskrankheiten wird die Wäsche gesondert gesammelt und chemothermisch desinfiziert.

2.6 Personalschutz

2.6.1 Impfmaßnahmen

Krankenhauspersonal sollte grundsätzlich neben den generell im Erwachsenenalter empfohlenen Impfungen zusätzlich gegen Pertussis, Varizellen, Hepatitis B und Influenza geimpft sein (STIKO, Juli 2009). Wird ein Patient mit einer Infektionskrankheit eingeliefert, muss bei dem ihn betreuenden Personal eine ausreichende Immunität bestehen.

2.6.2 Verhaltensregeln

Beim Umgang mit **Nadeln**, **Skalpellen** und anderen **scharfen** oder **spitzen Instrumenten/Gegenständen** (sog. „sharps") sind konsequente Vorsichts- und Schutzmaßnahmen unerlässlich:
- kein „recapping"
- keine manuelle Entfernung von Spritzennadeln
- sofortige Entsorgung von „sharps" in durchstichfesten, bruchsicheren und verschließbaren Behältern
- möglichst grundsätzlich „safety devices" verwenden (gemäß den Technischen Regeln für biologische Arbeitsstoffe, TRBA 250):
  - kein Patientenkontakt für medizinisches Personal mit offenen Hautläsionen oder Dermatitiden
  - bei Kontakt mit Blut, Sekreten oder Schleimhäuten immer Handschuhe tragen
  - Mundschutz und Schutzbrille bei Gefahr durch Aerosole
  - intraoperativ Schutzbrille und doppelte Handschuhe.

Das Risiko für eine HIV-Infektion nach einer Nadelstichverletzung ist mit etwa 0,01–0,3 % deutlich geringer als für Hepatitis B (30–40 %) oder Hepatitis C (3–5 %) und kann mithilfe der Post-Expositions-Prophylaxe nochmals deutlich gesenkt werden.

2.7 Isolierung

Isolierung ist **keine Standardmaßnahme**, aber bei Infektion (ggf. auch bei Kolonisation) durch Risikoerreger, z. B. multiresistente Erreger, MRSA, VRE (S. 18) oder sehr umweltresistente, leicht übertragbare Erreger wie Noroviren indiziert.

Gegebenenfalls können mehrere Patienten mit genetisch identischem MRSA-Stamm als Kohorte isoliert werden, allerdings immer mit patientenbezogenen Pflegeutensilien. Bei Noroviren genügen weniger als 100 Viruspartikel für eine Infektion. Infizierte Patienten müssen daher isoliert mit eigener Toilette untergebracht werden, auch hier können mehrere Erkrankte in einem Zimmer liegen. Eine Impfung gegen Noroviren existiert bislang nicht, erkranktes Personal sollte konsequent nach Hause geschickt werden.

> **PRÜFUNGSHIGHLIGHTS**
> - ‼ **Personal**, das Patienten mit Infektionskrankheiten betreut, muss eine **ausreichende Immunität** gegen die betreffenden Krankheiten haben.
> - ❗ Patienten mit genetisch **identischen** MRSA-Stämmen oder mit Noroviren können als **Kohorte** in einem Zimmer isoliert und behandelt werden.
> - ❗ Gegen **Noroviren** gibt es keine Impfung.
> - ‼ Mit Norovirus infizierte Patienten müssen **isoliert** in einem Zimmer mit **eigener Toilette** untergebracht werden.
> - ❗ **Personal**, das an Noroviren **erkrankt** ist, sollte **sofort nach Hause geschickt** werden.

3 Methoden zur Reinigung, Desinfektion, Sterilisation

3.1 Grundlagen der Dekontamination

Inaktivierung von Keimen: Durch Desinfektion und Sterilisation werden Keime inaktiviert (biozide Wirkung: **bakterizid, fungizid, viruzid** usw.). Dies geschieht niemals „schlagartig", sondern die Anzahl der lebenden Keime nimmt während der Inaktivierung logarithmisch ab. Die Zeit, in der 90 % der Keime inaktiviert werden, wird als **D-Wert** eines Mikroorganismus bezeichnet (üblicherweise in min). Nach Ablauf jedes D-Wert-Zeitintervalls ist die Keimzahl somit auf $1/10$ des vorhergehenden Wertes verringert.

Wirkungsbereiche der Dekontamination: Mikroorganismen sind gegen Dekontaminationsverfahren unterschiedlich empfindlich. Wachsende Zellen (vegetative Formen) sind beispielsweise empfindlicher als generative Formen (Überdauerungsstadien, z. B. Sporen). Das Robert Koch-Institut (RKI) hat 4 Wirkungsbereiche definiert (**Tab. 3.1**).

> **PRAXIS** Das RKI nennt für alle Anwendungs- und Wirkungsbereiche geprüfte, d. h. wirkungssichere Desinfektionsprodukte und -verfahren. Die „RKI-Liste" ist auf schwierigere Bedingungen („Seuchenfall") ausgelegt und nach IfSG § 18 auf Anordnung des Amtsarztes zwingend. Im Routinebetrieb müssen die RKI-Verfahren nicht angewendet werden.

3.2 Reinigung

> **DEFINITION** Eine Reinigung ist die **Entfernung von (meist sichtbarem) Schmutz**.

Bei jeder Aufbereitung ist die Reinigung immer der erste Schritt. Für viele Anforderungen ist sie bereits ausreichend (z. B. Fußböden). Durch Reinigung kann die Keimzahl z. B. auf Instrumenten auf $1/1000$ (3 $\log_{10}$-Stufen) der ursprünglichen Keimzahl reduziert werden.

Es gibt **physikalische** oder **chemische** Reinigungsverfahren, die auch kombinierbar sind (z. B. Ultraschallbecken mit Reinigungslösung). Sie können manuell oder automatisch (maschinell) durchgeführt werden.

Tab. 3.1 Wirkungsbereiche der Dekontamination nach dem RKI

Wirkungs-bereich	Wirkung
A	Abtötung aller vegetativen Bakterienformen (inklusive Mykobakterien) und Pilze sowie Pilzsporen
B	Inaktivierung der Viren (behüllt/unbehüllt)
C	Abtötung der Sporen des Milzbranderregers (Bacillus anthracis)
D	Abtötung der Sporen der Erreger von Gasödem (z. B. Clostridium perfringens) und Wundstarrkrampf (Clostridium tetani)

3.3 Desinfektion

> **DEFINITION** Bei einer Desinfektion wird die Zahl von Krankheitserregern auf Flächen oder Gegenständen so weit reduziert (i. d. R. in 5 $\log_{10}$-Stufen), dass von ihnen **keine Infektion bzw. Erregerübertragung mehr ausgehen** kann.

3.3.1 Chemische Desinfektion

> **DEFINITION** Bei der chemischen Desinfektion werden Erreger durch **biozide Wirkstoffe** inaktiviert.

Je nach Einsatzgebiet eignen sich unterschiedliche Wirkstoffe zur Desinfektion.
- **Händedesinfektion:** Alkohol (+ rückfettende Zusätze wie Glyzerin)
- **Hautdesinfektion:** Alkohol ca. 70 % (mit PVP-Iod, Octenidin oder Chlorhexidin), PVP-Iod-Lösung (7,5–10 % Iod)
- **Schleimhautdesinfektion:** PVP-Iod-Lösung, Octenidin
- **Flächendesinfektion:** Alkohol (vergällt, 60–70 %), Aldehyde (formaldehydfrei), Präparat auf Basis eines Alkylaminderivats, Peressigsäure, Benzalkoniumchlorid
- **Instrumentendesinfektion:** Aldehyde (Glutaraldehyd 2 %), Präparat auf Basis eines Alkylaminderivats.

Die Wirkstoffe werden dabei in unterschiedliche Klassen eingeteilt (**Tab. 3.2**).

Nachteile der chemischen Desinfektion:
- Einige chemische Wirkstoffgruppen (z. B. QAV) haben **Wirkungslücken**.
- Manche Organismen können gegen einzelne Wirkstoffe eine primäre bakterielle **Resistenz** zeigen (z. B. Pseudomonas aeruginosa gegen Triclosan) oder es kann zur **Adaption** kommen. Besonders unempfindlich gegen Desinfektionsstoffe sind Bakterien, wenn sie in einem Biofilm wachsen.

Tab. 3.2 Wirkstoffklassen für die chemische Desinfektion

Wirkstoffklasse	Beispiel
Alkohole	Ethanol, n-Propanol, Isopropanol
Aldehyde	Formaldehyd (FA), Glutaraldehyd (GA), Orthophthalaldehyd (OPA)
quaternäre Ammoniumverbindungen (QAV)	Benzalkoniumchlorid
auf Halogenbasis	Chlor, Na-Hypochlorit, Chloramin, PVP-Iod
Peroxidverbindungen	Wasserstoffperoxid, Peressigsäure
Phenole	Phenol, Triclosan
Alkylamine	Glucoprotamin
Farbstoffe	Kristallviolett
Schwermetalle	Quecksilber, Silber
sonstige	Chlorhexidin, Octenidin

- Manche Wirkstoffe können durch andere Substanzen **gestört** oder **inaktiviert** werden, z. B. QAV durch anionische Tenside (**Seifenfehler**) oder Chlor durch Proteine (**Eiweißfehler**).
- Gleichzeitig eingesetzte Desinfektionsmittel können sich überlagern und dabei durch Zersetzung ihre **Wirkung verlieren**.
- Im Extremfall kann das Desinfektionsmittel selbst **verkeimt** sein und zum Infektionsauslöser werden.
- Chemisch desinfizierte Instrumente müssen nach Desinfektion mit Wasser gespült werden – hier besteht **Rekontaminationsgefahr**.
- Chemische Desinfektionsmittel sind oft gefährlich (hochentzündlich, ätzend, gesundheitsschädlich, reizend, allergisierend) und deshalb ein **Gesundheitsrisiko** für Personal und Patienten.
- Generell ist die chemische Desinfektion mit relativ **hohen Materialkosten** und z. T. mit **Korrosionsrisiken** verbunden. Sie erzeugt Abfälle und z. T. Luft- und Abwasserbelastungen. Deshalb sind physikalische Desinfektionsverfahren sicherer und den chemischen vorzuziehen.

3.3.2 Physikalische Desinfektion

> **DEFINITION** Bei der physikalischen Desinfektion werden Mikroorganismen durch **Hitze** (trockene Hitze oder Dampf) oder **Strahlung** (z. B. UV-Licht, γ-Strahlung) abgetötet.

In der Praxis wird vor allem die thermische Desinfektion durch Hitze eingesetzt. Dabei ist die maschinelle Reinigung und Desinfektion von Medizinprodukten in einem vollautomatischen Reinigungs- und Desinfektionsgerät (RDG) einer manuellen Aufbereitung vorzuziehen.

Vorteile der thermischen Desinfektion:
- Dokumentation des Prozesses (wichtig für eine Validierung)
- keine Resistenzprobleme mit bestimmten Desinfektionswirkstoffen
- keine Wirkungslücken
- kein Wirkungsverlust durch Zersetzung des Desinfektionsmittels
- Arbeitssicherheit und Personalschutz
- höhere Umweltverträglichkeit.

Nachteile:
- hohe Anschaffungskosten der RDG sowie die Thermolabilität mancher Materialien.

> **PRAXIS** Ein Beispiel für eine thermische Desinfektion ist die **Instrumentendesinfektion**, die in speziellen Maschinen durchgeführt wird. Um die Reduktion von Krankheitserregern um 5 log-Stufen zu erreichen, müssen die RDG mindestens folgende Parameter einhalten: 80 °C (Haltezeit 10 min) bei rein thermischen Verfahren bzw. 60 °C (Haltezeit 15 min) unter Zusatz eines Desinfektionsmittels bei chemothermischen Verfahren (S. 12).

3.3.3 Chemothermische Desinfektion

Die chemothermische Desinfektion ist die **Kombination beider Desinfektionsverfahren**, d. h. die Einwirkung eines bioziden Wirkstoffes bei höherer Temperatur (z. B. maschinelle Endoskopaufbereitung).

3.4 Sterilisation

> **DEFINITION** „Steril" bedeutet **frei von allen vermehrungsfähigen Mikroorganismen** (DIN 58 900 Teil 1 Sterilisation, Allgemeine Grundlagen und Begriffe, vom April 1986).

Medizinprodukte, die in Kontakt mit Blut, inneren Geweben, Organen und Wunden kommen, müssen steril sein. Ein Gegenstand wird als steril angesehen, wenn die Wahrscheinlichkeit, dass ein einzelner vermehrungsfähiger Organismus oder ein Virus darauf vorhanden ist, kleiner oder gleich 10^{-6} ist (Europäisches Arzneibuch).

Das Sterilisiergut muss vor der Sterilisation vollständig gereinigt werden und trocken sein. Wichtige Sterilisationsverfahren sind

- **Dampfsterilisation** („feuchte Hitze", z. B. 134 °C, 5 min Einwirkungszeit)
- **Heißluftsterilisation** („trockene Hitze"; z. B. 180 °C, 30 min)
- **Sterilisation mit Strahlen** (β- oder γ-Strahlen; praktisch nur industriell eingesetzt)
- **Plasmasterilisation** (H_2O_2)
- **Gassterilisation** (Ethylenoxid, Formaldehyd; heute selten).

> **PRAXIS** Thermische Verfahren werden bevorzugt für metallische Geräte angewendet, Strahlen-, Plasma- und Gassterilisation eignen sich insbesondere für thermolabile Materialien (z. B. thermolabile Endoskope). Ethylenoxid ist explosiv und toxisch und wird daher nur in besonderen Fällen eingesetzt.

> **LERNTIPP**
>
> Reinigung, Desinfektion und Sterilisation sind wichtige Maßnahmen im Krankenhausalltag und deshalb auch immer wieder Thema in Prüfungen. Schauen Sie sich die **Definitionen** der verschiedenen Maßnahmen an und machen Sie sich klar, **wann welche Maßnahme** angewendet wird bzw. angewendet werden muss.

> **PRÜFUNGSHIGHLIGHTS**
>
> - ! **Quaternäre Ammoniumverbindungen** eignen sich nicht für die Haut- und Händedesinfektion, sondern werden zur **Desinfektion** von **Flächen** und **Instrumenten** eingesetzt.
> - ! **Plasmasterilisation** eignet sich zur **Sterilisation** thermolabiler Materialien wie z. B. thermolabiler Endoskope.

… LERNPAKET 1

4 Surveillance nosokomialer Infektionen

DEFINITION In der Infektionsepidemiologie beruht die Surveillance (Überwachung, Aufsicht) auf
- der kontinuierlichen, systematischen Erfassung, Analyse und Interpretation von Daten hinsichtlich bestimmter Infektionen
- der Auswertung dieser Daten
- der Weiter- bzw. Rückgabe der Ergebnisse an die entsprechende Stelle.

Ziele der Surveillance:
- **Prävention** und damit **Reduktion** von nosokomialen Infektionen.
- **Aufklären** möglicher Infektionsprobleme im Krankenhaus.
- **Evaluation** von infektionspräventiven Maßnahmen.
- Frühzeitige **Erkennung** von meldepflichtigen Infektionen und **Einleitung** entsprechender Gegenmaßnahmen.

Durchführung einer Infektionssurveillance: Um vergleichbare Daten zu erhalten, müssen:
- einheitliche Kriterien für die Erfassung und Bewertung der Daten festgelegt sein,
- gleiche Diagnosekriterien für Infektionen angewendet werden.

Außerdem sollte ein Surveillancesystem die wichtigsten Risikofaktoren (z. B. Devices, d. h. Harnwegskatheter, maschinelle Beatmung, ZVK) mit berücksichtigen.

Für die Bewertung der erhobenen Daten werden Infektionsraten berechnet und mit Referenzdaten verglichen. Zur Generierung von Referenzdaten wurde in Deutschland 1997 das Krankenhaus-Infektions-Surveillance-System (**KISS**) am Nationalen Referenzzentrum für die Surveillance von nosokomialen Infektionen etabliert (www.nrz-hygiene.de). In dieser Datenbank finden sich Referenzdaten zu allen wesentlichen nosokomialen Infektionen v. a. der Intensivmedizin und operativen Medizin von mittlerweile mehr als 500 Krankenhäusern. Grundsätzlich kann jedes Krankenhaus mit der KISS-Methode seine Infektionsraten selbst berechnen und mit den Referenzdaten der Datenbank vergleichen. Die KISS-Surveillance erfolgt i. d. R. stationsbezogen.

PRAXIS Am besten werden die Daten für KISS durch eine speziell geschulte Hygienefachkraft 1–2-mal wöchentlich erfasst. Sie besucht den beobachteten Bereich (z. B. Intensivstation), um bei den dort stationären Patienten neu aufgetretene Infektionen festzustellen und zu dokumentieren (Inzidenz). Die Erfassung bei KISS beschränkt sich auf Indikatorinfektionen (Harnwegsinfektionen, Pneumonie, Sepsis, Wundinfektionen) und erfolgt nach den Kriterien des Center for Disease Control and Prevention (CDC, Atlanta, USA), die nicht immer mit klinischen Kriterien identisch sind.

Die für die Berechnung der Infektionsraten notwendigen Patiententage werden durch die Mitternachtsstatistik erfasst. Die Device-Tage (Zeitdauer des Risikos), z. B. Beatmungstage, werden vom Pflegepersonal dokumentiert und fließen in die Analyse mit ein.

Interpretation und Weitergabe der Daten: Die berechneten Raten werden mit den Referenzdaten aus KISS verglichen. Liegt der Wert der eigenen Station über der 75 %-Percentile, liegen möglicherweise Probleme im Hygienemanagement vor und es empfiehlt sich eine genauere Betrachtung.

Die an KISS teilnehmenden Krankenhäuser bzw. Abteilungen erhalten halbjährlich die Auswertung ihrer Infektionsdaten. Auf ihnen basierend können dann eventuell notwendige Maßnahmen wie z. B. Schulungen ergriffen werden. Der Umgang mit diesen Daten muss vertraulich erfolgen, sie sind ausschließlich für die interne Qualitätssicherung vorgesehen.

5 Häufige nosokomiale Infektionen und ihre Prävention

5.1 Nosokomiale Harnwegsinfektionen (HWI)

Epidemiologie: Harnwegsinfekte sind die häufigsten nosokomialen Infektionen überhaupt (ca. 40 %).

Erreger und Risikofaktoren: Ca. 80 % der nosokomialen HWI sind mit **Harnwegskathetern** assoziiert. Bei 10–15 % der Patienten mit Harnwegsinfektion kommt es zu sekundären Komplikationen wie z. B. einer Sepsis und einem septischen Schock.

Erreger sind überwiegend **endogene Keime** der Darmflora (E. coli), der Haut im Dammbereich oder der Flora der vorderen Harnröhre des Patienten. Bei Frauen kommen Keime der Vaginalflora, bei Männern Keime der Flora der Vorhaut hinzu.

Exogene Infektionen werden verursacht durch
- Erreger auf den Händen des medizinischen Personals bei Anlage des Katheters oder bei der Manipulation am Katheter (z. B. bei Diskonnektion oder Entnahme von Urin für Untersuchungen),
- durch Rücklauf kontaminierten Urins aus dem Auffangsystem,
- durch kontaminierte Kathetermaterialien.

Der Infektionsweg kann **extraluminal** (über die Katheteraußenseite) oder **intraluminal** (über die Innenseite) verlaufen.

Klinik und Komplikationen: Über 90 % der katheterassoziierten HWI verlaufen **asymptomatisch**. Da katheterisierte Patienten die typischen Symptome einer Infektion wie Harndrang, Pollakisurie, Brennen und Schmerzen beim Wasserlassen nicht zeigen, ist eine

Unterscheidung zwischen Bakteriurie und Harnwegsinfektion schwierig. Dies gilt insbesondere für sedierte, beatmete und analgesierte (intensivpflichtige) Patienten.

Bei 10–15 % der Patienten mit Harnwegsinfektion kommt es zu sekundären Komplikationen wie z. B. einer Sepsis und einem septischen Schock.

Präventionsmaßnahmen: Eine **Surveillance** nosokomialer HWI (CDC-Definitionen, s. Kap. 4) ist sinnvoll.
- Vor und nach Insertion und Manipulation am Katheter oder am Drainagesystem eine **hygienische Händedesinfektion** durchführen!
- Insertion transurethraler Katheter nur durch **qualifiziertes Personal**.
- Verwendung **steriler Katheterisierungssets**. Der Harnwegskatheter sollte so dünn wie möglich gewählt werden, um Urethraschäden zu vermeiden, jedoch dick genug, um eine adäquate Drainage zu gewährleisten.
- Immer **sterile, geschlossene Drainagesysteme** verwenden.
- Diskonnektion von Katheter und Drainageschlauch nur bei eindeutiger Indikation. Vor **Diskonnektion Wischdesinfektion** der Konnektionsstelle mit alkoholischem Präparat. **Rekonnektion** unter aseptischen Kautelen (= Vorsichtsmaßnahmen) nach Sprüh-/Wischdesinfektion des Konus von Drainageschlauch und Katheter.
- Füllung des **Ballons** von Verweilkathetern mit **steriler Flüssigkeit** (8–10 % Glyzerinlösung, Aqua dest.).
- **Keine Katheterspülung zur Infektionsprophylaxe**. Eine Katheterspülung dient ausschließlich zur Vermeidung einer Obstruktion, z. B. durch postoperative Blutung. Sie muss aseptisch mit sterilem Equipment vorgenommen werden.
- Ebenso **kein routinemäßiger Wechsel** von Harnwegskathetern/Blasendauerkathetern in festen Intervallen aus hygienisch-infektionspräventiven Gründen.

Eine **Urinprobe** bei liegendem Harnblasenkatheter für die mikrobiologische Diagnostik gewinnt man aseptisch nach vorheriger Wischdesinfektion am besten aus der patientennahen Entnahmestelle am Drainagesystem. Größere Urinmengen entnimmt man aus dem Drainagebeutel (Ablasshahn). Dabei darf beim Entleeren des Auffangbeutels der Ablassstutzen nicht mit dem Auffanggefäß in Kontakt kommen.

Bei längerfristiger Katheterisierung (> 5 Tage) sowie bei größeren abdominellen Eingriffen (Anlage intraoperativ) wird ein **suprapubischer Katheter** bevorzugt. Er sollte täglich durch den intakten Verband palpiert werden. Ein Verbandswechsel erfolgt frühestens alle 72 h, dabei muss die Einstichstelle desinfiziert werden.

Applikation von Antiseptika in den Drainagebeutel (z. B. Chlorhexidin), Blasenspülungen mit Antiseptika (v. a. bei nichturologischen Patienten), Meatuspflege mit polyantibiotischen Salben oder Sulfadiazincreme sowie die systemische Antibiotikaprophylaxe gelten als **unwirksame** oder **fragliche Präventionsstrategien**.

5.2 Nosokomiale Pneumonien

Epidemiologie: Auf Intensivstationen stellen sie mit ca. 40 % die **häufigste nosokomiale Infektion** dar mit hohem Risiko für den Patienten. Daher ist die Pneumonieprävention auf Intensivstationen besonders wichtig. Die Prävalenz der nosokomialen beatmungsassoziierten Pneumonie auf Intensivstationen liegt i. d. R. bei 5–10 Fällen pro 1000 Beatmungstage.

Erreger: Bei den **beatmungsassoziierten Pneumonien** unterscheidet man zwischen einer Früh- (early onset, ≤ 4 Tage nach Krankenhausaufnahme) und einer Spätpneumonie (late onset, ≥ 5 Tage nach Krankenhausaufnahme), da diese meist von unterschiedlichen Erregern verursacht werden.
- **Frühpneumonie:** Pneumokokken, Legionellen, Haemophilus influenzae.
- **Spätpneumonie:** Pseudomonas aeruginosa, Enterobacter spp., Acinetobacter, Klebsiellen, Serratia marcescens, Escherichia coli und Staphylococcus aureus (auch MRSA).

Viren, Pilze, Pneumocystis jirovecii, Mycobacterium tuberculosis, Mykoplasmen, Chlamydien kommen eher selten vor.

Risikofaktoren:
- patienteneigene Risikofaktoren (z. B. Lebensalter, schwere Grunderkrankung, Ernährungszustand, Immunstatus)
- Bedingungen, welche Aspiration oder Reflux begünstigen (z. B. Intubation, Magensonde, liegende Position, Koma, Kopf-, Hals-, Thorax-, Bauch-OP)
- Bedingungen, die durch einen längeren Einsatz von künstlicher Beatmung entstehen (z. B. potenzielle Exposition gegenüber kontaminiertem Beatmungszubehör und kontaminierten Händen des Personals)
- Faktoren, welche die Besiedlung des Oropharynx und/oder des Magens mit Mikroorganismen verstärken (z. B. Gabe von Antazida, vorbestehende chronische Lungenerkrankungen).

PRAXIS Immer zwischen einer **Infektion** und einer **Kolonisation** unterscheiden! Relativ häufig isolierte Erreger, die den Respirationstrakt i. d. R. nur kolonisieren, sind: koagulasenegative Staphylokokken, Candida spp. und Enterokokken.

Präventionsmaßnahmen:
- **Schulungen** von Mitarbeitern zu Epidemiologie und Präventionsmaßnahmen.
- **Surveillance** zur Erfassung der Häufigkeit und der Erreger der nosokomialen Pneumonie.
- Zur **Prävention einer postoperativen Pneumonie** bereits präoperativ endogene Risiken so weit wie möglich reduzieren.
- **Händedesinfektion:** Sie ist absolut essenziell und unabhängig davon, ob Handschuhe getragen werden oder nicht. Dies gilt vor und nach Kontakt mit jeglichem Beatmungszubehör, insbesondere bei Patienten, die einen Endotrachealtubus tragen oder ein Tracheostoma haben. Desinfektion der Hände auch immer nach Kontakt mit Schleimhäuten, mit Atemwegssekreten und nach Kontakt mit Gegenständen, die mit respiratorischem Sekret kontaminiert sind.
- Regelmäßige Mundhygiene mit antiseptischen Substanzen.
- **Beatmungsschläuche nicht routinemäßig wechseln**, sondern nur aufgrund mechanischer Fehlfunktionen oder sichtbarer Verunreinigungen.
- Beim **endotrachealen Absaugen** möglichst **atraumatisch** arbeiten, da sich Pneumonieerreger wie z. B. P. aeruginosa bevorzugt an kleinen Schleimhautläsionen ansiedeln.
- Zur **Verhinderung der Aspiration** Risikopatienten soweit möglich mit angehobenem Oberkörper lagern (30–45°). Auch „kinetisches Betten" ist sinnvoll.
- Generell empfiehlt sich eine frühzeitige **enterale Ernährung**. Bei liegender Magensonde deren Lage regelmäßig überprüfen.

- Wiederholtes endotracheales Intubieren vermeiden. Sofern keine Kontraindikation besteht, die orotracheale Intubation der nasotrachealen Intubation vorziehen. Vor dem Entblocken des Tubus immer das Sekret oberhalb des Cuffs entfernen.
- Postoperativ ist eine **intensivierte Atemtherapie** sowie eine **Anleitung** der Patienten **zum tiefen Luftholen** sinnvoll.
- Besonders bei gefährdeten Patienten sind Pneumokokken- und Influenza-**Impfung** indiziert. Auf das **Antibiotikaregime** muss sorgfältig geachtet werden.

5.3 Venenkatheterassoziierte Infektionen

Insertionsstellen für PVK und ZVK:
- **Peripherer Venenverweilkatheter** (**PVK**):
  - bei Erwachsenen bevorzugt am Handrücken oder am Unterarm,
  - bei Kleinkindern vor allem an der Kopfhaut, aber auch an Händen oder Füßen.
- **Zentraler Venenkatheter** (**ZVK**): Vorteile und Risiken im Hinblick auf infektiöse und mechanische Komplikationen (z. B. Pneumothorax, Hämatothorax, Katheterdislokation, Arterienpunktion, Thrombose) müssen hier gut gegeneinander abgewogen werden. Zur Prävention einer Infektion ist die V. subclavia der V. jugularis und der V. femoralis zu bevorzugen.

Manifestationen von Venenkatheterinfektionen: Häufige Manifestationen neben der **lokalen Katheterinfektion** sind:
- **katheterbedingte Bakteriämie/Sepsis**
- **septische Thrombophlebitis**
- **Endokarditis** und andere metastatische Infektionen (z. B. Lungenabszess).

Epidemiologie von Venenkatheterinfektionen: Bei peripheren Verweilkathetern sind **Phlebitiden** bei längerer Liegedauer relativ häufig, eine Sepsis dagegen selten. In Deutschland liegt die Inzidenz von ZVK-assoziierten Infektionen bei etwa 3 %. Die **katheterassoziierte Sepsis** macht 15 % aller nosokomialen Infektionen auf Intensivstationen aus (ca. 8 500 Fälle/Jahr).

Betroffene Patienten haben ein 2- bis 4-fach erhöhtes Letalitätsrisiko (im Vergleich zu nichtinfizierten Patienten).

Erreger und Risikofaktoren:
- koagulasenegative Staphylokokken (30–40 %)
- Staphylococcus aureus (5–10 %)
- Enterococcus spp. (4–6 %)
- Pseudomonas aeruginosa (3–6 %)
- Klebsiella pneumoniae (ca. 3 %)
- Candida spp. (2–8 %)
- Enterobacter spp. (1–4 %)
- Acinetobacter spp. (1–2 %)
- Serratia spp. (< 1 %).

Ausgangsorte der Infektion sind:
- extraluminal (Haut des Patienten, Hände des Personals): 65 %
- intraluminal (Hände des Personals, Ansatzstück): 30 %
- hämatogene Streuung oder kontaminierte Infusionslösungen: 5 %.

Präventionsmaßnahmen:

> **PRAXIS** Die Indikation zur Anlage eines Venenkathethers immer sorgfältig prüfen! Bei liegendem Katheter muss sie kontinuierlich (täglich) überprüft werden.

Wirksam sind eine regelmäßige **Fortbildungen des Personals** bezüglich Indikationen, Anlage und Pflege (**Tab. 5.1**) sowie eine **Surveillance** katheterassoziierter Infektionen (bezogen auf Kathetertage).

PVK:
- **Hygienische Händedesinfektion** sowie gründliche **Hautdesinfektion der Einstichstelle** (Einwirkzeit i. d. R. 30 s) vor der Anlage. Die Einstichstelle vor der Venenpunktion nicht mehr palpieren.

Tab. 5.1 Pflege- und Anwendungsempfehlungen bei verschiedenen Kathetern

Katheter	Verbandswechsel	Wechsel und Umsetzen des Katheters	Wechsel der Infusionssysteme	Hängedauer parenteraler Flüssigkeiten
peripherer Venenkatheter	bei Durchnässen, Verschmutzen oder Ablösen des Verbandes; mindestens täglicher Verbandswechsel bei nicht sichtbarer und nicht tastbarer Einstichstelle	Wechsel u. Neuanlage innerhalb von 48 h bei unter Notfallbedingungen gelegten Kathetern; kein routinemäßiger Wechsel	nicht häufiger als im 72-h-Intervall; bei Blut, Blutprodukten und Lipidlösungen max. 24 h	lipidhaltige Lösungen max. 24 h; reine Lipidlösung max. 12 h; Blut und Blutprodukte max. 4 h
Midline-Katheter		keine Empfehlung zur Häufigkeit des Katheterwechsels		
zentraler Venenkatheter (einschließlich peripher inserierter, nichtgetunnelter, getunnelter und teilimplantierter zentraler Katheter und Hämodialysekatheter)	Mullverbände alle 2 Tage, transparente Folien spätestens alle 7 Tage wechseln sowie bei Durchnässen, Verschmutzen oder Ablösen des Verbandes	kein routinemäßiger Katheterwechsel		
pulmonalarterieller Katheter				
Umbilikalkatheter	nicht anwendbar			
peripher arterieller Katheter	bei Durchnässen, Verschmutzen oder Ablösen des Verbandes		Wechsel beim Umsetzen, z. B. im 96-h-Intervall	Wechsel beim Umsetzen, z. B. im 96-h-Intervall

- Einmalhandschuhe sind obligat.
- Wenn keine Komplikationen feststellbar sind, darf die periphere Verweilkanüle so lange liegen bleiben, wie sie klinisch benötigt wird. Bei einem Hinweis auf eine **Phlebitis** muss sie sofort entfernt werden. Solange sie nicht benutzt wird, wird sie mit einem sterilen Verschlussstopfen oder Mandrin verschlossen. Falls erforderlich, spült man mit steriler NaCl-Lösung.

ZVK:
- Die Anlage muss **unter sterilen Bedingungen** erfolgen:
  - Händedesinfektion, sterile Handschuhe
  - Hautdesinfektion mit angemessener Einwirkzeit des Desinfektionsmittels
  - steriler Kittel
  - Mund-Nasen-Schutz
  - Kopfhaube
  - Abdeckung der Insertionsstelle mit großem sterilem Lochtuch.
- Der Katheter muss **sicher fixiert** werden.
- **Diskonnektionen** auf ein absolutes Minimum beschränken. Vor Konnektion/Diskonnektion eines Infusionssystems muss eine hygienische Händedesinfektion durchgeführt werden. Nach jeder Diskonnektion muss ein neuer, steriler Verschlussstopfen verwendet werden.

Umgang mit Mehrdosisbehältern: Solche Behälter können eine Gefahr darstellen, v. a. wenn sie unbeschriftet sind, falsch gelagert werden oder kontaminiert sind. Der Umgang mit solchen Behältnissen muss mit größter Sorgfalt erfolgen:
- Gummistopfen vor Einstechen mit alkoholgetränkten Tupfern desinfizieren
- für jede Punktion frische Spritze und Kanüle verwenden
- alternativ Mehrfachentnahmekanülen (sog. Minispikes)
- Beschriftung mit Anbruchdatum und Anbruchuhrzeit
- Verwendungszeit und Lagerung streng gemäß Herstellerangaben.

5.4 Postoperative Wundinfektionen

DEFINITION Postoperative Wundinfektionen sind Infektionen, die innerhalb von **30 Tagen nach einer Operation** (bzw. innerhalb von 1 Jahr, wenn ein Implantat in situ belassen wird) auftreten. Sie werden je nach Tiefe in drei Stufen eingeteilt:
- oberflächliche Wundinfektionen: Haut und subkutanes Gewebe
- tiefe Wundinfektionen: Faszienschicht und Muskelgewebe
- Infektion der von der Operation betroffenen Organe oder Körperhöhlen.

Epidemiologie: Wundinfektionen sind die dritthäufigsten nosokomialen Infektionen (ca. 15–20 %). Dabei sind postoperative Wundinfektionen (**Tab. 5.2** und **Tab. 5.3**) die häufigste Komplikation nach chirurgischen Eingriffen und gehören damit zu den häufigsten infektiösen Todesursachen.

Erreger und Risikofaktoren: Je nach Ort des Eingriffes dominieren typische **Erreger**:
- Gallenwege: E. coli, Klebsiellen, Streptokokken, Clostridien
- Kolon/Appendektomie: E. coli, Klebsiellen, Proteus spp., Streptokokken, Bacteroides spp.
- Knochen-OP: Staphylokokken
- gynäkologische Eingriffe: E. coli und andere Enterobakterien, anaerobe Kokken, Bacteroides spp.

Tab. 5.2 Häufigkeiten postoperativer Wundinfektionen (nach KISS, Datenstand 12/2006)

Art des Eingriffs	Auftreten postoperativer Wundinfektion
Eingriffe am Kolon	7,9 %
Cholezystektomie (konventionell)	4,9 %
Cholezystektomie (endoskopisch)	0,9 %
Hüftendoprothesen (traumatisch)	3,1 %
Hüftendoprothesen (orthopädisch)	1,1 %
Herniotomie	1,1 %
Eingriffe an Schilddrüse/Nebenschilddrüse	0,4 %

Endogene Infektionen: entstehen entweder direkt durch Eintrag der Bakterien (patienteneigene Haut- oder Darmflora) in den Operationssitus (Fehler in der Asepsis) oder durch eine hämatogene Übertragung. Falls indiziert: **Antibiotikaprophylaxe**, meist als „single shot".

Exogene postoperative Wundinfektionen: Infektion von außen, z. B. durch Hände des Personals, kontaminierte Instrumente (selten) und evtl. aerogene Übertragung wie Staphylococcus aureus aus der vorderen Nasenhöhle. Hier ist das Hygienemanagement entscheidend (s. u.).

Der **Kontaminationsgrad chirurgischer Wunden** ist u. a. abhängig von der Art und dem Ort des Eingriffs (**Tab. 5.3**). Art und Schwere postoperativer Wundinfektionen werden durch verschiedene Faktoren beeinflusst:
- Anzahl der Bakterien, die während der OP in die Wunde gelangen
- Art und Virulenz der Mikroorganismen
- lokale Wundbedingungen (z. B. Nekrose oder Fremdmaterial)
- Abwehrmechanismen des Patienten.

PRAXIS Im Rahmen des National Nosocomial Infection Surveillance (**NNIS**; amerikanisches System zur Überwachung und Erfassung postoperativer Wundinfektionen) wurde ein Risikoindex mit 4 Risikokategorien (0, 1, 2, 3) entworfen, um Infektionsraten verschiedener Chirurgen und Krankenhäuser zu vergleichen. Je ein Risikopunkt wird vergeben, wenn eines der folgenden Kriterien erfüllt ist:
- Die Wunde entspricht der Wundklasse III oder IV (kontaminiert oder infiziert, **Tab. 5.3**).
- Der ASA-Score des Patienten ist größer als 2. Siehe hierzu Skript AINS.
- Die Operation hat länger gedauert als 75 % der OPs der jeweiligen Eingriffsart.

Die Infektionshäufigkeit steigt mit zunehmender Anzahl von Risikopunkten.

Einteilung und Klinik postoperativer Infektionen: s. auch www.nrz-hygiene.de/surveillance/kiss/cdc-definitionen/
- **Oberflächliche Wundinfektionen:** Nur Haut oder subkutanes Gewebe.
- **Tiefe Wundinfektionen:** Faszienschicht und Muskelgewebe sind erfasst.
- **Infektionen von Organen bzw. Körperhöhlen im Operationsgebiet:** Betroffen sind Organe oder Körperhöhlen, die während der Operation geöffnet wurden oder an denen manipuliert wurde.

Tab. 5.3 Klassifikation chirurgischer Wunden nach ihrem Kontaminationsgrad

Klassifikation	Erklärung	Risiko von Wundinfektionen	Beispiele
I. sauber (aseptisch)	nichtinfiziertes OP-Gebiet, in dem keine Entzündung vorhanden ist und weder der Respirations- oder der Gastrointestinal- noch der Urogenitaltrakt eröffnet werden. Keine Kontamination des OP-Gebietes durch ortsständige Flora (außer oberflächlicher Hautbesiedlung)	< 2 %	Hernien, Schilddrüse, Gefäße
II. bedingt aseptisch (sauber/kontaminiert)	Eingriffe, bei denen der Respirations-, Gastrointestinal- oder Urogenitaltrakt unter kontrollierten Bedingungen und ohne ungewöhnliche Kontamination eröffnet werden. Kontamination des OP-Gebietes durch Standortflora mit mäßig hoher Keimzahl	< 5–10 %	Magen, Galle, Leber, Pankreas, Oropharynx, Lunge, Geschlechtsorgane
III. kontaminiert	Eingriffe mit erheblicher Kontamination des OP-Gebietes durch endogene Standortflora (z. B. deutlicher Austritt von Darminhalt) oder exogene Erreger. Beinhaltet Eingriffe, bei denen eine akute, nichteitrige Entzündung vorhanden ist, sowie offene, frische Frakturwunden	5–20 %	offene, frische Fraktur bei Unfall in der Landwirtschaft; Eingriffe mit intraoperativer „Verletzung" der sterilen Kautelen
IV. infiziert („schmutzig")	Eingriffe bei bereits vorhandener eitriger Infektion oder nach Perforation im Gastrointestinaltrakt. Massive Kontamination des OP-Gebietes durch endogene Standortflora	> 15–20 %	Perforation von Hohlorganen (Peritonitis); alte traumatische Wunden mit devitalisiertem Gewebe

Prävention: Die 4 entscheidenden Säulen in der Prävention postoperativer Wundinfektionen sind präoperative, intraoperative, postoperative Maßnahmen und Wundversorgung sowie Surveillance.

Präoperative Maßnahmen: Evidenzbasiert sind
- beim Patienten:
  - Screening auf S.-aureus-Trägerschaft (auch MRSA) bei Risikopatienten, ggf. Sanierung
  - Behandlung bestehender systemischer Infektionen vor elektivem Eingriff
  - Haarentfernung nur dann, wenn OP-technisch notwendig, und dann mit elektrischem Klipper (oder ggf. Enthaarungscreme) möglichst kurz vor der Operation
  - Antibiotikaprophylaxe (nur bei gesicherter Indikation, s. u.)
- im OP:
  - gründliche Desinfektion der Haut des Operationsgebietes (3 min)
  - nach erfolgter Hautdesinfektion Abdeckung der Umgebung des OP-Gebietes mit sterilen (flüssigkeitsdichten) Tüchern.

Allgemein anwendbar und sinnvoll („state of the art") sind:
- beim Patienten:
  - möglichst kurze Dauer der präoperativen Hospitalisation
  - perioperative Kontrolle des Blutzuckers bei Diabetikern; Vermeidung von Hyperglykämien
  - Tabakrauchkarenz mind. 30 Tage präoperativ
  - gründliche Vorreinigung des Operationsgebietes außerhalb des OP
  - Hautdesinfektion beim Patienten möglichst kurz vor der Operation
- beim OP-Personal generell:
  - saubere, kurze Fingernägel, Ablegen von Schmuck etc. an Händen und Unterarmen
  - Anziehen von OP-Kleidung, OP-Schuhen, Anlegen eines Haar- und Mund-Nasen-Schutzes
  - vor Verlassen der Personalumkleide Durchführung einer hygienischen Händedesinfektion
- bei OP-Personal mit direktem Kontakt zum Operationsgebiet:
  - Hände und Unterarme 1 min waschen (Nägel nur bei Verschmutzung bürsten); Abtrocknen mit keimarmen Einmalhandtüchern sowie chirurgische Händedesinfektion.
  - Anlegen eines sterilen Kittels und steriler Handschuhe (bei erhöhter Perforationsgefahr 2 Paar übereinander). Nach Anlegen der sterilen Handschule darf der unsterile Bereich nicht mehr angefasst werden.

Intraoperative Maßnahmen:
- möglichst kurze Eingriffsdauer
- adäquate OP-Belüftung (i. d. R. Filterung der Zuluft und Überdruck) und geschlossene Türen
- falls möglich Anwendung laparoskopischer Eingriffstechniken
- atraumatische Operationstechnik mit rascher Blutstillung, Minimieren von Fremdmaterial und devitalisiertem Gewebe
- perioperativ Aufrechterhaltung der Normothermie
- Verwendung geschlossener Drainagesysteme; separate Inzision für Drainage; Drainage so bald wie möglich entfernen.

OP-Personal mit entzündlichen Hautveränderungen oder (eitrigen) Hautwunden ist auszuschließen. Die Zahl der Personen, deren Fluktuation und Sprechen im OP ist so weit wie möglich zu beschränken, die Türen des Operationsraumes sind möglichst geschlossen zu halten.

Postoperative Maßnahmen und Wundversorgung:
- steriler Verband während der ersten 24–48 h
- aseptische Technik bei Verbandswechsel und -entfernung sowie bei jeder Manipulation an der Drainage und deren Entfernung
- Entfernung von Drainagen so rasch wie möglich.

Surveillance: Erfassung der Rate postoperativer Wundinfektionen und Feedback an die Chirurgen.

Perioperative Antibiotikaprophylaxe: Diese richtet sich nach dem zu erwartenden **Erregerspektrum**. Reserveantibiotika werden *nicht* routinemäßig eingesetzt! Um eine ausreichende Gewebewirkstoffkonzentration zu erreichen, muss die Applikation **30–60 min *vor* Inzision** erfolgen. Je nach HWZ des Antibiotikums und der OP-Dauer (OP-Dauer > HWZ des ABs) kann eine **Wiederholungsgabe** erforderlich werden. Eine perioperative AB-Prophylaxe ist **nicht länger als 24h** notwendig.

Eine perioperative Antibiotikaprophylaxe ist u. a. sinnvoll bei:
- kardiochirurgischen Operationen (z. B. Klappenersatz)
- neurochirurgischen Shuntoperation
- Thoraxchirurgie (z. B. Lungenresektion)
- traumatologischen Operationen (z. B. TEP)
- Magen- bzw. Darmresektion
- konventionellen und laparoskopischen Cholezystektomien
- gynäkologischen Operationen (z. B. Hysterektomie).

> **PRAXIS Hygienemaßnahmen bei Hepatitis B, C und HIV-infizierten Patienten:** Es gelten die gleichen Standardmaßnahmen wie bei allen anderen Patienten (derselbe OP, Aufwachraum etc.). Das Tragen von doppelten Handschuhen, Gesichtsschutz oder Schutzbrille reduziert die Gefahr eines Kontaktes mit Blut/Sekreten (auch unabhängig von bekannten Risikoerregern). Intensivere Desinfektionsmaßnahmen sind nicht notwendig. Massiv mit Blut kontaminierte Abdecktücher werden zur infektiösen Wäsche gegeben. Bei Nadelstichverletzungen muss immer unverzüglich der Betriebsärztliche Dienst informiert werden.

> **PRÜFUNGSHIGHLIGHTS**
> – ! **Präoperative Maßnahmen:** Screening auf **MRSA**-Trägerschaft bei Risikopatienten (z. B. Patienten mit Pflegeberufen). Bei MRSA-Trägerschaft: Sanierung über mehrere Tage.
> – ! Zur **Prophylaxe** nosokomialer Bneumoniern empfiehlt sich eine **regelmäßige Mundhygiene** mit antiseptischen Substanzen.
> – ! Eine **oropharyngeale Kolonisation** mit Mikroorganismen ist ein Risikofaktor für nosokomiale Pneumonien.

6 Multiresistente Erreger

6.1 Allgemeines

> **DEFINITION Multiresistente Erreger (MRE)** sind resistent gegen **mehrere Antibiotikagruppen**, die typischerweise für die Therapie verwendet werden (besonders Penicilline, Cephalosporine, Fluorquinolone, Carbapeneme).

Risikofaktoren für eine Infektion mit MRE:
- schwere Grunderkrankungen/Anzahl der „Devices" (Pflegeintensität)
- alte und schwerkranke Patienten
- lange und wiederholte Krankenhausaufenthalte oder Aufenthalt in Risikobereichen (Intensivpflegestation) oder Risikoländern
- vermehrte Antibiotikagabe und -prophylaxe
- Immunsuppression (Neutropenie, z. B. nach Transplantation hämatopoietischer Stammzellen (HSCT); Organtransplantation)
- hohe Belegungsdichte und Personalknappheit.

Zusätzliche Risikofaktoren bei **MRSA** sind:
- offene (chronische) Wunden
- Dekubitus
- chirurgische Behandlung
- Dialyse
- Kontakt zu Tiermast (Schweine).

Bei VRE (s. u.) kommt als Risikofaktor Mukositis hinzu.

Transport von Patienten mit MRE-Infektionen: Der Transportdienst und die Zielklinik müssen frühzeitig informiert werden. Der Patient erhält frische Kleidung, bei nasaler Besiedelung einen Mundschutz und bei Wundbesiedelung einen frischen Verband. Patient und Transportdienst müssen vor Verlassen des Zimmers die Hände desinfizieren. Handschuhe, Schutzkittel und Mundschutz sind nur zum Umlagern notwendig.

Nichtmobile Patienten werden per Rollstuhl, Transportliege oder in einem frisch bezogenen und wischdesinfizierten Bett transportiert.

6.2 Häufige multiresistente Erreger

Zu den typischen resistenten Erregern im Klinikalltag zählen vor allem
- methicillinresistente Staphylococcus aureus (**MRSA**)
- vancomycinresistente Enterokokken (**VRE**)
- multiresistente gramnegative Bakterien (**MRGN**) und **ESBL** (extended spectrum betalactamase)-Bildner.

Erreger der MRE-Infektionen sind i. d. R. nicht virulenter als die entsprechenden nichtresistenten Bakterien. Dennoch haben MRE-Infektionen oft eine **schlechtere Prognose**, bedingt durch eine eingeschränkte Antibiotikaauswahl, teilweise ungünstige pharmakologische Eigenschaften und Nebenwirkungen der „Reserveantibiotika" sowie durch erschwerte Rahmenbedingungen durch die Isolierung der Patienten.

6.2.1 Methicillinresistenter Staphylococcus aureus (MRSA)

> **LERNTIPP** !
> **MRSA** ist ein beliebtes Thema in mündlichen Prüfungen. Es lohnt sich deshalb, den nächsten Abschnitt genau zu lesen. Wichtig sind die Präventions- und die Sanierungsmaßnahmen.

Erreger:
- Sehr umweltresistente **grampositive Bakterien.**
- Überleben auf unbelebten Oberflächen in signifikanter Zahl bis zu mehreren Monaten.
- Primäres Habitat ist das Nasenantrum.
- Etwa 30 % der Gesunden sind mit methicillinsensiblen S. aureus (MSSA) kolonisiert, aber weniger als 1 % mit MRSA.
- Epidemisch verbreitete **methicillinresistente Staphylococcus aureus (E-MRSA)** können durch DNA-Typisierung definiert werden.

Die Therapieoptionen mit β-Laktam- und Cephalosporin-Antibiotika entfallen. Das Reservoir im Krankenhaus ist i. d. R. der kolonisierte (ggf. unentdeckte) Patient.

Resistenzmechanismen:

Resistenz gegen β-Laktam-Antibiotika: β-Laktam-Antibiotika und Cephalosporine enthalten als charakteristische Struktur einen β-Laktam-Ring. Sie binden an die für die bakterielle Zellwandsynthese notwendigen Transpeptidasen (sog. **Penicillin-bindende Proteine, PBP**) und inaktivieren diese, sodass die Zellwandsynthese zum Erliegen kommt. Die meisten klinischen Isolate von S. aureus besitzen sogenannte **β-Laktamasen**, die den β-Laktam-Ring der Standard-β-Laktam-Antibiotika wie z. B. Penicillin hydrolysieren. Dadurch wird der Bakterienstamm resistent gegen das Antibiotikum. Bei diesen Stämmen werden die gegen Staphylokokkenlaktamase beständigen Penicilline (z. B. Methicillin, Oxacillin, Flucloxacillin) oder auch Cephalosporine der 2. Generation (z. B. Cefuroxim, Cefotiam) eingesetzt. Auch diese wirken über eine Hemmung der Transpeptidasen.

Resistenz gegen Methicillin u. a.: In der Zwischenzeit sind durch den breiten Einsatz der oben genannten Antibiotika viele S.-aureus-Stämme auch gegen diese resistent geworden. In diesen Fällen beruht die Resistenz auf einer Strukturveränderung des PBP, so dass dieses keine oder nur noch eine sehr geringe Affinität zum Antibiotikum hat und deshalb weiterhin funktionsfähig bleibt. Im Falle von Methicillin handelt es sich dabei um ein verändertes PBP2a oder PBP2'.

> **PRAXIS** Penicilline, Cephalosporine und Carbapeneme sind bei MRSA als klinisch unbrauchbar zu beurteilen! Oft sind MRSA auch gegen andere Antibiotikaklassen resistent: Fluorchinolone, Tetrazykline, Sulfonamide, Aminoglykoside (vgl. Antibiogramm!). Verbliebene Therapieoptionen sind v. a.: Vancomycin, Linezolid, Daptomycin, Synercid oder die Kombination Fosfomycin + Rifampicin.

Epidemiologie: Etwa 20–30 % der kolonisierten Patienten entwickeln die Symptome einer MRSA-Infektion.

In deutschen Krankenhäusern sind (gegenwärtig und mit großer Streubreite) etwa 20 % aller invasiven S.-aureus-Infektionen durch MRSA verursacht. Nach einem deutlichen Anstieg zwischen 2002 und 2005 hat sich die Lage stabilisiert. Durch verbesserte Screening- und Hygienemaßnahmen hat sich die Rate der nosokomialen Fälle zwischen 2006 und 2015 halbiert.

Zunehmend wichtig wird die Unterscheidung zwischen „hospital acquired" (**HA-MRSA**) und sog. „community acquired" (**CA-MRSA** oder cMRSA)-Stämmen. Letztere werden außerhalb des Krankenhauses erworben und können schwere Hautinfektionen sowie (seltener) tödlich endende Bronchopneumonien, auch besonders bei Kindern und Jugendlichen, verursachen. Das Vorkommen von CA-MRSA in Deutschland ist bisher vereinzelt (nördlicher Teil, Region Regensburg, Heidelberg).

Risikofaktoren: Die Übertragung von MRSA erfolgt vor allem durch
- die Hände des Personals (häufigster Ausgangspunkt einer Übertragung!)
- kontaminierte Umgebung und Gegenstände
- Übertragung von Patient zu Patient
- Hautschuppen
- Verlegung/Transport.

Prävention:

Hygienische Händedesinfektion: Die **wichtigste präventive Maßnahme** ist die **hygienische Händedesinfektion** (auch nach Benutzung von Einmalhandschuhen und vor Verlassen des Patientenzimmers). Nach jeder Manipulation an einer kolonisierten oder infizierten Körperstelle ist eine erneute gründliche Händedesinfektion notwendig, bevor weitere Tätigkeiten am Patienten vorgenommen werden (um eine Verbreitung des Erregers im Körper zu vermeiden).

Allgemeine Maßnahmen bei MRSA-positiven Patienten: Sie sind in Tab. 6.1 zusammengefasst.

Isolierung von MRSA-positiven Patienten: Sie sollte folgendermaßen erfolgen:
- Einzelzimmer oder Kohorte (bei genetisch identischem MRSA-Stamm, aber auch dann patientenbezogene Pflegeutensilien
- Pflegeutensilien patientenbezogen einsetzen, im Zimmer belassen oder zwischen Patienten gründlich wischdesinfizieren (z. B. 70 % Alkohol).
- Patient sollte bei Verlassen des Zimmers keine Gemeinschaftseinrichtungen in Anspruch nehmen.
- vor dem Verlassen des Zimmers: Händedesinfektion und frische Kleidung (s. u.)
- Krankenblatt und Ambulanzkarte kennzeichnen und bei Verlegung andere Kliniken oder Pflegeheime informieren.

Tab. 6.1 Basismaßnahmen bei MRSA-positiven Patienten

Maßnahme	wann
Mundschutz	• bei Arbeiten am Bett oder am Patienten, um Hand-/Nasenkontakt zu verhindern
Schutzkittel	• bei allen Arbeiten am Bett oder am Patienten • täglicher Wechsel (Normalstation)/frischer Kittel pro Schicht (Intensivstation) • zusätzlich Plastikschürzen beim Waschen • beim Aufhängen von Schutzkitteln Außenseite nach innen hängen
Handschuhe	• bei Kontakt mit kolonisierten Körperstellen, danach sofort ausziehen und Hände desinfizieren • wie üblich beim Umgang mit potenziell infektiösem Material
Bettwäsche	• während der Dekolonisierung mindestens jeden 2. Tag wechseln
Flächendesinfektion	• sofort gezielte Desinfektion bei Kontamination der Flächen und Geräte • laufende Wischdesinfektion der patientennahen Flächen: auf Allgemeinstation 1 × täglich, auf Intensivstation 3 × täglich • gründliche Schlussdesinfektion

MRSA-Screening-Untersuchung: Ein patientenbezogenes Screening erweist sich v. a. bei der Aufnahme von Risikopatienten und der Wiederaufnahme bekannter MRSA-positiver Patienten als sinnvoll. Jedes Krankenhaus sollte auf Basis der RKI-Empfehlungen ein MRSA-Screening-Programm festlegen (prädefinierte Risikopatienten). Zu einem solchen Screening-Programm gehören ein Abstrich aus den beiden vorderen Nasenhöhlen (und ggf. aus Dekubitusulzera) und bei Risikopatienten zusätzlich aus dem Rachen. Auf diese Weise kann das Risiko gesenkt werden, dass durch Versorgung im normalen Stationsumfeld bis zum Beginn der Isolierung bereits Übertragungen stattgefunden haben. Gehäuftes Auftreten von MRSA und ein V. a. einen epidemischen Zusammenhang ist nicht namentlich an das Gesundheitsamt zu melden. Eine namentliche Meldepflicht nach dem IfSG §7 besteht für MRSA beim Nachweis in Blut oder Liquor.

Sanierung von MRSA-besiedelten Personen: Sanierungsmaßnahmen sind nur bei eindeutig MRSA-positiven Patienten nötig. Zur nasalen Dekolonisierung von besiedelten Personen wird 2- bis 3-mal täglich **Mupirocin** (Salbe) über 5 Tage intranasal angewendet. Auch hier sind **Resistenzen** bereits beschrieben, weshalb Mupirocin nur in dieser Indikation begrenzt angewendet werden soll. Um eine **Rekolonisierung** zu vermeiden (in ca. ¼ der Fälle), wird der Einsatz von Händedesinfektionsmittel und von antibakteriellen Lösungen (octenidin- oder polyhexanidhaltige Produkte) zur **Ganzkörperwäsche** empfohlen. Deren klinische Wirksamkeit ist allerdings nicht ausreichend belegt.

Ein Misserfolg der Eradikation kann auch durch die von dem Patienten selbst kontaminierte Umgebung in seinem unmittelbaren Umfeld bedingt sein. Daher müssen auch die Kontaktflächen im Patientenzimmer täglich desinfiziert werden. Ohne Dekolonisationsmaßnahmen sind MRSA-Träger i. A. monatelang mit „ihrem" MRSA-Stamm kolonisiert.

> **PRAXIS** Der Sanierungserfolg muss immer durch Kontrollabstriche bestätigt werden. Erst bei 3 **negativen Abstrichen** (ab dem 3. Tag nach Abschluss der Behandlung im Abstand von einem Tag entnommen) ist i. d. R. von einem Sanierungserfolg auszugehen und die Isolierung kann beendet werden.

> **PRÜFUNGSHIGHLIGHTS**
> - ! Bei methicillinresistenten Staphylokokken (**MRSA**) ist das **Penicillin-bindende Protein**, die Zielstruktur des Antibiotikums, verändert, sodass es nur eine geringe Affinität zu Methicillin und anderen β-Laktamen (z. B. Cephalosporinen) hat.
> - ! Patienten, die mit **demselben MRSA**-Stamm infiziert sind, können gemeinsam als **Kohorte** in einem Zimmer untergebracht werden.
> - !! Zur nasalen Dekolonisierung von besiedelten Personen wird 2- bis 3-mal täglich **Mupirocin** (Salbe) über 5 Tage intranasal angewendet.
> - ! Nur bei eindeutig als MRSA-positiv identifizierten Personen sind Sanierungsmaßnahmen nötig.
> - ! Ein wirksames Mittel gegen MRSA ist u. a. **Linezolid**.
> - ! Der **häufigste Ausgangspunkt** einer Übertragung von MRSA im Krankenhaus sind die **Hände des Personals**.
> - ! Bei Kontakt mit MRSA-positiven Patienten müssen **Handschuhe** und **Schutzkittel** getragen werden.
> - !! Ein **gehäuftes Auftreten** von MRSA und ein V. a. einen **epidemischen Zusammenhang** muss nichtnamentlich an das **Gesundheitsamt** gemeldet werden.

6.2.2 Vancomycinresistente Enterokokken (VRE)

Erreger:
- Sehr umweltresistente **grampositive Bakterien.**
- Gehören zur physiologischen Darmflora.
- Überleben auf unbelebten Oberflächen in signifikanter Zahl mehrere Monate, bei 60 °C mehrere Minuten.
- Die Zahl der Enterokokken im Darm des Menschen kann durch Einnahme von Antibiotika, die andere Darmbakterien (Enterobakterien und Anaerobier) unterdrücken, um mehrere Größenordnungen zunehmen.
- Klinisch wichtige Spezies sind **Enterococcus faecalis** und **Enterococcus faecium**, typische Verursacher von HWI, aber ggf. auch von Wundinfektionen, Septikämien und Endokarditiden.
- **Vancomycinresistente Enterokokken** (**VRE**) sind meist E.-faecium-Stämme.
- Enterokokken sind **immer** klinisch **resistent** gegen Penicillin, Clindamycin, Cephalosporine, Chinolone und Aminoglykoside; E. faecium ist meist auch ampicillinresistent.

Resistenzmechanismen: Resistenz gegen Vancomycin: Glykopeptid-Antibiotika wie Vancomycin hemmen die Zellwandsynthese, indem sie mit dem Murein einen Komplex bilden, an dem nicht weiter quervernetzt werden kann. Bei VRE sind die Seitenketten des Mureins so verändert, dass die Glykopeptide nur noch mit einer ca. 1000-fach geringeren Affinität binden und die weitere Quervernetzung nicht mehr wirksam hemmen können.

Epidemiologie: In deutschen Krankenhäusern sind etwa 15 % aller invasiven E.-faecium-Infektionen durch VRE verursacht (Stand 2015, 2001 waren es nur 1 %). Auffällig sind die von 2009 auf 2014 gestiegenen Resistenzraten der Reserveantibiotika Linezolid (von 0,8 % auf 10 %) und Tigecyclin (von 0 % auf 3 %).

Risikofaktoren:
- Das Reservoir im Krankenhaus sind i. d. R. die (unerkannt) kolonisierten Patienten (> 90 %).
- Die Übertragung geschieht in erster Linie über die Hände.
- Besonders bei Patienten mit Inkontinenz, Diarrhö, Ileostoma, Kolostoma oder mit Enterokokken besiedelten oder infizierten, drainierenden Wunden ist die Umgebungskontamination hoch.

Prävention:
- **Hygienische Händedesinfektion** (essenziell!).
- **verantwortungsvoller Einsatz von Antibiotika**.

Die **Hygienemaßnahmen** bei VRE-Infektionen gleichen in großen Teilen denen bei MRSA (**Tab. 6.1**), mit Ausnahmen wie z. B. Mund-/Nasenschutz, der hier entfällt.

VRE-Screening-Untersuchungen erfolgen mit Stuhlproben oder besser mit Rektalabstrichen. Bei VRE-Nachweis werden die betroffenen Patienten i. d. R. **isoliert**, wenn sie ein Risiko für die Verbreitung von VRE darstellen. Es gibt keine Behandlung zur Dekolonisation und oft bleiben Patienten über Monate kolonisiert. Verbliebene **Therapieoptionen** sind Linezolid, Synercid und Daptomycin.

6.2.3 Multiresistente gramnegative Stäbchen (MRGN)

Einteilung: MRGN-Stäbchen sind gramnegative Stäbchenbakterien, die multiple Resistenzen gegen Antibiotika zeigen. Sie wurden früher als Extended-Spectrum-β-Laktamase (**ESBL**)-Bildner bezeichnet. Die Abkürzung ESBL eignet sich heute aber nicht mehr, um alle klinisch und epidemiologisch bedeutsamen multi-

6.2 Häufige multiresistente Erreger

Tab. 6.2 Antibiotikagruppen der MRGN-Einteilung und ihre Leitsubstanzen

Antibiotikagruppe	Leitsubstanz
Acylureidopenicilline	Piperacillin
3./4. Generations-Cephalosporine	Cefotaxim und/oder Ceftazidim
Carbapeneme	Imipenem und/oder Meropenem
Fluorchinolone	Ciprofloxacin

resistenten gramnegativen Stäbchen zusammenzufassen. Mit zunehmender Resistenzen-Entwicklung ist eine unübersichtliche Vielfalt von Bezeichnungen entstanden: z. B. nach dem zugrundeliegenden Mechanismus oder nach dem Ort der Erstisolierung etc.

Zur Vereinfachung hat die Kommission für Krankenhaushygiene und Infektionsprävention (**KRINKO**) eine einheitliche Bezeichnung für MRGN-Stäbchenbakterien vorgeschlagen, die die klinische Relevanz mit einbezieht. Berücksichtigt sind deshalb nur Resistenzen gegen Antibiotika, die zum Einsatz bei schwerkranken Patienten kommen.

Diese Einteilung beruht nicht auf dem Resistenzmechanismus, sondern auf der Resistenz gegen bestimmte Antibiotikagruppen (**Tab. 6.2**).

Unabhängig vom zu Grunde liegenden Resistenzmechanismus werden zwei Gruppen gebildet:
- **3MRGN**: multiresistente gramnegative Stäbchen mit Resistenz gegen 3 der 4 Antibiotikagruppen
- **4MRGN**: multiresistente gramnegative Stäbchen mit Resistenz gegen 4 der 4 Antibiotikagruppen.

Erreger: Die wichtigsten Vertreter der MRGN-Stäbchen sind:
- Enterobakterien mit den Gattungen Escherichia coli, Klebsiella spp. und Enterobacter spp.
- Pseudomoas aeruginosa
- Acinetobacter baumannii

Resistenzmechanismen: Bei MRGN-Stäbchen spielen verschiedene Resistenzmechanismen eine Rolle:
- **Extended-Spectrum-β-Laktamasen** sind durch Punktmutation aus den seit Jahrzehnten bekannten β-Laktamasen entstanden. Sie werden durch **Plasmide** codiert. Metallo-β-Laktamasen werden durch sogenannte Integrone (Plasmide, die sich ins Genom integrieren) codiert. Beide Arten der β-Laktamasen können sich deshalb durch lateralen Gentransfer zwischen verschiedenen Spezies ausbreiten.
- Chromosomale β-Laktamasen werden durch Cephalosporine induziert.
- Resistenzen gegen Ciprofloxacin und Carbapeneme entstehen durch Punktmutationen in Zielstrukturen von Fluorchinolonen (Gyrasen, Topoisomerasen) oder durch Verlust von Porinen in der äußeren Membran, durch die Antibiotika in den periplasmatischen Raum von gramnegativen Bakterien gelangen.
- Sog. Effluxpumpen transportieren relativ unspezifisch Moleküle aus dem Cytoplasma über den periplasmatischen Raum wieder nach außen. Sie erniedrigen so die intrazellulär erreichbare Antibiotikumkonzentration und vermitteln oft gleichzeitig Resistenzen gegen verschiedene Antibiotikaklassen.

PRAXIS ESBL-produzierende Erreger sind gegen **alle** β-Laktamen und Monobactamen **klinisch resistent**. Somit entfallen alle Cephalosporine zur Therapie schwerer Infektionen (Septikämie, Pneumonie) mit ESBL-positiven Erregern. Besonders problematisch sind gramnegative Bakterien, die **Carbapenemasen** (carbapenemespaltende β-Laktamasen) produzieren. Die Therapieoptionen sind hier drastisch eingeschränkt.

Epidemiologie: Da es sich um ein relativ neues Phänomen handelt, gibt es zur Epidemiologie der MRGN-Stäbchen nur wenige Zahlen. Studien zur Epidemiologie sind EBSL-fokussiert. Eindeutig ist die Zunahme von Stämmen, aus denen Resistenzgene isoliert werden können, und auch die Entstehung immer neuer Resistenzgene.

In deutschen Krankenhäusern kommen ESBL-positive Erreger im Durchschnitt zu 5–8 % vor, mit steigender Tendenz. In den letzten Jahren nehmen in Europa Fälle ambulant erworbener ESBL-E.-coli-Infektionen zu. Als Quelle wird die Nahrungskette vermutet (nachgewiesen z. B. in Geflügel).

Risikofaktoren: Der größte Risikofaktor für eine Infektion mit MRGN-Stäbchen scheint eine vorangegangene Antibiotikatherapie zu sein. Neugeborene sind besonders gefährdet. Je länger ein Krankenhausaufenthalt dauert und je schwerer die Erkrankung eines Patienten, desto größer ist die Gefahr einer Infektion. Auch Beatmung und andere „Devices" (z. B. Katheter) sind Risikofaktoren.

Übertragen werden die Erreger i. d. R. durch die Hände des Krankenhauspersonals oder Gegenstände aus der direkten Umgebung der Patienten.

Prävention: Gramnegative Erreger wie die ESBL-produzierenden Enterobacteriaceae unterscheiden sich von grampositiven Erregern v. a. durch ihre geringere Umweltpersistenz (Ausnahme: Acinetobacter baumannii). Dementsprechend verteilen sie sich nicht so breit in der Umgebung des Patienten wie beispielsweise bei MRSA. Dennoch wird wegen der besonderen Gefahr der Resistenzweitergabe durch mobile genetische Elemente (Plasmide) oft eine **Isolierung im Einzelzimmer** empfohlen.

Folgende Maßnahmen sollten unbedingt durchgeführt werden:
- Ergänzend zu den **Standardhygienemaßnahmen** muss konsequent immer vor Verlassen des Patientenzimmers die **Händedesinfektion** erfolgen.
- **Mund-Nasen-Schutz** (chirurgische Maske) beim endotrachealen Absaugen im Rahmen der Standardhygiene (wenn Erreger im Tracheal- oder Bronchialsekret nachweisbar sind, auch Schutzbrille und Haarschutz)

Bezüglich Händedesinfektion, Gebrauch von Einmalhandschuhen, Schutzkitteln, Transport im Krankenhaus, Flächen- und Schlussdesinfektion gelten dieselben Maßnahmen wie bei MRSA (S. 19).

Ansonsten gibt es Empfehlungen der KRINKO zu den einzelnen MRGN-Stämmen. Bei E.-coli- oder Klebsiella-ssp.-Infektionen empfiehlt sich eine Isolierung der betroffenen Patienten. Ebenso bei Pseudomonas aeruginosa. Auch ein Screening für alle Patienten mit einem Risiko für eine Besiedelung oder Infektion mit MRGN-Bakterien wird empfohlen.

Solange es noch keine nachvollziehbar erfolgreichen Sanierungskonzepte für MRGN-Bakterien gibt, wird von einer Sanierung besiedelter Patienten abgeraten.

> **PRAXIS** Sowohl bei ESBL als auch bei resistenten Pseudomonas aeruginosa sind Unkenntnis und eine unüberlegte Anwendung von Antibiotika mittelfristig wesentliche Risikofaktoren für die Resistenzraten im eigenen Krankenhaus. Ein verantwortungsbewusstes Antibiotikaregime mit strenger Indikationsstellung ist daher essenziell.

6.2.4 Multiresistente Pseudomonas aeruginosa

Erreger: Pseudomonas aeruginosa ist der zweithäufigste Erreger von beatmungsassoziierten Pneumonien mit hoher Letalität (50–70%). Außerdem verursacht er häufig **Harnwegs-** und **Wundinfektionen**.

Pseudomonaden sind von Natur aus schon gegen viele Antibiotika resistent. Wirksame Antibiotikaklassen sind:
- Aminoglykoside
- pseudomonaswirksame β-Laktame (Piperacillin)
- Pseudomonas-Cephalosporine (Ceftazidim, Cefepim)
- Ciprofloxacin
- Carbapeneme (Imipenem, Meropenem)

Treten Resistenzen gegen 2 oder mehreren dieser 5 Gruppen auf, spricht man von multidrug resistance (MDR). Es gibt einzelne weltweit bekannte (Sero-)Typen, vorwiegend aber handelt es sich, im Gegensatz zu MRSA und VRE, um viele verschiedene immer neu resistent werdende Stämme.

In deutschen Krankenhäusern liegen die Resistenzraten für Ceftazidim, Imipenem, Ciprofloxacin und Piperacillin alle im 2-stelligen Prozentbereich.

Resistenzmechanismen: Beim MDR-Pseudomonas-aeruginosa greifen dieselben Resistenzmechanismen wie bei den MRGN-Stäbchen (S. 21).

Epidemiologie: Pseudomonas aeruginosa ist der **häufigste Erreger** nosokomialer Infektionen. Seine Epidemiologie ist komplex und nicht vollständig verstanden. Die Ausbreitung immer neuer multiresistenter Stämme im Krankenhaus ist wahrscheinlich durch einen hohen Selektionsdruck begünstigt.

Risikofaktoren: Folgende Personengruppen haben ein erhöhtes Risiko für eine Pseudomonas-bedingte Sepsis:
- Senioren
- Hämodialyse-Patienten
- Organtransplantierte
- Patienten mit Malignomen
- Herzkranke
- HIV-Infizierte
- Diabetiker
- COPD-Patienten.

Andere Risikofaktoren sind:
- Einsatz von Antibiotika
- vorbestehende Kolonisation oder Infektion mit P. aeruginosa
- maschinelle Beatmung
- Sinusitis
- maligne Grunderkrankung
- Dauer des Krankenhausaufenthalts
- Komorbidität (z. B. COPD).

Prävention: Bezüglich Händedesinfektion, Gebrauch von Einmalhandschuhen, Schutzkitteln, Transport im Krankenhaus, Flächen- und Schlussdesinfektion gelten dieselben Maßnahmen wie bei MRSA (S. 19).

Zusätzlich zu den Standardhygienemaßnahmen muss konsequent immer vor Verlassen des Patientenzimmers eine **Händedesinfektion** erfolgen. Beim endotrachealen Absaugen im Rahmen der Standardhygiene muss ein Mund-Nasen-Schutz (chirurgische Maske) getragen werden. Wenn Erreger im Tracheal- oder Bronchialsekret nachweisbar sind, sind auch Schutzbrille und Haarschutz zu tragen.

Außerdem empfiehlt die KRINKO, alle Patienten mit Risiko für eine Besiedelung oder Infektion mit 4MRGN-P.-aeruginosa zu screenen und bis zum Vorliegen der Ergebnisse zu isolieren. (Als Risikopatienten gelten Patienten mit kürzlichem Kontakt zum Gesundheitssystem in Ländern mit endemischem Auftreten und Patienten, die zu 4MRGN-P.-aeruginosa-positiven Patienten Kontakt hatten, d. h. im selben Zimmer gepflegt wurden.). Ein aktives Screening auf 3MRGN-P.-aeruginosa in der endemischen Situation zur Prävention der weiteren Verbreitung empfiehlt sich nicht, da es sich nicht als effektiv erwiesen hat. Ein Screening aus anderen Gründen, z. B. als Grundlage für kalkulierte empirische Antibiotikatherapien in der Hämatologie/Onkologie, bleibt davon unberührt.

> **PRAXIS** Seit dem 1. Mai 2016 besteht eine Meldepflicht gemäß IfSG §7 für eine Carbapenem-Nichtempfindlichkeit bzw. für den Nachweis einer Carbapenemase.

> **PRÜFUNGSHIGHLITS**
> - ! Enterokokken sind **immer** klinisch **resistent** gegen Penicillin, Clindamycin.
> - ! Die Bezeichnung **4MRGN** (multiresistent, gramnegativ) bedeutet, dass dieser Erreger gegen Antibiotika aus 4 wichtigen Antibiotikagruppen resistent ist. Bei 4MRGN-Klebsiella-Infektionen sollten die infizierten Patienten isoliert werden.

7 Trink-, Badewasser- und Lebensmittelhygiene

7.1 Grundlagen

Trinkwasser: Trinkwasser darf **keine Krankheitserreger** und gesundheitsschädigenden Noxen enthalten. Die mikrobiologischen, chemischen, physikalischen und sensorischen (Farbe, Geruch, Geschmack, Trübung) Anforderungen an einwandfreies Trinkwasser werden durch die Trinkwasserverordnung geregelt. Insbesondere dürfen keine E. coli, coliformen Bakterien, Enterokokken und kein Clostridium perfringens (inkl. Sporen) enthalten sein (0 Keime in 100 ml).

Aufgrund der langen Überlebenszeiten von Clostridium perfringens auch beim Kochen wird dieses Bakterium bei Oberflächenwasser als Indikator für Kryptosporidien herangezogen.

Badewasser: Prinzipiell können durch Badewässer Infektionen übertragen werden, abgesehen von Dermatomykosen sind im Schwimmbad erworbene Infektionen aber extrem selten, da durch Desinfektion (Chlor), Umwälzung, Filtrierung und ständigen Frischwasserzusatz eine hohe Wasserqualität erreicht wird.

Badegewässer müssen insbesondere frei von enteropathogenen Keimen sein: Es dürfen keine E. coli, keine coliformen Bakterien und keine Pseudomonas aeruginosa enthalten sein (0 Keime in 100 ml), andernfalls muss das Becken umgehend geschlossen werden.

Lebensmittelhygiene Die Lebensmittelhygiene liegt in erster Linie in der Verantwortung der Unternehmen, die Lebensmittel verarbeiten, herstellen, behandeln oder in Verkehr bringen. Wichtig sind dabei vor allem saubere Arbeitsoberflächen und Werkzeuge, die eigene körperliche Hygiene der Mitarbeiterinnen und Mitarbeiter sowie die Auswahl einwandfreier Rohmaterialien für die Herstellung der verschiedenen Produkte. Alle Unternehmen in der EU, die Lebensmittel herstellen oder mit Lebensmitteln in irgendeiner Weise umgehen, müssen ein sogenanntes **Hazard Analysis and Critical Control Points** (HACCP)-**Konzept** vorweisen. Zu diesem HACCP-Konzept gehören folgende 7 Punkte:

1. **Durchführen einer Gefahrenanalyse** (z. B. Gefahren bei Unterbrechung der Kühlkette, Festlegung bestimmter Lagerungstemperaturen)
2. **Identifizierung der für die Sicherheit der Lebensmittel kritischen Kontrollpunkte**
3. **Festlegung von Eingreifgrenzen** an den jeweiligen kritischen Kontrollpunkten, also von Maximal- oder Minimalwerten, auf die hin physikalische, chemische oder biologische Gefahren überprüft werden müssen, um eine Gefährdung abzuwenden (z. B. Temperaturgrenzen)
4. Einrichten von entsprechenden **Überwachungsverfahren** an den kritischen Kontrollpunkten (z. B. Temperaturaufzeichnungen)
5. Einrichten von **Korrekturmaßnahmen** für den Fall von Abweichungen (z. B. Vernichten von falsch gelagerten Lebensmitteln)
6. Einrichten von **Evaluierungsmaßnahmen** zur Überprüfung der Effizienz des festgelegten HACCP-Systems
7. Einrichten einer **Dokumentation** der Maßnahmen.

> **PRÜFUNGSHIGHLIGHTS**
> - ! Resistenz von Enterokokken: Enterokokken sind **immer** klinisch **resistent** gegen Penicillin, Clindamycin, Cephalosporine, Chinolone und Aminoglykoside.
> - ! Findet man im Badewasser **E. coli, coliforme Bakterien oder Pseudomonas aeruginosa**, muss das Becken umgehend geschlossen werden. Die „erlaubte" Keimzahl beträgt **0 Keime in 100 ml**.
> - ! Sie müssen die 7 Punkte des **HACCP-Konzeptes** kennen.

7.2 Legionellen

Erreger: Es gibt mehr als 50 verschiedene Legionellenspezies. Nur ca. ⅓ davon wurde bisher im Zusammenhang mit Infektionen beschrieben, meist **Legionella pneumophila** der Serogruppe 1. Legionellen kommen ubiquitär in natürlichen und künstlichen (Warm-)Wassersystemen vor. Sie leben planktonisch, aber besonders auch in Biofilmen und intrazellulär in Einzellern, wo sie vor Desinfektionsmaßnahmen gut geschützt sind.

Legionellosen können selbstlimitierend verlaufen (Pontiac-Fieber) oder als Legionellenpneumonie. Bei V. a. Legionellose sollte eine spezifische mikrobiologische Untersuchung an erster Stelle stehen.

> **PRAXIS** Eine Legionellenpneumonie kann leicht unerkannt bleiben, wenn der behandelnde Arzt nicht ausdrücklich die entsprechende Diagnostik anfordert. Ein negatives Testergebnis schließt eine Legionellenpneumonie jedoch nicht sicher aus!

Resistenzen: Legionella ssp. ist resistent gegen die bei nosokomialen Pneumonien üblichen **Breitspektrumcephalosporine** oder **Carbapeneme**. Als Mittel der Wahl bei schweren Infektionen gelten Azithromycin oder Levofloxacin, bei leichteren Krankheitsverläufen auch andere intrazellulär wirksame Antibiotika (Erythromycin, Doxycyclin, Clarithromycin).

Epidemiologie: Legionellosen machen bis zu 10 % der ambulant erworbenen Pneumonien aus. Man kann von jährlich 4 000–6 000 Erkrankungsfällen in Deutschland ausgehen, nach dem Infektionsschutzgesetz (Labormeldepflicht an das Gesundheitsamt!) werden jährlich allerdings nur ca. 400 Fälle erfasst.

Bei einer Pneumonie unklarer Genese muss hier immer auch an Legionellen gedacht werden, selbst wenn diese nicht im Wasser nachgewiesen sind.

Risikofaktoren:
- **Übertragung** durch Inhalation von legionellenhaltigen Aerosolen (nicht von Mensch zu Mensch!).
- **Risikofaktoren** sind
  - männliches Geschlecht (2–3-fach erhöht)
  - hohes Alter
  - Alkoholabusus
  - Diabetes mellitus
  - Immunsuppression (nach Transplantationen oder großen Operationen).

Prävention:
- **Aufklärung des Personals** über Risiken, Präventionsmöglichkeiten und Besonderheiten der Legionellendiagnostik.
- Körperpflege, insbesondere im Kopfbereich, nur mit **legionellenfreiem Wasser**, bei Risikopatienten Zähneputzen, Trinken, Durchspülen von Magensonden nur mit keimfreiem Wasser.
- Bei V. a. Legionellenpneumonie ist unverzüglich eine legionellenwirksame **Antibiotikatherapie** einzuleiten.
- Da die Übertragung nicht direkt erfolgt, ist eine **Isolierung nicht notwendig**.
- **Routinemäßige Untersuchung des Wassers** aus den zentralen Erwärmungsanlagen der Hausinstallation und insbesondere in Risikobereichen (z. B. Intensivstationen, Hämato-/Onkologie). Die Legionellenkonzentration sollte unter 1KBE/ml sein, der Vorhersagewert dieser Konzentration für ein Erkrankungsrisiko ist jedoch nicht wissenschaftlich belegt.
- Beim Auftreten nosokomialer Legionellosen retrospektiv und prospektiv nach möglichen Legionelleninfektionen suchen (Pneumonien unklarer Ursache, bei denen keine spezielle Legionellendiagnostik angefordert worden ist).

Konzentrationen im Wasser können in kurzer Zeit stark schwanken, z. B. beim Ablösen von Biofilmpartikeln. Verschiedene Stämme sind unterschiedlich virulent, ohne dass es bisher einen einfachen Marker gibt, hochvirulente Stämme zu erkennen.

Sind mehr als 30 % der beprobten Zapfstellen in einem Krankenhaus legionellenpositiv, nimmt das Risiko für nosokomiale Legionellosen zu.

Technische Maßnahmen:
- Temperaturen zwischen 20 °C und 50 °C müssen vermieden werden. Die Temperatur in Kaltwasserleitungen sollte < 20 °C betragen, die Temperatur der Warmwasserzirkulation muss am kältesten Punkt über 50 °C liegen.
- Eine konstante Rezirkulation im Warmwassersystem muss gewährleistet sein und Totleitungen bzw. Stagnation über 3 Tage – auch in Kaltwasserleitungen – müssen vermieden werden.
- Eine **Dekontamination bei Besiedelung** ist durch Hyperchlorieren (kein Trinkwasser!) oder 5 min Durchspülen mit > 70 °C heißem Wasser (Austrittstemperatur) möglich.
- **Bakteriendichte Filter** am Wasserhahn müssen in vom Hersteller angegebenen Intervallen gewechselt, als Einwegfilter verworfen oder fachgerecht aufbereitet und auf Funktionstüchtigkeit geprüft werden. Dies ist aufwendig und deshalb nur in Risikobereichen möglich.

> **PRÜFUNGSHIGHLIGHTS**
> - **!** Legionellen kommen ubiquitär in natürlichen und künstlichen **(Warm-)Wassersystemen** vor. Die **Übertragung** erfolgt durch Inhalation von **legionellenhaltigen Aerosolen**.
> - **!** Bei V. a. **Legionellose** sollte unbedingt eine **spezifische mikrobiologische Untersuchung** gemacht werden.
> - **!!** **Filtereinsatz als Hygienemaßnahme** bei nachgewiesenem Keim auf einer Klinikstation.

Mikrobiologie

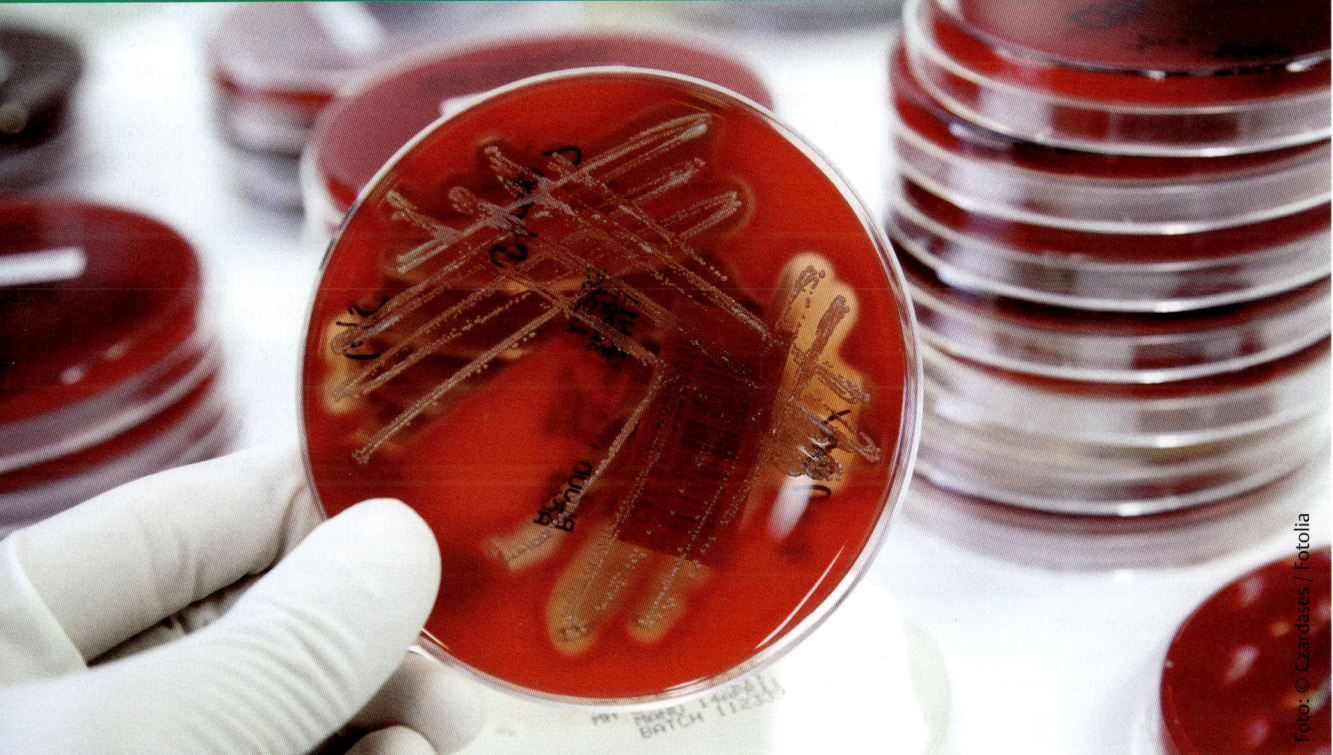

8 Allgemeine Infektionslehre und Epidemiologie der Infektionskrankheiten

8.1 Allgemeine Infektionslehre

8.1.1 Definitionen

DEFINITION
- **Infektion:** aktives oder passives Eindringen von Krankheitserregern in einen Wirt, ihr Anhaften und Vermehren und die anschließende Reaktion des Wirts.
- **Infektionskrankheit:** Symptome im Zusammenhang mit einer Infektion
- **Kontamination:** Im mikrobiologischen Sinn wird unter Kontamination die Verunreinigung von Gegenständen, Lebewesen, Wasser, Luft oder Boden mit Mikroorganismen verstanden.
- **Kolonisation:** Besiedelung ohne Infektion, d. h. ohne aktives Eindringen des Erregers ins Gewebe, beim Menschen v. a. durch die Normalflora (S. 33).

Weitere Begriffe:
- **inapparente Infektion** (auch **latente**, **stumme** bzw. **subklinische** Infektion genannt): Infektion ohne oder mit nur unterschwelligen Symptomen
- **abortive Infektion:** Infektion mit nur leichten oder uncharakteristischen Symptomen
- **stille Feiung:** eine durch eine inapparente oder abortive Infektion erworbene Immunität gegen den Erreger.

8.1.2 Henle-Koch-Postulate

Die Henle-Koch-Postulate müssen erfüllt sein, damit man von einer Infektionskrankheit sprechen kann. Sie gehen auf Friedrich Henle zurück und wurden von Robert Koch weiterentwickelt und formuliert. Sie lauten (frei formuliert):
- Der Krankheitserreger muss sich regelmäßig in den Körpersäften, Geweben oder Ausscheidungen des Erkrankten, nicht aber des Gesunden nachweisen lassen.
- Der Erreger muss sich aus dem Körper des Erkrankten isolieren und in Reinkultur züchten lassen.
- Mit der Reinkultur des Erregers muss sich im Tierversuch das gleiche Krankheitsbild erzeugen lassen.
- Der Erreger muss sich aus diesem Tier isolieren lassen.

Heute lassen sich diese Postulate nicht mehr auf alle Erreger anwenden, da manche Erreger sich nicht züchten lassen oder kein geeignetes Tiermodell zur Verfügung steht.

8.1.3 Pathogenität und Virulenzfaktoren

DEFINITION **Pathogenität** ist die Fähigkeit eines Erregers, in einem definierten Wirt eine **Krankheit** zu erzeugen (qualitativer Begriff). Den Ausprägungsgrad der krankheitserzeugenden Eigenschaften eines pathogenen Mikroorganismus nennt man **Virulenz** (quantitativer Begriff). Eine Art ist dann virulent, wenn sie bestimmte **Virulenzfaktoren** besitzt.

Es gibt apathogene, fakultativ pathogene und obligat pathogene Mikroorganismen.

Virulenzfaktoren sind z. B. Oberflächenstrukturen oder Stoffwechselprodukte der Bakterienzelle. Beispiele sind:
- Lipopolysaccharide, die antigene Wirkung haben und Entzündungen hervorrufen
- Adhäsine, die dem Erreger das Anheften an die Wirtszelle erlauben
- Toxine, wie z. B. Choleratoxin, die dem Erreger das Durchdringen der Membran der Wirtszelle und deren Zerstörung ermöglichen.

Der Grad der Virulenz eines Stammes kann von avirulent bis hochvirulent variieren. Die Virulenz kann durch die LD_{50} (Erregerdosis, bei der die Hälfte der Versuchstiere stirbt) quantifiziert werden.

LERNTIPP

Schauen Sie sich bei den Erregern der einzelnen Infektionskrankheiten die jeweiligen Virulenzfaktoren an. Aus ihnen erschließt sich meistens auch der Pathogenitätsmechanismus und dadurch auch die Symptomatik der entsprechenden Erkrankungen.

8.2 Allgemeine Epidemiologie der Infektionskrankheiten

In der medizinischen Mikrobiologie umfasst die **Epidemiologie** die Lehre vom Auftreten, den Ursachen und der Verhütung von Infektionskrankheiten in der Bevölkerung. Außerdem beschäftigt sie sich mit den Faktoren, die diese Aspekte beeinflussen. Die Epidemiologie befasst sich demnach mit **gruppenmedizinischen Problemen**.

Details zur Verhütung von Infektionskrankheiten siehe Skript Infektionserkrankungen und das Kapitel Krankenhaushygiene.

8.2.1 Epidemiologische Begriffe

LERNTIPP

In **Tab. 8.1** sind wichtige epidemiologische Begriffe zusammengefasst. Manche dieser Begriffe werden auch für nichtepidemische und nichtinfektiöse Krankheiten verwendet. Außerdem sind sie auch gelegentlich Gegenstand mündlicher Prüfungen.

8.2.2 Übertragung von Infektionskrankheiten

Erreger dringen i. d. R. durch die natürlichen Körperöffnungen des Menschen in den Körper ein und führen dann in den betroffenen Organen bzw. Körperregionen zur klinisch manifesten Erkrankung. Zu den Infektionswegen (direkt von Mensch zu Mensch oder indirekt), -quellen und Infektketten s. Skript Infektionserkrankungen.

PRÜFUNGSHIGHLIGHTS

- ! Eine **Epidemie** ist laut Definition ein örtlich und zeitlich gehäuftes Auftreten einer Infektionskrankheit.

Tab. 8.1 Epidemiologische Begriffe

Begriff	Bedeutung
sporadisches Auftreten	vereinzeltes Auftreten einer Krankheit ohne zeitlichen und räumlichen Zusammenhang
epidemisches Vorkommen	Vorkommen von Infektionskrankheiten in Bevölkerungsgruppen ohne zeitliche Begrenzung
Epidemie	örtlich und zeitlich gehäuftes Auftreten einer Infektionskrankheit
Pandemie	zeitlich gehäuftes Auftreten einer Infektionskrankheit ohne örtliche Begrenzung („weltweite Epidemie")
Endemie	örtlich begrenzt, zeitlich nicht begrenzt
Morbidität	Zahl der Erkrankten in einem bestimmten Zeitraum, in der Regel bezogen auf 10 000 oder 100 000 Personen
Inzidenz	Zahl der Neuerkrankten pro Zeitperiode, bezogen auf eine mittlere Gesamtbevölkerung
Prävalenz	Zahl der Erkrankten zu einem bestimmten Zeitpunkt (Stichtag), bezogen auf eine mittlere Gesamtbevölkerung
Mortalität	Zahl der an einer Krankheit Verstorbenen, bezogen auf eine mittlere Gesamtbevölkerung
Letalität	Anzahl der an einer Krankheit Verstorbenen, bezogen auf die Zahl der Erkrankten, misst die Gefährlichkeit einer Infektionskrankheit
Manifestationsindex	Zahl der Erkrankten pro Anzahl der Infizierten
Inkubationszeit	Zeit von der Infektion bis zum ersten Auftreten der Symptome
Präpatenz	Zeit zwischen der Infektion und dem Auftreten der ersten Geschlechtsprodukte eines Parasiten (z. B. Wurmeier bei einer Helminthose)
Kontagiosität	Maß für die Ansteckungsfähigkeit
Suszeptibilität	Maß für die Empfänglichkeit eines Wirts für einen Erreger

8.3 Diagnostik von Infektionskrankheiten

8.3.1 Materialentnahme und Transport

Die korrekte Materialentnahme und der Transport sind entscheidend für den Erfolg der Erregerdiagnostik. Die Proben werden grundsätzlich **vor Beginn** der **antimikrobiellen Therapie** entnommen, da eine Erreganzucht später häufig nicht mehr gelingt. **Blutkulturen** sollten bei Indikationsstellung unabhängig von einer bestimmten Fieberhöhe abgenommen werden.

Die Probe sollte möglichst vom **Infektionsort** stammen (z. B. Blut bei V. a. bakterielle Infektionen mit hämatogener Streuung, Liquor bei ZNS-Infektionen, Urin bei Harnwegsinfektionen, Stuhl bei gastrointestinalen Infektionen, Punktate bei Abszessen oder Ergussbildung und Gewebebiopsien). **Ausreichend** Material muss **steril** (sonst Anzüchtung falscher Erreger) entnommen und anschließend so rasch wie möglich in **speziellen Transportgefäßen** ins Labor transportiert werden. Transportgefäße müssen (innen) steril, bruchsicher und fest verschließbar sein und ein **geeignetes Transportmedium** enthalten, z. B.
- nährstoffangereicherte Transportmedien für empfindliche Erreger wie Neisserien oder Shigellen
- Schutz vor Auskühlung für temperaturempfindliche Erreger
- sauerstofffreie Transportmedien für Anaerobier.

Tab. 8.2 gibt einen Überblick über die wichtigsten Untersuchungsmaterialien.

8.3.2 Direkter Erregernachweis

Mikroskopie

Mithilfe der Mikroskopie können Erreger nachgewiesen und anhand ihrer Morphologie, ihrer Eigenbeweglichkeit im Nativpräparat und ihres Färbeverhaltens beurteilt werden.

Bakterien, **Pilze** und **Protozoen** werden bei 400–1000-facher Vergrößerung mithilfe der **Lichtmikroskopie** nachgewiesen. Bei Bakterien sind dazu allerdings mindestens 10^5 Zellen/ml nötig. Ein negatives Ergebnis schließt also eine bakterielle Infektion nicht aus und muss immer durch eine Kultivierung überprüft werden.

Viren lassen sich ausschließlich **elektronenmikroskopisch** nachweisen. Dafür benötigt man allerdings eine hohe Virenkonzentration und das Verfahren ist zeitaufwendig und teuer. Es spielt daher in der Routinediagnostik keine große Rolle.

Bei der mikroskopischen Untersuchung trägt man das Material auf einen Objektträger auf. Es gibt verschiedene Beobachtungstechniken:
- **Nativpräparat:** zur Beobachtung lebender Bakterien oder Protozoen
- **Dunkelfeld- oder Phasenkontrastmikroskopie:** ermöglicht eine bessere Kontrastierung, geht allerdings auf Kosten der Beleuchtungsstärke
- **Färbungen:** erhöhen den Kontrast, sodass die Bakterien auch bei normaler Beleuchtung gut sichtbar sind, allerdings werden die Bakterien während des Färbeprozesses abgetötet. Tab. 8.3 zeigt die wichtigsten Färbemethoden.

Kulturelle Anzucht

Mit einer Kultivierung des Erregers kann die **Erregerspezies** bestimmt werden. Außerdem werden mit einer Kultur **Resistenzen** gegen **Antibiotika** geprüft. Dafür werden auf entsprechenden Basis- und Selektionsmedien Bakterien angereichert, isoliert und in Reinkultur gezüchtet, die nur aus einer Spezies besteht.

Bakterienwachstum: Das Wachstum der Bakterien ist abhängig von:
- der **Umgebungstemperatur:** Optimal sind i. d. R. **37 °C**. Bei dieser Temperatur können Bakterien eine Generationszeit von 20 min erreichen.
- dem **pH-Wert im Medium:** In der Regel bevorzugen Bakterien einen **neutralen pH-Wert**. Saure Verhältnisse wie im Magen,

Tab. 8.2 Untersuchungsmaterialien

Ort der Materialentnahme	Materialien
Material aus physiologischerweise sterilen Körperregionen (→ jeder Keimnachweis ist pathologisch)	- Blut - Liquor - Blasenpunktionsurin - Gelenkflüssigkeit - Pleurapunktat - Aszites
Material, das aufgrund des Gewinnungsortes bzw. der Gewinnungsart mit Standortflora kontaminiert ist	- Wundsekret oder -abstrich - Sekrete aus dem Respirationstrakt (Sputum) - Magenspülwasser - Mittelstrahl- und Katheterurin
Material aus Körperregionen mit Standortflora	- Rachenabstriche - Stuhl - Urethra-, Zervix- und Analabstriche

Tab. 8.3 Häufige Färbungen in der mikroskopischen Erregerdiagnostik

Färbetyp	Prinzip und Beurteilungsmöglichkeiten	häufig verwendete Färbungen
Einfachfärbungen	**Prinzip:** Auftragen einer Farbstofflösung → Inkubation → Entfernung der Farbstofflösung **Beurteilung:** Morphologie	**Methylenblaufärbung:** schnelle orientierende mikroskopische Untersuchung zur Beurteilung von Größe und Form der Erreger (keine Gattungs- und Speziesdiagnose) **Giemsa-Färbung:** Nachweis intrazellulärer Erreger (z. B. Chlamydien, Protozoen, Pilze)
Differenzialfärbungen	**Prinzip:** Färbung → Entfärbeversuch → Gegenfärbung **Beurteilung:** Morphologie und Färbeverhalten (Möglichkeit der Entfärbung?)	**Gram-Färbung:** wichtigste Differenzialfärbung, die sich den unterschiedlichen Zellwandaufbau der Erreger zunutze macht (grampositiv [blau] und -negativ [rot]) **Ziehl-Neelson-Färbung:** Nachweis säurefester Erreger (z. B. Mykobakterien). Die Säurefestigkeit kommt durch den hohen Anteil saurer Lipide und Wachse in der Zellwand zustande. **Neisser-Färbung:** Darstellung von Corynebacterium diphtheriae; hierbei werden Polkörperchen deutlich sichtbar (Abb. 11.11).

auf der Haut oder in der Scheide sind für viele Bakterien tödlich.
- dem **Nährstoffangebot**.
- den **Sauerstoffverhältnissen:** Auf Sauerstoff angewiesen sind **aerobe** Bakterien, für **anaerobe** Bakterien ist Sauerstoff schädlich. Manche aeroben Bakterien können unter Abwesenheit von Sauerstoff auf anaeroben Stoffwechsel umschalten – sie sind **fakultativ anaerob**. Einige Bakterien wie z. B. Campylobacter können in **mikroaerophilem Millieu** (5 % O_2, 10 % CO_2) angezüchtet werden. **Carboxyphile Bakterien** wachsen bei erhöhtem CO_2-Gehalt, aber normalem Sauerstoffanteil.

Kulturmedien: Man unterscheidet folgende Kulturmedien:
- **Flüssige Kulturmedien** (Bouillons), die eine Erregervermehrung durch Trübung des Mediums anzeigen. Zur Beurteilung der Koloniemorphologie muss eine Überimpfung auf ein Festmedium erfolgen. Anhand der Lokalisation der Trübung kann man auf den Stoffwechsel der Erreger schließen:
  - aerobe Erreger: Trübung an der Oberfläche
  - anaerobe Erreger: Trübung in der Tiefe
  - fakultativ anaerobe Erreger: Trübung des gesamten Mediums.
- Halbfeste **gelartige Kulturmedien** mit einem geringen Agargehalt zur Prüfung der Erregerbeweglichkeit.
- **Feste Kulturmedien** („Agarplatten") zur Anzüchtung charakteristischer Kolonieformen.

Die verschiedenen Kulturmedientypen zeigt **Tab. 8.4**.

Erregeridentifizierung:
- Koloniemorphologie (Größe, Oberfläche, Form)
- Farbe, Geruch
- Veränderung des Kulturmediums durch gebildete Stoffwechselprodukte der Erreger, z. B. Hämolyseverhalten (S. 37) auf Blutagar (**Abb. 11.3**)
- Nachweis speziestypischer Stoffwechselleistungen: Für die Identifizierung der Erreger werden mehrere geeignete Indikator- bzw. Spezialnährmedien in einer Reihe zusammengestellt. Da die Reaktion i. d. R. durch einen Farbindikator sichtbar gemacht wird, bezeichnet man dieses Verfahren auch als **Bunte Reihe**. Die Kombination der Reaktionen ergibt ein für eine bestimmte Spezies charakteristisches Muster.
- Die Bunte Reihe wurde in den letzten Jahren zum großen Teil durch die **MALDI-TOF MS** (*matrix-assisted laser desorption/ionization time-of-flight mass spectrometry*)-Technologie ersetzt; eine Identifikation erfolgt hierbei von einer Kolonie innerhalb von Minuten durch Analyse des molekularen Fingerabdrucks des keimspezifischen Proteinspektrums mit hoher Präzision.
- Im Einzelfall DNA-Sequenzierung (z. B. Analyse der ribosomalen bakteriellen 16S-rDNA)
- zytopathischer Effekt
- Antigennachweis.

Tab. 8.4 Kulturmedien

Typ	Prinzip	Beispiele
Basis- bzw. Optimalkulturmedien	stark mit Nährstoffen angereichert, mit breitem Anzuchtspektrum; sie erlauben das Wachstum der meisten humanpathogenen Bakterien (universelles Anreicherungsmedium)	Blutagar, Kochblutagar
Spezialkulturmedien	Anreicherung mit besonderen Nährstoffen, die auf die speziellen Wachstumsbedingungen empfindlicher Erreger abgestimmt sind.	Löwenstein-Jensen-Medium (Mykobakterien), Thayer-Martin-Agar (Neisserien), BCYEα-Agar (Legionellen), Sabouraud-Agar (Pilze)
Selektivkulturmedien	Die Zusammensetzung des Mediums ist so gewählt, dass die Vermehrung unerwünschter Begleitkeime gehemmt wird; die gesuchten Erreger können sich ungehindert vermehren und selektioniert werden.	MacConkey-Agar (Selektivnährboden für gramnegative Keime)
Indikator- bzw. Spezialnährmedien (Differenzialkulturmedien)	Anzucht und Prüfung spezifischer Stoffwechselleistungen durch Zugabe bestimmter Indikatoren (i. d. R. als Reihenuntersuchung: Bunte Reihe)	Schafblutagar (Hämolyseverhalten), Endo-Agar (Laktoseverstoffwechselung), Mannit-Kochsalz-Agar (Mannitspaltung)
Resistenz-Screenmedien	Selektivagar mit Antibiotikazusatz und biochemischer Farbreaktion für eine Bakterienspezies (z. B. E. coli oder S. aureus)	MRSA-Screen Agar (Methicillin-resistenter S. aureus) VRE-Screen Agar (Vancomycin-resistente Enterokokken) ESBL (ESBL-bildende Enterobacteriaceae) KPC- oder Carba- Screen Agar (Carbapenem-resistente Gram-negative Stäbchen)
Zellkultur	Kulturmedium im weiteren Sinn zur Anzüchtung intrazellulärer Erreger (z. B. Viren, Chlamydien) oder mikrobieller Toxine. Die Infektion kann lichtmikroskopisch durch Darstellung des zytopathischen Effekts oder durch den Antigennachweis nach Zugabe entsprechender Antikörper in den Zellen nachgewiesen werden.	–

Resistenzprüfung: Mithilfe der Resistenzprüfung wird die Empfindlichkeit bzw. Unempfindlichkeit des Erregers gegen antimikrobielle Substanzen bestimmt. Hierfür werden v. a. 2 Testverfahren eingesetzt:
- **Reihenverdünnungstest** (z. B. Agardilutionstest, Bouillonverdünnungstest): Hierfür stellt man von dem zu prüfenden Antibiotikum in einem Nährmedium eine geometrische Verdünnungsreihe her. Dann wird jede Verdünnungsstufe mit der gleichen Anzahl von Erregern beimpft. Die geringste Antibiotikakonzentration, bei der das Bakterienwachstum noch gehemmt wird, wird als **minimale Hemmkonzentration (MHK)** bezeichnet. Ein Erreger gilt als **„antibiotikasensibel"**, wenn die MHK der Substanz so gering ist, dass sie in therapeutisch üblicher Dosierung am Infektionsort erreicht werden kann. **Resistent** ist ein Erreger, wenn die MHK der Substanz so hoch ist, dass auch die zugelassene Höchstdosis nicht zu einem therapeutischen Erfolg führen würde.
- **Agardiffusionstest:** Hierbei werden antibiotikahaltige Plättchen auf Agarplatten aufgebracht, die gleichmäßig mit dem Prüfstamm beimpft wurden. Nach dem Bebrüten entstehen abhängig von dem Resistenzverhalten des Prüfstamms entweder **keine** (resistent) oder verschieden große **wachstumsfreie Hemmzonen** (empfindlich, wenig empfindlich) um die Filterstreifen.

Erweiterte Resistenzprüfung:
- **Kulturelle Verfahren:** Der Nachweis einer Carbapenmaseaktivität kann z. B. in der Agardiffusion mit carbapenemhaltige Plättchen mit und ohne Zusatz eines Hemmstoffes oder durch kolorimetrische Tests erfolgen.
- **Molekulare Resistenzgennachweis:** Die Vancomycinresistenz von Enterokokken (**VRE**) kann durch den Nachweis bekannter Resistenzgene (*vanA, vanB*), die Methicillinresistenz von Staphylococcus aureus (**MRSA**) durch den Nachweis der Resistenzgene (*mecA, mecC*), die Carbapenamaseresistenz von gramnegativen Erregern (4MRGN) kann durch den Nachweis bekannter Carbapenemasegenfamilien (z. B. NDM, KPC, VIM etc.) erfolgen.

Nachweis von Erregerbestandteilen

Antigene: Bakterien wirken für das menschliche Immunsystem durch verschiedene Faktoren antigen. **Proteine** und **Polysaccharide** in der Zellwand oder Plasmamembran, auf Geißeln oder Kapseln (S. 31) induzieren eine Antikörperantwort und/oder eine Komplementreaktion. Dadurch kann das Immunsystem den Erreger angreifen und ausschalten.

Auch Exotoxine und Exoenzyme wirken antigen und können durch das Immunsystem des Wirts unschädlich gemacht werden.

Erregerspezifische Antigene oder Toxine werden durch mono- oder polyklonale Antikörper bekannter Spezifität nachgewiesen. Häufig verwendete Verfahren sind die Agglutination, Präzipitation, ELISA, RIA oder Immunfluoreszenz. Näheres s. Skript Klinische Chemie.

Nukleinsäuresequenzen: Spezifische Nukleinsäuresequenzen können mit verschiedenen Methoden nachgewiesen werden:
- **Hybridisierung** (Bildung eines doppelsträngigen Nukleinsäuremoleküls) mithilfe einer markierten basenkomplementären **Nukleinsäuresonde:** Die nachzuweisende Nukleinsäure (i. d. R. DNA) wird entweder auf einer festen Phase fixiert (sog. Festphasen-Hybridisierung) oder befindet sich in einem Gewebeschnitt (In-situ-Hybridisierung). Im ersten Schritt wird die DNA in Einzelstränge denaturiert. Anschließend wird sie mit der in Lösung befindlichen Sonde hybridisiert und die Sonde anhand ihrer Markierung lokalisiert.
- **Polymerase-Ketten-Reaktion (PCR):** Mit dieser Methode werden kleinste Mengen genetischen Materials unter Verwendung komplementärer Oligonukleotide amplifiziert und nachgewiesen.
- **Restriktionsfragmentlängenpolymorphismus (RFLP):** Restriktionsendonukleasen erkennen spezielle Sequenzabschnitte auf der doppelsträngigen DNA und spalten diese in einer definierten Position. Anschließend werden die entstehenden Nukleinsäurefragmente auf einem Agarosegel entsprechend ihrer Größe aufgetrennt, denaturiert, auf eine Nitrozellulosemembran übertragen und mithilfe entsprechender Sonden hybriert. Dabei entsteht ein erregerspezifisches charakteristisches Bandenmuster.
- **Sequenzierung:** Durch Sequenzanalyse von konservierten Genen kann eine Keimidentifikation oder eine Stamm-Typisierung vorgenommen werden. Durch moderne Sequenzierungsverfahren („Next Generation Sequencing") wird in Zukunft auch eine Genomsequenzierung zur Stammtypisierung schneller möglich sein.

8.3.3 Indirekter Erregernachweis

Serodiagnostik

Bei der Serodiagnostik erfolgt der Erregernachweis durch den Nachweis erregerspezifischer Antikörper im Patientenserum. IgM-Antikörper werden etwa 1 Woche p. i., IgG-Antikörper nach ca. 10 Tagen gebildet. Da IgG-Antikörper Monate bis Jahre (bis zu lebenslänglich) nachweisbar bleiben (sog. „Seronarbe"), kann eine frische Infektion nur durch den Nachweis von IgM-Antikörpern oder einen signifikanten IgG-Titeranstieg (≥ 2 Stufen) im Verlauf von 14 Tagen bewiesen werden.

Tab. 8.5 zeigt die serologischen Nachweismethoden.

Lysotypie

Unter Lysotypie versteht man den Nachweis von Bakterien durch **Bakteriophagen.** Bakteriophagen sind Viren, die **hochspezifisch** „ihren" Bakterienwirt befallen und **lysieren.** Diese Methode spielt in der **Epidemiologie** (z. B. zum exakten Nachweis von **Infektketten**) keine besondere Rolle mehr, auch wenn sie in ihrer Spezifität vielen anderen serologischen Verfahren überlegen ist. Sie ist überwiegend durch DNA-Sequenzverfahren zur Typisierung von Ausbruchsstämmen ersetzt worden.

> **PRÜFUNGSHIGHLIGHTS**
>
> – ! Mithilfe der **Polymerase-Kettenreaktion (PCR)** lassen sich kleinste Nukleinsäuremengen nachweisen, indem sie stark amplifiziert und dann detektiert werden.

Tab. 8.5 Serologische Methoden zum Antigen- und Antikörpernachweis

Methode	Prinzip, Durchführung und Auswertung
Neutralisation	**Prinzip:** Nachweis von Antigenen (Toxine, Viren) in Körperflüssigkeiten durch Neutralisation des Antigens **Durchführung:** Inkubation des schädigenden Antigens mit dem korrespondierenden Antikörper und einer Zielzelle **Auswertung:** Der Antikörper neutralisiert das Antigen, sodass es nicht an die Zielzelle binden und diese schädigen kann (z. B. Antistreptolysin-Test).
Agglutination	**Prinzip:** Nachweis von Antigenen und Antikörpern in Körperflüssigkeiten durch Agglutination (= Verklumpung antigentragender Partikel, z. B. Erythrozyten, Bakterien, Latex) **Durchführung:** • Inkubation des Patientenmaterials mit den korrespondierenden monoklonalen Antikörpern bzw. Antigenen • Latexagglutinationstest: an Latexpartikel gebundene Testantigene • Hämagglutinationstest: an Erythrozyten gebundene Testantigene **Auswertung:** Ist das entsprechende Antigen bzw. der Antikörper im Patientenserum vorhanden, kommt es zu einer sichtbaren Agglutinationsreaktion (Verklumpung).
Enzym- oder Radio-immunoassay (ELISA, RIA) und Immunfluoreszenz (IF) • RIA: radioaktiv markierte Antikörper • ELISA: Enzym-markierte Antikörper • CLIA: Chemilumineszenz-markierter Antikörper • IF: Fluorchrom-markierte Antikörper	**Prinzip:** Indirekter Nachweis sehr geringer Antigen- und Antikörperkonzentrationen in Körperflüssigkeiten (ELISA und RIA) oder Zellkulturen bzw. frischem Gewebe (IF). **Durchführung:** • Antigennachweis: Inkubation des Patientenmaterials (mit dem gesuchten Antigen) mit einer definierten Menge Standardantigen und einer definierten Menge eines markierten, korrespondierenden Antikörpers → patienteneigenes und zugegebenes Antigen konkurrieren um markierte Antikörper; anschließend werden alle nichtkomplexierten Antikörper ausgewaschen. • Antikörpernachweis („Sandwichtest"): Inkubation des Patientenmaterials (enthält gesuchten Antikörper) mit einem an eine feste Phase gebundenen Standardantigen des gesuchten Erregers und einem Enzym-, Chemilumineszens- oder radioaktiv markierten Anti-Antikörper. **Auswertung:** Das Ausmaß der Antigen-Antikörper-Reaktion wird indirekt anhand der Intensität der Strahlung (RIA), der enzymatischen Reaktion (ELISA), der Lichtreaktion (Lumineszenz, CLIA) oder der Fluoreszenz (IF) sichtbar gemacht.
Komplementbindungsreaktion (KBR)	**Prinzip:** Nachweis komplementbindender IgG und IgM in Körperflüssigkeiten durch Komplementaktivierung und -verbrauch. **Durchführung:** • Phase 1: Inkubation des Patientenmaterials (enthält gesuchte Antikörper) mit einem Testantigen und Komplement (aus Meerschweinchenserum) → die Bildung von Immunkomplexen führt durch Bindung des Komplements zum Komplementverbrauch • Phase 2: Zugabe von Schaf-Erythrozyten und Anti-Erythrozyten-(Kaninchen)-Antikörpern **Auswertung:** • Enthält das Patientenmaterial die gesuchten Antikörper, bilden sich Immunkomplexe, das Komplement in Phase 1 wurde verbraucht und die Hämolyse der Schaf-Erythrozyten bleibt aus. • War der Antikörper nicht vorhanden, kann das noch vorhandene Komplement in der Reaktion zwischen den Schaf-Erythrozyten und den Kaninchen-Antikörpern verbraucht werden und es kommt zur Hämolyse.
Immunpräzipitation	**Prinzip:** Nachweis von Antigenen und Antikörpern in Körperflüssigkeiten durch Bildung unlöslicher Netze **Durchführung:** Inkubation des Patientenmaterials mit den korrespondierenden monoklonalen Antikörpern bzw. Antigenen **Auswertung:** Enthält das Patientenmaterial die gesuchten Antikörper bzw. Antigene, bilden sich im Äquivalenzbereich Immunkomplexe, die präzipitieren.
Western-Blot	**Prinzip:** Nachweis der Spezifität von Antikörperreaktionen **Durchführung:** Auf einem Blotstreifen werden spezifische Antigene von Erregern aufgetragen, mit im Patientenmaterial vorhandenen Antikörpern inkubiert und anschließend gewaschen (Eliminierung nichtgebundener Antikörper). ein zweiter markierter Antikörper gegen humanes IgG, IgA oder IgM wird zugefügt. **Auswertung:** s. ELISA

9 Allgemeine Bakteriologie

9.1 Aufbau und Morphologie der Bakterienzelle

DEFINITION Bakterien sind **prokaryotische Zellen**. Sie sind einfacher gebaut und kleiner (0,2–5 µm) als eukaryotische Zellen (z. B. menschliche Zellen) und besitzen weder einen Zellkern noch sonstige Zellorganellen. Ihre DNA liegt überwiegend zirkulär geschlossen im Zytoplasma vor, daneben existieren auch kleinere DNA-Moleküle als **Plasmide**, welche zwischen Bakterien ausgetauscht weren können. Sie sind von einer festen Zellwand umgeben (Abb. 9.1).

Der Zellwand kann eine **Schleimkapsel** aus Polysacchariden aufliegen. Diese schützt die Bakterienzelle vor Phagozytose und spielt eine wichtige Rolle als **Virulenzfaktor**. Manche Bakterienzellen tragen **Geißeln** zur Fortbewegung. Zellwand, Schleimkapsel und Geißeln haben immunologische und diagnostische Bedeutung.

9.1.1 Zellwand

Bei den meisten Bakterien wird die Zytoplasmamembran (s. u.) von einer Zellwand umgeben. Ihr Grundbaustein ist das Peptidoglykan **Murein**. Dieses besteht aus langen Ketten, die abwechselnd aus den Bausteinen N-Acetylmuraminsäure und N-Acetylglucosamin aufgebaut und über verschiedene D- und L-Aminosäuren miteinander verknüpft sind (Abb. 9.2 rechts).

Je nach Dicke und Beschaffenheit der Zellwand reagieren Bakterien unterschiedlich auf den Farbstoff Iod-Anilin (**Gram-Färbung**). Bei **gramnegativen** Bakterien, deren Zellwand nur aus einer bzw. wenigen Mureinschichten besteht (Abb. 9.2 links), lässt sich der Farbstoff mit Alkohol wieder auswaschen, während dies bei **grampositiven** Bakterien, deren Zellwand mehrschichtig ist (Abb. 9.2 rechts), nicht mehr möglich ist. Grampositive Bakterien erscheinen dann im Lichtmikroskop blau gefärbt. Gramnegative Bakterien macht man im Präparat durch Nachfärbung mit Fuchsin (Rotfärbung) sichtbar.

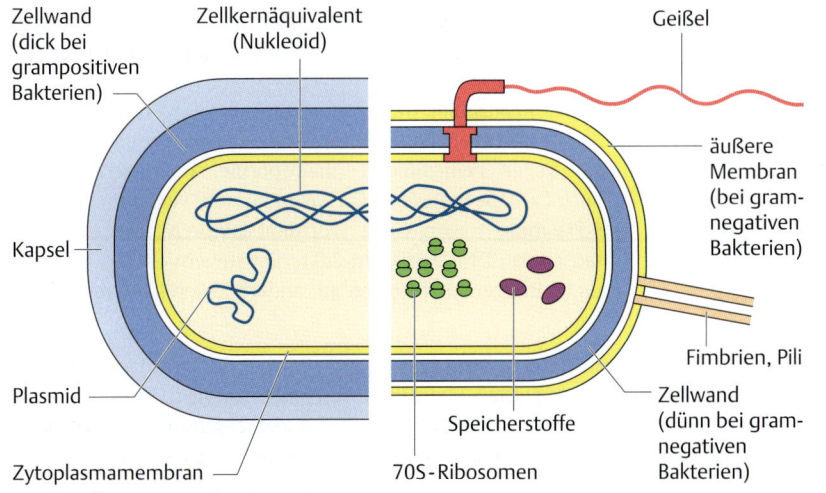

Abb. 9.1 Aufbau einer Bakterienzelle. [aus Kayser et al., Taschenlehrbuch Medizinische Mikrobiologie, Thieme 2010]

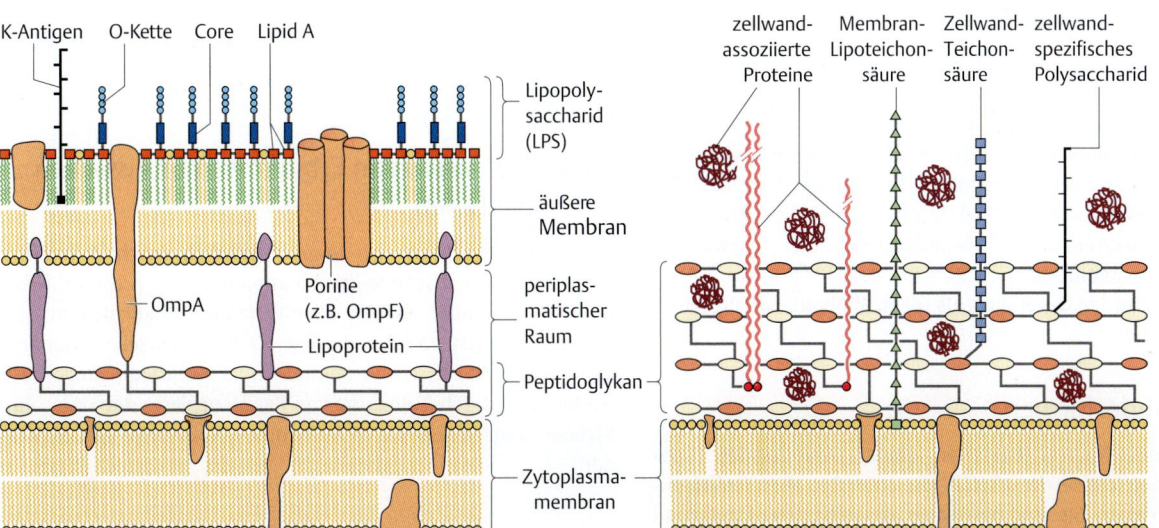

Abb. 9.2 Aufbau der Bakterienzellwände. links: gramnegative Bakterien; rechts: grampositive Bakterien [aus Kayser et al., Taschenlehrbuch Medizinische Mikrobiologie, Thieme 2010]

Grampositive Bakterien: Das Zellwandmurein der grampositiven Bakterien enthält zusätzlich **Teichonsäuren** und **Lipoteichonsäuren**. Sie durchspannen die Zellwand und sind an der Interaktion der Bakterienzelle mit der Wirtszelle beteiligt. Außerdem sind mit der Zellwand grampositiver Bakterien Proteine assoziiert, die als Virulenzfaktoren dienen können (z. B. Protein A).

Gramnegative Bakterien: Gramnegative Bakterien besitzen außerhalb der Zellwandmureinschicht eine **äußere Zellmembran** (Abb. 9.2 rechts). Diese enthält spezialisierte Porine (**OMP, outer membrane proteins**), die Transportfunktion haben und als Antigene wirken können.

Ein wichtiger Bestandteil der äußeren Membran ist das **Lipopolysaccharid** (**LPS**). Durch seinen Lipidanteil (**Lipid A**) hat es nach dem Tod des Bakteriums starke toxische Wirkung auf die Wirtszelle. Es wirkt als **Endotoxin** extrem **pyrogen**, indem es die Interleukinproduktion anregt und somit weitere körpereigene Pyrogene freisetzt.

Die Polysaccharidketten der äußeren Membran bestehen aus einem Kernteil und der sog. **O-Kette**. Je nach Länge der O-Kette kann diese antigen wirken. Aufgrund der Variation der O-Ketten können Bakterien in verschiedene **Serotypen** eingeteilt werden.

9.1.2 Anhangsgebilde

Geißeln: Viele **Stäbchenbakterien** tragen Geißeln zur Fortbewegung. Geißeln (auch **Flagellen** genannt) sind lange Proteinfäden aus Flagellin (**H-Antigen**), die über einen komplexen Halteapparat in Zellwand und Zytoplasmamembran verankert sind. Aufgrund der Variation der H-Antigene können Bakterien in verschiedene **Serotypen** eingeteilt werden. Bakterien können in verschiedenen Formen begeißelt sein:
- **monotrich**: eine endständige Geißel (unipolar)
- **lophotrich**: mehrere endständige Geißeln in einem Büschel (unipolar)
- **peritrich**: viele Geißeln über die ganze Oberfläche verteilt.

Mikrofibrillen: Viele Bakterien tragen auf ihrer Oberfläche kurze „Proteinhärchen", die zur Anheftung an die Wirtszelle dienen und Antigencharakter haben. **Fimbrien** sind kurze Mikrofibrillen, die zur Anheftung an Schleimhäute dienen. **Pili** sind länger und spielen bei der Konjugation eine wichtige Rolle, indem sie den DNA-Transfer ermöglichen.

9.1.3 Zytoplasmamembran

Die Zytoplasmamembran der Bakterien ist eine **Lipiddoppelschicht**, die die Zelle nach außen osmotisch abgrenzt. Sie enthält **Transportsysteme**, die den selektiven Stofftransport durch die Membran kontrollieren. Außerdem sind in ihr **Enzymsysteme** lokalisiert, wie z. B. Elektronentransportketten und Atmungskette zur Energiegewinnung und DNA-Replikationssysteme. **Transpeptidasen**, die Enzyme für die Zellwandsynthese, sitzen ebenfalls in der Zytoplasmamembran. Sie sind das Target für **β-Laktam-Antibiotika** und werden daher auch als „penicillinbindende Proteine" (PBP) bezeichnet.

9.1.4 Sonderformen

Sporenbildner: Manche Bakterien können Dauerformen (Sporen) ausbilden, die sie dazu befähigen, unter fast allen Bedingungen zu überleben. Sie sind besonders umweltresistent aufgrund einer ausgeprägten Zellwand und extremer Wasserarmut.

Bakterien mit Zellwanddefekten: Diese Bakterien sind sehr empfindlich gegen osmotische Schwankungen in ihrer Umgebung, da sie nicht durch eine Zellwand „in Form" gehalten werden. Natürlicher Weise kommt dies bei Mycoplasmen und Chlamydien vor, bei erworbenem Verlust bzw. Reduktion der Peptidoglykanschicht spricht man von L-Form. Die fehlende Zellwand macht sie z. T. weniger virulent, gleichzeitig aber auch resistent gegen zellwandsynthesehemmende Antibiotika (β-Laktam-Antibiotika).

9.2 Bakteriengenetik

9.2.1 Bakterielles Genom

Bakterien besitzen keinen Zellkern. Ihr **Genom** besteht (mit wenigen Ausnahmen) aus einem einzigen ringförmigen Chromosom, dem sog. **Kernäquivalent** (**Nukleoid**), das oft an der Zellmembran befestigt ist, aber ansonsten frei im Zytoplasma liegt.

Plasmide: Dies sind kleine ringförmige DNA-Moleküle, die zusätzlich in Bakterien vorkommen können. Plasmide machen etwa 1–3 % der gesamten Erbinformation der Wirtszelle aus und können sich unabhängig vom Kernäquivalent replizieren.

Plasmide tragen genetische Informationen, die der Wirtszelle Eigenschaften verleihen, die aus medizinischer Sicht bedeutsam sind:
- **Pathogenitätsplasmide** tragen Gene, die ihrem Wirt Pathogenität verleihen; sie steuern z. B. die Bildung von Exotoxinen oder Hämolysinen.
- **Resistenzplasmide** tragen Gene, die ihren Wirt resistent gegen Antibiotika machen, z. B. für β-Laktamasen, welche Resistenzen gegen Penicilline, Cephalosporine, Monobactame oder auch Carbapeneme (sog. Carbapenemasen) verleihen.
- **F-Plasmide** tragen Gene (Fertilitätsfaktoren), die den Austausch von DNA zwischen Bakterien steuern und so Plasmide und Pathogenitätsfaktoren auf andere Zellen übertragen können.

Transposons: Sind **„springende" Gene**, die ihre Position innerhalb von DNA-Molekülen wechseln können. Mithilfe dieser Transposons können Plasmide in das Nukleoid der Wirtszelle eingebaut werden. Wird auf diese Weise z. B. eine Antibiotikaresistenz vom Plasmid auf das Nukleoid übertragen, wird diese Bakterienzelle stabil resistent gegen das betreffende Antibiotikum. Verbleibt das Resistenzgen dagegen auf dem Plasmid, kann die Zelle unter fehlenden Selektionsbedingungen (= Abwesenheit des Antibiotikums) das Plasmid und damit ihre Resistenz wieder verlieren.

9.2.2 Austausch von Erbinformation zwischen Bakterien

Bakterien vermehren sich **ungeschlechtlich** durch Zellteilung, wobei keine genetische Rekombination (Austausch von Erbinformation) stattfindet. Es gibt aber trotzdem Möglichkeiten zum **horizontalen Gentransfer** zwischen 2 Bakterienzellen. Dadurch können sich Bakterien an veränderte Umweltbedingungen anpassen (z. B. durch Aufnahme von Resistenzplasmiden) oder ihre Virulenz ändern (z. B. durch Aufnahme von Pathogenitätsplasmiden).

Transformation bzw. Transfektion: Bei der Transformation nimmt eine Zelle **freie DNA-Moleküle** aus der Umgebung auf, die z. B. bei der Lyse anderer Zellen freigesetzt wurden. Diese DNA-Moleküle können recht groß sein. Auch ganze Plasmide können auf diese Weise von einer Zelle aufgenommen werden. Transformation wird beobachtet bei Streptokokken, Neisserien und Haemophilus-Arten.

Konjugation: Bei der Konjugation treten 2 Bakterienzellen in physischen Kontakt miteinander und bilden zwischen sich eine Plasmabrücke (**Sex-Pilus**) aus. Die Bildung der Plasmabrücke wird dabei von einem **F-Plasmid** ermöglicht, das in einer der beiden Partnerzellen vorhanden sein muss. Die Konjugation ist Voraussetzung für die horizontale Weitergabe von Virulenzfaktoren und Antibiotikaresistenzen.

Transduktion: Hierbei wird die DNA von **Bakteriophagen** (s. u.) in ein Wirtsbakterium eingeschleust. Der Bakteriophage trägt einen Teil der DNA aus dem Genom des Spenderbakteriums, die er bei einem früheren Befall in sein Genom integriert hat. Infiziert er ein Empfängerbakterium, kann dieses die Spender-DNA wiederum aus dem Phagengenom in sein eigenes Genom einbauen.

9.2.3 Infektion von Bakterien durch Bakteriophagen

Phagen sind Viren, die Wirtszellen befallen. Handelt es sich bei der Wirtszelle um eine Bakterienzelle, spricht man von **Bakteriophagen**. Jeder Bakteriophage ist auf eine bestimmte Wirtszelle spezialisiert. Es gibt 2 verschiedene Möglichkeiten, wie eine solche Infektion ablaufen kann.

Lytischer Zyklus: Sofort nach dem Eindringen des Phagen in die Wirtszelle vermehrt sich der Phage, indem er den Stoffwechsel und die DNA- und Proteinsynthese-Maschinerie der Wirtszelle benutzt, um seine eigene DNA zu replizieren und neue Phagenproteine zu produzieren. Dabei wird die DNA- und Proteinbiosynthese der Wirtszelle unterdrückt. Bei der Freisetzung der neu gebildeten Phagen wird die Wirtszelle zerstört (**lysiert**) und stirbt. Solche Phagen sind **virulent**.

Lysogener Zyklus: Beim lysogenen Zyklus vermehrt sich der Phage nicht direkt nach dem Eindringen in die Wirtszelle, sondern integriert seine DNA zunächst in das Genom des Bakteriums. Auf diese Weise wird die Phagen-DNA an alle Nachkommen der befallenen Zelle weitergegeben. Diese Phagen werden als **temperent** bezeichnet, die integrierte Phagen-DNA als **Prophage**. Bakterien, in deren Genom Prophagen vorhanden sind, nennt man **lysogen**.

Unter bestimmten Bedingungen (z. B. bei Einwirkung von UV-Strahlung oder Temperaturerhöhung auf 37 °C), aber auch spontan, kann der Prophage aus der Wirt-DNA freigesetzt werden und in den lytischen Zyklus übergehen. An dessen Ende stehen die Freisetzung neuer Phagen und der Tod der Wirtszelle durch Lyse.

Die Wirtszelle kann durch einen Prophagen neue Eigenschaften erwerben. Zum Beispiel begründet sich die Pathogenität von Corynebacterium diphtheriae auf einer Toxinbildung, die durch einen Prophagen vermittelt wird.

10 Normalflora (Standortflora)

10.1 Residente und transiente Flora

Residente Flora: Keimpopulation, die den Menschen **ständig** besiedelt. Sie ist abhängig von der Körperregion, vom Alter, von der Ernährung und vom physiologischen Status des Menschen (z. B. Schwangerschaft).

Manche Mikroorganismen der residenten Flora üben eine Schutzfunktion aus, indem sie beim Gesunden das Aufkommen pathogener Keime verhindern oder erschweren, wie z. B. die physiologische Darmflora als Schutz vor einer Clostridium-difficile-Infektion. Hierauf basiert auch der therapeutische Ansatz eines physiologischen Mikrobiomtransfers zur Wiederherstellung einer Normalflora.

Durch Immunsuppression (z. B. Chemotherapie), antimikrobielle Therapie oder auch Allgemeinerkrankungen können residente Keime, die normalerweise harmlos sind, pathogen werden. Diese Keime nennt man **fakultativ pathogen** oder **Opportunisten**.

Transiente Flora: Keime, die aus der Umgebung stammen und den Menschen nur **vorübergehend** besiedeln. Sie können pathogen oder potenziell pathogen sein. Solange sie die residente Flora nicht aus dem Gleichgewicht bringen, besteht keine Krankheitsgefahr.

10.2 Zusammensetzung der Normalflora

Die Normalflora ist auf den Schleimhäuten und der Haut der verschiedenen Körperregionen unterschiedlich zusammengesetzt.

10.2.1 Haut

Residente Hautflora: Die Besiedlungsdichte beträgt ca. 1000 Keime/cm^2:
- koagulasenegative Staphylokokken (S. 36): Staphylococcus epidermidis, Staphylococcus saprophyticus (Perineum)
- Micrococcus luteus
- Propionibakterien: Propionibacterium acnes schützt die Haut vor Überbesiedelung. Ist die Talgproduktion gestört, kann es zu Akne kommen.
- apathogene Corynebakterien.

Residente oder transiente Hautflora: Je nach Besiedelungsgebiet resident oder transient:
- apathogene Mykobakterien
- Clostridien (S. 56)

- Enterokokken (S. 39)
- Hefen (S. 69): Candida und Malassezia.

Transiente Hautflora: Hierzu zählen z. B. Staphylococcus aureus (Besiedlung hauptsächlich Nasen-Rachen-Raum aber auch Perineum), Streptococcus pyogenes und Saprophyten aus der freien Natur (Bakterien, die sich von abgestorbenem Material ernähren).

10.2.2 Mundhöhle

Die meisten Keime in der Mundhöhle findet man im Zahnbelag (Plaques).

Residente Mundflora:
- Oralstreptokokken, oft α-hämolysierende (vergrünende) Streptokokken (Viridans-Streptokokken) (S. 38)
- Staphylokokken (S. 34): Staph. epidermidis, Staph. hominis
- Neisserien
- Veillonellen
- Corynebakterien
- außerdem: Spirochäten, Bacteroides, Fusobakterien, Aktinomyzeten, anaerobe Vibrionen und einige Hefen.

Transiente Mundflora: In geringerer Zahl liegen vor:
- Haemophilus ssp.
- Staphylococcus aureus
- Enterobakterien
- Mikrokokken
- β-hämolysierende Streptokokken (besonders bei Kindern)
- Sprosspilze (besonders bei älteren Menschen).

Flora von Pharynx und Trachea: Unterscheidet sich praktisch nicht von der Flora der Mundhöhle. Typisch sind α-hämolysierende und nichthämolysierende Streptokokken.

10.2.3 Gastrointestinaltrakt

Speiseröhre und Magen: Sollten beim gesunden Menschen kaum kultivierbare Bakterien enthalten (antibakterizide Wirkung von Magensaft und Galle). Der einzige Keim, der im Magen gefunden wird, ist Helicobacter pylori (S. 53).

Oberer Dünndarm: Hier dominieren Laktobazillen und Enterokokken. Die Besiedelung nimmt nach kaudal immer weiter zu und verschiebt sich von grampositiven Kokken zu gramnegativen Stäbchen.

Terminales Ileum und Dickdarm:
- ca. 96% Anaerobier: Bacteroides, anaerobe Laktobazillen, Clostridien, anaerobe Streptokokken
- Die restlichen 4% sind aerob oder fakultativ anaerob: Escherichia coli, Proteus, Klebsiella, Enterobacter, Enterokokken, Vibrionen, Candida-Arten.

Ca. 20% der Stuhlmasse bestehen aus Bakterien, im Kolon überwiegen Anaerobier.

Bei Säuglingen, die gestillt werden, machen Bifidobakterien den Hauptteil der Dickdarmflora aus.

10.2.4 Vagina

Die Vaginalflora ist abhängig von der hormonellen Situation der Frau und ändert sich deshalb mit den verschiedenen Lebensphasen.

Erste Lebenswochen: Aerobe Laktobazillen (Döderlein-Stäbchen) wie bei der Mutter.

Einige Wochen p. p. bis Pubertät: Wenn das Östrogen der Mutter verbraucht ist, wird die Vagina keimarm. Es kommt eine Mischflora aus Kokken und Stäbchen vor.

Pubertät bis Menopause: Typisch für diese Phase sind aerobe Laktobazillen (**Döderlein-Stäbchen**): Sie bauen die unter Östrogeneinfluss gebildete Glukose zu Milchsäure ab und sorgen so für das saure Milieu der Scheide (Schutzfunktion).

Außerdem: Clostridien, anaerobe Streptokokken, aerobe hämolysierende Streptokokken, Bacteroides, Enterokokken und Enterobakterien.

Nach der Menopause: Wieder eine Mischflora aus Kokken und Stäbchen. Die Döderlein-Stäbchen gehen zurück.

11 Bakteriologie

11.1 Grampositive Kokken

11.1.1 Staphylokokken

Steckbrief:
- grampositive kugelförmige Bakterien, die sich in Haufen oder Trauben anordnen (**Abb. 11.1a**)
- Einteilung in koagulasepositive und die weniger gefährlichen koagulasenegativen Staphylokokken.

Nachweis:
- Kultur aerob und anaerob auf gewöhnlichen Nährmedien
- bilden weiße oder goldgelbe Kolonien auf Blutagar (**Abb. 11.1b**).

Koagulasepositive Staphylokokken (Staphylococcus aureus)

Pathogenese: Namensgebend für die Gruppe der koagulasepositiven Staphylokokken ist die **Plasmakoagulase**, ein von den Bakterienzellen abgegebenes Enzym, das Fibrinogen in Fibrin umwandelt (Thrombinfunktion). Außerdem bilden sie den sog. **Clumping-Faktor**, der eine ähnliche Funktion hat und Fibrin aus dem Plasma ausfällt. Wichtigster Vertreter ist **Staphylococcus aureus**.

Staphylococcus aureus verursacht bei **prädisponierten Personen** klassische Infektionskrankheiten. Dabei wird unterschieden zwischen Erkrankungen, die durch **Invasion** des Erregers entstehen, und Erkrankungen, die aufgrund der vom Erreger gebildeten **Toxine** auftreten. Dazwischen gibt es Übergänge.

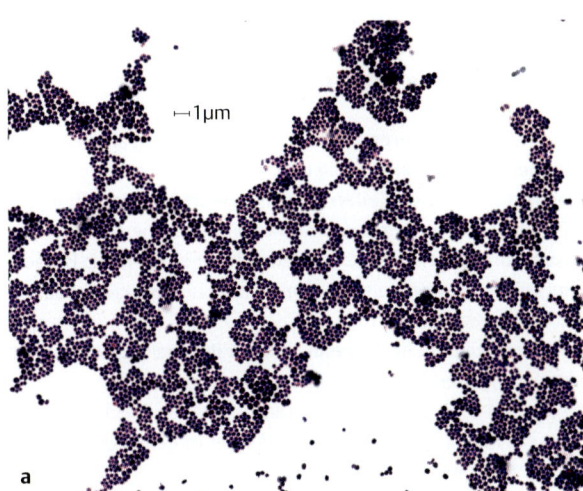
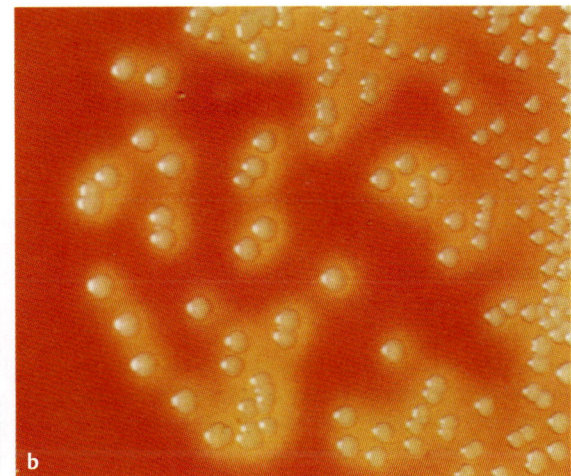

Abb. 11.1 **Staphylococcus aureus. a** Mikroskopisches Bild. **b** Kultur auf Blutagar.

Tab. 11.1 gibt eine Übersicht über weitere wichtige Virulenzfaktoren und Toxine von Staphylococcus aureus.

Klinik:
Invasive Erkrankungen (Abszessbildung): Impetigo follicularis, Mastitis puerperalis, Furunkel, Karbunkel, Phlegmone, „Plastikinfektionen", Osteomyelitis, Ostitis, Endokarditis, Meningitis.

Übergangsformen: Dermatitis exfoliativa (Morbus Ritter von Rittershain oder Pemphigus neonatorum oder staphylococcal scalded skin syndrome SSSS) durch Exfoliatin (**Tab. 11.1**), Impetigo contagiosa, Toxic-Shock-Syndrom (durch TSST, **Tab. 11.1**).
Staphylococcus aureus ist der häufigste Erreger einer sekundär-bakteriellen Bronchopneumonie bei Influenza-Patienten.

Toxinbedingte Erkrankungen: Lebensmittelvergiftung (Enterotoxin A–E; **Tab. 11.1**), Staphylokokken-Enteritis, Staphylokokken-Enterokolitis, Toxic-Shock-Syndrom.

Nachweis: Staphylococcus aureus ist positiv für Koagulase oder den Clumping-Faktor. Als Beweis gilt die Identifikation z. B. durch MALDI-TOF MS. Spezielle Staphylococcus-aureus-Typstämme können mithilfe von Phagendiagnostik typisiert werden (**Lysotypie**, z. B. bei Epidemien), modernere Verfahren sind aber molekular. Der Nachweis von Toxinen erfolgt aus Kulturüberständen durch spezielle Antiseren oder durch DNA Nachweis.

Koagulasetest: In einem Reaktionsgefäß wird Kaninchenplasma mit der fraglichen Erregerkolonie beimpft und bei 37 °C inkubiert. Handelt es sich um Staphylococcus aureus, beginnt nach ca. 4 h (spätestens nach 24 h) das Plasma zu koagulieren.

Clumping-Faktor: Auf einem Objektträger wird Kaninchenplasma mit der fraglichen Erregerkolonie gemischt. Handelt es sich dabei um Staphylococcus aureus, kommt es zu einer makroskopisch sichtbaren Verklumpung (Fibrinausfällung).

Therapie:
- **Symptomatische** Therapie, evtl. **chirurgische** Intervention
- Bei invasiven Erkrankungen ist immer ein **Antibiogramm** erforderlich.
- Wirksam sind **penicillinasefeste Penicilline**:
  - Isoxazolypenicilline: Flucoxacillin, Dicloxacillin; Methicillin nicht mehr im Handel;
  - Cephalosporine der 1./2. Generation: Cefazolin, Cefuroxim, da ca. 80 % der methicillin(oxacillin-)empfindlichen Staphylococcus aureus (**MSSA**) eine β-Laktamase bilden (blaZ).

Tab. 11.1 **Wichtige Virulenzfaktoren und Toxine von Staphylococcus aureus** [*]

Virulenzfaktor/ Toxin	Wirkung
zellständig	
Kapselpolysaccharide	Schützen vor Phagozytose.
Protein A	Schützt vor Phagozytose, indem es an die Fc-Fragmente der Antikörper bindet und damit die Opsonierung verhindert. Kann in der Labordiagnostik zum Nachweis von Staphylococcus aureus herangezogen werden.
kollagenbindende und fibronektin-bindende Proteine	Binden an Wirtskollagen und -fibronektin und umgeben die Erregerzelle mit einem schützenden Wall aus Protein.
Adhäsine	Bilden Biofilme, die die Ausbreitung des Erregers innerhalb einer geschützten Mikroumgebung erlauben und ihn gegen die körpereigene Abwehr abschirmen.
extrazellulär	
Hyaluronidasen	Erleichtern Ausbreitung im Gewebe.
Hämolysine	Schädigen Wirtszellen durch Porenbildung.
Leukozidine	Schädigen Granulozyten und Makrophagen durch Porenbildung, z. B. Panton-Valentin-Leukozidin.
Exfoliatine A und B	Verursachen intraepidermale Blasen (staphylococcal scalded skin syndrome, Morbus Ritter von Rittershain).
Enterotoxine	Werden von einigen Staphylococcus-aureus-Stämmen gebildet; sind hitzestabil und können deshalb Lebensmittelvergiftungen hervorrufen.
toxic shock syndrome toxin (TSST)	Wird von nur ca. 1 % der Staphylococcus-aureus-Stämme produziert; stimuliert Lymphozyten zur massiven Zytokinproduktion (Superantigen) und löst dadurch das Toxic-Shock-Syndrom (S. 35) aus.

[*] (nach Hof, Dörries, Duale Reihe Mikrobiologie, Thieme 2009)

Bei methicillin- bzw. oxacillinresistentem Staphylococcus aureus (Synonyme **MRSA, ORSA**, gängig ist die Verwendung von MRSA) muss auf andere Substanzen ausgewichen werden: Vancomycin, Linezolid, Daptomycin oder Cephalosporine der 5. Generation. Bei leichteren Infektionen auch Clindamycin oder Trimethoprim/Sulfamethoxazol. Bei prothesenassoziierten Infektionen eine Kombination mit Rifampicin (Rifampicin wegen Resistenzbildung nie alleine verwenden).

Epidemiologie und Prophylaxe:
- Staphylokokken sind gegen Umwelteinflüsse relativ **unempfindlich** (hohe Tenazität).
- Die Kolonisationsrate mit einem in der Regel antibiotikasensiblen S. aureus (MSSA) bei gesunden Erwachsenen beträgt 15–40 %, bevorzugt im Nasen-Rachen-Raum. Eine Besiedelung bzw. Kolonisation ist **klinisch asymptomatisch** und keine Behandlungsindikation für eine Antibiotikatherapie.
- MRSA können – besonders auf Intensivstationen – **Epidemien** auslösen. Die nosokomiale Übertragung vom MRSA-Keimträger auf andere Patienten wird durch Hygienemaßnahmen (Händedesinfektion, Einzelzimmer, Barrieremaßnahmen wie Schutzkittel, Handschuhe und Mundschutz etc. und Dekolonisation) verhindert. Näheres siehe Kap. Krankenhaushygiene (S.9). Patienten mit genetisch **identischen** MRSA-Stämmen können als **Kohorte** in einem Zimmer isoliert und behandelt werden.
- Zur Vermeidung von **Lebensmittelvergiftungen** sind in Großküchen und lebensmittelverarbeitenden Betrieben Kopfhaube und Mundschutz dringend zu empfehlen. Personen mit Entzündungen im Bereich der Hände sollten dort nicht arbeiten!

Meldepflicht: Für MRSA besteht gemäß IfSG § 7 eine namentliche Meldepflicht bei direktem Erregernachweis aus Blut oder Liquor. Die Häufung von nosokomialen MRSA-Infektionen und ein V. a. einen epidemischen Zusammenhang sind ebenfalls an das Gesundheitsamt zu melden.

Koagulasenegative Staphylokokken

Diese gehören zur Normalflora der Haut und der Schleimhäute. Als klassische Opportunisten verursachen sie Krankheiten nur unter entsprechender Disposition. Eine **Antibiotikatherapie** bei diesen Erregern ist oft problematisch, da sie z. T. häufig Multiresistenzen aufweisen. Eine Ausnahme bei den koagulasenegativen Staphylpokokken bildet Staphylococcus lugdunensis, der Infektionen verursacht, die in der Virulenz und dem klinischen Verlauf Infektionen mit Staphylococcus aureus ähneln.

Die wichtigsten Vertreter sind Staphylococcus epidermidis, Staphylococcus saprophyticus und Staphylococcus lugdunensis.

Staphylococcus epidermidis: Ist beteiligt an „Plastikinfektionen" (Fremdkörperinfektionen) und nosokomialen Infektionen. Sie bilden Biofilme (z. B. auf Venenkathetern) oder persistierende kleine Kolonievarianten (SCV, small colony variants). Die Erreger können ins Blut ausgeschwemmt werden und **subakute sepsisartige Krankheitsbilder** hervorrufen. Ist überwiegend resistent gegen Penicillin und Methicillin bzw. Oxacillin (= **MRSE**, methicillinresistenter Staphylococcus epidermidis).

Staphylococcus saprophyticus: Häufig Verursacher von unkomplizierten Harnwegsinfektionen (Urethritis oder Zystitis bei der Frau, unspezifische Urethritis beim Mann). Ist in den meisten Fällen sensibel für Cotrimoxazol.

> **PRÜFUNGSHIGHLIGHTS**
> - **!** **Staphylococcus aureus ist u. a. Auslöser des** Toxic-Shock-Syndroms.
> - **!!** **Staphylococcus aureus** ist ein Erreger, der häufig an **nosokomialen Infektionen** beteiligt ist. Er ist der häufigste Erreger einer **sekundär-bakteriellen Bronchopneumonie** bei Influenza-Patienten und kann z. B. über kontaminierte Venenkatheter ein subakutes **septisches Krankheitsbild** auslösen. Der beste Schutz gegen Übertragung im Krankenhaus ist die hygienische Händedesinfektion.
> - **!** Das Antibiotikum **Clindamycin** kann zur Behandlung einer bakteriellen Osteomyelitis mit Nachweis von empfindlichen Staphylococcus aureus eingesetzt werden.
> - **!** S. aureus hat eine hohe **Tenazität**, d. h., er ist gegen Umwelteinflüsse weitgehend unempfindlich.
> - **!** Gefürchtet sind S.-aureus-Stämme, die gegen Methicillin resistent sind (**MRSA-Stämme**). Bei diesen Stämmen muss zur Behandlung auf Reserveantibiotika wie z. B. Vancomycin, Daptomycin oder Linezolid ausgewichen werden.
> - **!** Patienten, die mit MRSA infiziert sind, müssen isoliert werden. Sie können als **Kohorte** mit Patienten, die mit genetisch identischem MRSA infiziert sind, im selben Zimmer behandelt werden.
> - **!** Für **MRSA** besteht gemäß IfSG § 7 eine namentliche **Meldepflicht** bei direktem Erregernachweis aus Blut oder Liquor.
> - **!** **Staphylococcus epidermidis:** Über Biofilme (z. B. auf Venenkathetern) können die Erreger ins Blut gelangen und subakute sepsisartige Krankheitsbilder hervorrufen.

11.1.2 Streptokokken

Steckbrief:
- grampositive, unbewegliche kugelförmige Bakterien, die sich in Ketten anordnen (**Abb. 11.2**)
- bilden keine Katalase 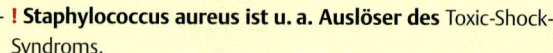 $2H_2O_2 \rightarrow 2H_2O + O_2$
- Die meisten Stämme gehören zur Normalflora der Schleimhäute.

Klassifikation: Die Gattung Streptococcus besteht aus vielen Arten, die in der Praxis folgendermaßen eingeteilt werden.
- pyogene hämolysierende Streptokokken
- orale Streptokokken
- Pneumokokken
- Laktokokken
- anaerobe Streptokokken
- andere Streptokokken.

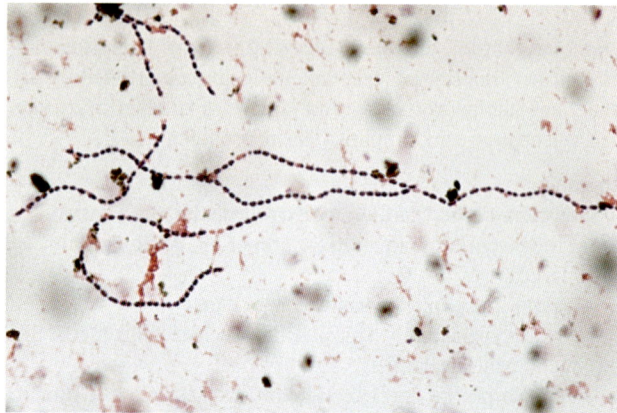

Abb. 11.2 **Streptokokken.** Lichtmikroskopisches Bild. [aus Hof, Dörries, Duale Reihe Mikrobiologie, Thieme 2009]

Einteilung nach Lancefield: In der Zellwand der Streptokokken befindet sich die C-Substanz (ein Polysaccharid), nach der die meisten der Keime serologisch eingeteilt werden können (**Gruppierung nach Lancefield**). Danach werden die Streptokokken in die Serogruppen A bis W und in solche, die keiner Gruppe angehören, eingeteilt. Medizinisch wichtige Gruppen sind Gruppe-A-Streptokokken, Gruppe-B-Streptokokken und Pneumokokken, die keiner Serogruppe angehören.

Einteilung nach Hämolyseverhalten: Streptokokken sind anspruchsvoll zu kultivieren. Am besten eignet sich Blutagar, auf dem das Hämolyseverhalten getestet werden kann. Es werden 3 Hämolysearten unterschieden (**Abb. 11.3**):
- **α-Hämolyse:** Von den Streptokokken freigesetztes H_2O_2 reduziert das Hämoglobin aus den Erythrozyten im Nährboden. Dabei entstehen biliverdinähnliche Verbindungen, die einen grünen Hof um die Kolonie bilden („Vergrünung").
- **β-Hämolyse:** Hämolysine aus den Streptokokken lysieren die Erythrozyten im Nährboden vollständig. Es entsteht ein klarer Hof um die Kolonien.
- **γ-Hämolyse:** Hier findet **keine** Hämolyse statt.

Streptococcus pyogenes (A-Gruppe)

Pathogenese: Streptokokkeninfektionen manifestieren sich hauptsächlich im **oberen Respirationstrakt**. Der Erreger breitet sich dabei typischerweise im Gewebe aus. Die für die Pathogenese wichtigsten Virulenzfaktoren und Toxine sind in **Tab. 11.2** aufgeführt.

Klinik: Streptokokkenpharyngitis, akute Tonsillitis, Scharlach, Impetigo contagiosa, Erysipel, phlegmonöse Entzündungen des Subkutangewebes sowie nekrotisierende Fasziitiden (Fasciitis necroticans, flesh eating disease), Wundscharlach, streptococcal toxic shock syndrome (STSS), Puerperalsepsis.

Nachweis: Der Nachweis erfolgt am besten über **Wund- und Rachenabstrich** oder über das **Blut**:
- Auf Blutagar zeigen A-Streptokokken **β-Hämolyse**.
- Die typische **Kettenform** ist nur in Flüssigmedien zu sehen.
- Zur Differenzierung dient ein **Agglutinationstest** mit Latexpartikeln, die mit spezifischen Antikörpern gegen das C-Polysaccharid beschichtet sind, oder duch MALDI-TOF MS.
- Nach Ablauf der Erkrankung – im Rachenabstrich sind in ca. 75 % bereits keine Bakterien mehr vorhanden – können Folgekrankheiten durch Bestimmung des **Antikörpertiters** erkannt werden.

Therapie: Antibakteriell mit Benzylpenicillin (Penicillin G) als Mittel der Wahl; alternativ Cephalosporine der 1./2. Generation oder Makrolide.

Krankheitsfolgen: Als immunologische Fehlreaktionen bzw. Poststreptokokkenerkrankung können (nach 2–4 Wochen) akutes rheumatisches Fieber (ARF, nach Abklingen der Infektion erkennbar durch Erfüllung der Jones Kriterien) und akute Glomerulonephritis auftreten.

> **PRAXIS** Um Folgekrankheiten abzuwenden, ist bei allen Streptokokken-A-Erkrankungen eine rechtzeitige und mindestens 10 Tage dauernde Antibiotikatherapie mit Benzylpenicillin (Penicillin G) dringend angezeigt.

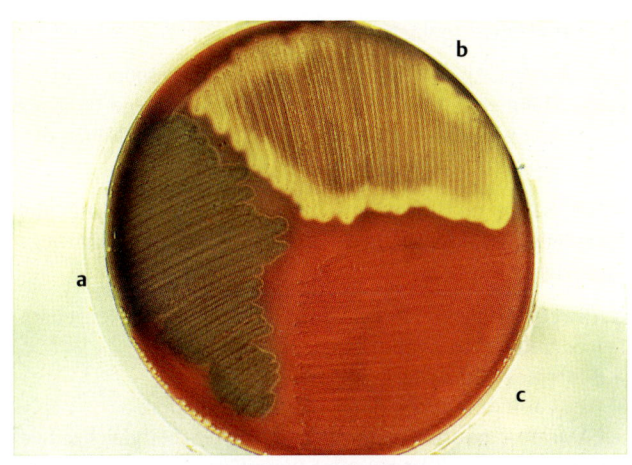

Abb. 11.3 Hämolyseverhalten von Streptokokken. a α-Hämolyse lässt die Kolonien grün erscheinen. **b** β-Hämolyse führt zur Ausbildung eines klaren Hofes. **c** γ-Hämolyse kennzeichnet die Abwesenheit von Hämolyse. [aus Hof/Dörries, Duale Reihe Mikrobiologie, Thieme 2009]

Tab. 11.2 Wichtige Virulenzfaktoren und Toxine von Streptococcus pyogenes

Virulenzfaktor/ Toxin	Wirkung
zellständig	
C-Polysaccharid	Antigen in der Kapsel
M-Protein	liegt als Schicht auf der Zellwand; wird zur Typisierung herangezogen
F-Protein	wichtiges Adhäsin
extrazellulär	
Hyaluronidase Streptokinase DNAsen	weisen starke Immunogenität auf, Streptokinase löst Fibrin auf und fördert die Verbreitung des Erregers im Gewebe
Streptolysin O Streptolysin S	schädigen Erythrozyten durch Hämolyse und wirken auf andere Blutzellen zytotoxisch durch Zerstörung der Membran
erythrogene Toxine (A, B, C)	werden von Streptokokken produziert, die mit einem lysogenen Phagen infiziert sind, wirken als Superantigene. Die Exotoxine induzieren die massive Produktion von Zytokinen und rufen so die typischen Hauterscheinungen (Exanthem und Enanthem) beim Scharlach hervor. Auch verantwortlich für das streptococcal toxic shock syndrom (STSS).

Epidemiologie: Die Übertragung erfolgt direkt von Mensch zu Mensch über Tröpfchen- oder Schmierinfektion.

Prophylaxe: Die unspezifische Prophylaxe (Gurgeln o. Ä.) ist nicht überzeugend. Als Rezidivprophylaxe bei wiederkehrendem Erysipel bzw. bei akutem rheumatischem Fieber empfiehlt sich eine Langzeittherapie mit Penicillin, da bei Wiederinfektion eine sehr viel heftigere Immunreaktion auftreten kann.

Streptococcus agalactiae (B-Gruppe)

Bedeutung: Gruppe-B-Streptokokken spielen besonders in der **Geburtshilfe** eine Rolle. Sie können die Geburtswege besiedeln und gehen während der Geburt auf das Kind über. Neben dem Menschen besteht auch ein tierisches Reservoir.

Klinik: Sepsis und Meningitis beim Neugeborenen (Late- und Early-onset-Infektionen), Infektionen bei Diabetikern, Harnwegs- und Wundinfektionen.

Nachweis: Erfolgt durch Kultur aus Blut, Liquor des Neugeborenen oder Rektovaginalabstrich der Mutter.
- B-Streptokokken zeigen **β-Hämolyse**.
- Die Typisierung erfolgt durch **Latexagglutination**.
- CAMP-Test positiv (Lyse von Erythrozyten bei gleichzeitiger Einwirkung des β-Toxins von S. aureus und des CAMP-Faktors der Streptokokken).
- Identifikation mit Bunter Reihe oder MALDI-TOF MS.

Therapie: Antibakteriell mit Penicillin evtl. in Kombination mit einem Aminoglykosid) oder Ampicillin, als Alternative ein Cephalosporin der 1./2. Generation.

Prophylaxe: Alle Schwangeren sollten zwischen 35+0 und 37+0 SSW auf B-Streptokokken-Besiedlung untersucht werden. Falls bei der Mutter Bakterien nachgewiesen werden, sollte sie kurz vor der Geburt mit Penicillin therapiert werden.

Streptococcus pneumoniae (Pneumokokken)

Steckbrief:
- grampositive, ovale bis lanzettförmige Kokken, die als Paar oder kurze Kette vorkommen (**Abb. 11.4a**)
- meist von einer Polysaccharidkapsel umgeben
- gehören keiner Lancefieldgruppe an, können aber aufgrund der Polysaccharidantigene in etwa 90 Serotypen eingeteilt werden
- häufigster bakterieller Erreger ambulant erworbener Pneumonien.

Pathogenese:
- **Polysaccharidkapsel:** Nur Stämme, die eine Kapsel bilden, lösen eine Infektion aus (die Kapsel verhindert Phagozytose).
- **Hämolysin:** Lysiert Epithel der Nasenhöhle und ermöglicht das Eindringen des Keims. Ist außerdem zytotoxisch für Immunzellen und wirkt inflammatorisch.

Klinik: Lobärpneumonie, Otitis media, Konjunktivitis, Ulcus serpens corneae, Sinusitis, Pneumokokken-Meningitis (als sekundäre Folge einer Infektion, meist otogene Quelle), OPSI (overwhelming postsplenectomy infection; nicht nur nach Splenektomie, sondern auch bei immunsupprimierten Älteren und chronisch Atemwegserkrankten).

Nachweis:
- Bei Meningitis im **mikroskopischen Liquorpräparat**. Ansonsten über **Kultur** auf Blutagar, auf dem die Kolonien eine typische zentrale Eindellung zeigen (**Abb. 11.4b**).
- Pneumokokken zeigen **α-Hämolyse**. Sie können durch ihre Empfindlichkeit gegen **Optochin** und ihre **Galleloslichkeit** gegen andere α-hämolysierende Streptokokken abgegrenzt werden.
- Bunte Reihe oder MALDI-TOF MS.

Therapie: Antibakteriell mit Penicillin G. Alternativ Makrolide oder ein Cephalosporin der 3. Generation bei Meningitis. Bei Resistenzen (in Deutschland selten) Einsatz von Fluorchinolonen oder eine Kombination mit Rifampicin.

Epidemiologie: Natürlicher Standort der Pneumokokken ist der Oropharynx. Etwa 40–70 % aller Menschen sind symptomlose Träger der Keime, die dann meist keine Kapsel aufweisen. Ein Krankheitsausbruch erfolgt i.d.R. **endogen**, eine **Prädisposition** muss vorhanden sein.

Prophylaxe: Standardimpfung mit **Totimpfstoff** für Risikopatienten (Säuglinge ab einem Alter von zwei Monaten und Erwachsene ab 60 Jahren).

Meldepflicht: Erweiterte Meldepflicht zusätzlich zum IfSG besteht **nur in einzelnen Bundesländern** nach §6 und §7 (z.B. in Sachsen: direkter Nachweis aus Blut, Liquor oder anderem sterilen Material).

Oralstreptokokken

Steckbrief:
- Gruppe bestehend aus verschiedenen Streptokokkenarten, die in 6 Gruppen eingeteilt werden:
  - S. anginosus-Gruppe (S. anginosus, S. intermedius, S. constellatus)
  - S. „bovis"-Gruppe (neue Nomenklatur S. gallolyticus; S. gallolyticus ssp. gallolyticus, S. gallolyticus ssp. pasteurianus)
  - S. mitis-Gruppe (S. mitis, S. oralis)
  - S. mutans-Gruppe (S. mutans, S. sobrinus)

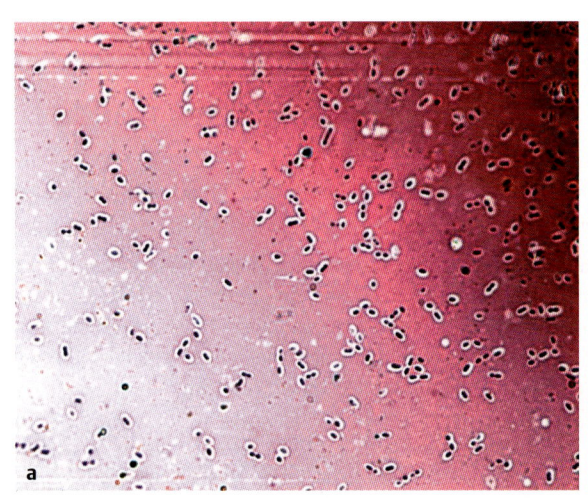

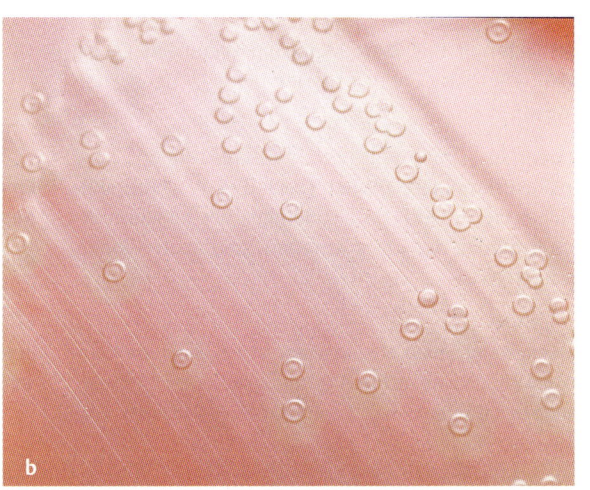

Abb. 11.4 Pneumokokken. a Pneumokokken bilden Paare oder kurze Ketten (Gram-Färbung). **b** Streptococcus pneumoniae auf Blutagar mit typischer Koloniemorphologie. [aus Hof, Dörries, Duale Reihe Mikrobiologie, Thieme 2009]

- S. salivarius-Gruppe (S. vestibularis, S. salivarius)
- S. sanguinis-Gruppe (S. gordonii, S. sanguinis).
- besiedeln den Rachenraum meist als Kommensalen, aber auch Intestinaltrakt und Vagina
- werden auch **„vergrünende Streptokokken"** (oder Viridans-Streptokokken) genannt, da die meisten Stämme α-Hämolyseverhalten zeigen (manche aber auch γ-Hämolyse oder wie die S. anginosus-Gruppe eine β-Hämolyse)
- bei den meisten Stämmen kein Lancefield-Antigen vorhanden.

Klinik: Appendizitis, bakterielle Entokarditiden (Endocarditis lenta), Zahnkaries. Es besteht eine Assoziation zwischen Streptokokken und kolorektalem Tumoren: mehr als ein Viertel der Patienten mit S. gallolyticus Bacteriämie haben einen kolorektalen Tumor.

Nachweis:
- in Kultur
- Bunte Reihe oder MALDI-TOF MS
- 16S-rRNA bei Identifizierungsproblemen

Therapie: Antibakteriell mit Penicillin – es muss aber mit Resistenzen gerechnet werden. Daher meist Kombination mit Gentamicin.

Prophylaxe: Antibiotische Endokarditisprophylaxe, z. B. bei Zahnextraktion und Patienten mit durchgemachter infektiöser Endokarditis.

Enterokokken

Steckbrief:
- grampositive, meist als Pärchen vorkommende Streptokokken
- natürlicherweise resistent gegen Cephalosporine
- gehören zur Normalflora des Menschen
- werden auch zur Lebensmittelherstellung und als Probiotika verwendet
- weisen sowohl α- als auch β-Hämolyse, meist aber γ-Hämolyse auf.

Klassifikation:
- Alle humanpathogenen Enterokokken gehören zur Lancefield-Serogruppe D.
- Sie sind Teil der aeroben Darmflora des Menschen.
- Die wichtigsten Vertreter sind:
  - Enterococcus faecalis
  - Enterococcus faecium
  - Enterococcus casseliflavus
  - Enterococcus gallinarum

Klinik: Aus dem Kolon verschleppte Enterokokken sind Verursacher von von ca. 5 % der akuten unkomplizierten bzw. 10 % der akut komplizierten **Harnwegsinfektionen**. Außerdem: Sepsis, Wundinfektion, Endokarditis, Peritonitis.

Nachweis:
- In Kultur auf Blutagar und aesculinhaltigen Nährmedien, es besteht eine Salzresistenz.
- Bunte Reihe oder MALDI-TOF MS.

Therapie: Therapie mit Ampicillin, bei Endokarditis in Kombination mit Aminoglykosiden. Bei E.-faecium-Infektionen mit Glykopeptiden (Vancomycin oder Teicoplanin).
- E. faecalis (überwiegend ampicillinempfindlich): Therapie mit Ampicillin, bei Endokarditis in Kombination mit Aminoglykosiden, soweit keine „High-Level" Resistenz vorliegt.
- E.-faecium (überwiegend ampicillinresistent): Therapie mit Glykopeptiden (Vancomycin oder Teicoplanin).

Ein zunehmendes Problem bei Enterokokken ist die Zunahme der Resistenz gegen Glykopeptide überwiegend bei E. faecium (vancomycinresistente Enterokokokken, VRE) (S. 20). Bei E. faecium handelt es sich um eine übertragbare Resistenz, so dass entsprechende Hygienemaßnahmen wie bei anderen multiresitenten Erregern empfohlen werden. Die Resistenz bei E. casseliflavus und E. gallinarum ist dagegen chromosomal und nicht übertragbar.

> **PRÜFUNGSHIGHLIGHTS**
> - Wichtige Krankheitsbilder, die von Streptokokken hervorgerufen werden sind, u. a.:
>   - !! **Streptococcus pyogenes**: akute Tonsillitis, Phlegmone, streptococcal toxic shock syndrome (STSS).
>   - ! **Streptococcus agalactiae**: Sepsis, Early- und Late-onset-Infektionen beim Neugeborenen
>   - !! **Streptococcus pneumoniae**: häufigster Erreger ambulant erworbener Pneumonien, Pneumokokken-Meningitis.
>   - ! **Enterokokken**: Aus dem Kolon verschleppte Enterokokken können eine Endokarditis auslösen.
>   - ! **Therapie mit** Penicillin G **als Mittel der Wahl (β-Laktam-Antibiotika).**
>   - ! **Streptococcus sanguinis** gehört zur Gruppe der Oralstreptokokken und ist Bestandteil der physiologischen Mundflora.

11.2 Gramnegative Kokken

Klassifikation: Unter die gramnegativen Kokken fallen die Gattungen Neisseria, Moraxella und Acinetobacter (Tab. 11.3). **Neisserien** sind oft paarig angeordnete aerobe Schleimhautparasiten, die sehr empfindlich sind und außerhalb des Körpers schnell absterben. Moraxella und Acinetobacter sind unbewegliche Kurzstäbchen, die zur Normalflora der Schleimhaut (**Moraxella**) gehören oder in der Umwelt (**Acinetobacter**) vorkommen.

11.2.1 Neisseria gonorrhoeae (Gonokokken)

Steckbrief: Paarweise angeordnete semmelförmige Diplokokken.

Klinik: Gonorrhö (GO, Tripper), Urethritis des Mannes, bis zum Pelveoperitoneum (pelvic inflammatory disease, PID) aufsteigende Gonokokken-Erkrankung der Frau, Gonokokken-Blennorrhö beim Neugeborenen.

Tab. 11.3 Klassifikation der gramnegativen Kokken

Art	Krankheit
Neisseria gonorrhoeae	Gonorrhö
Neisseria meningitidis	epidemische Genickstarre (Meningitis epidemica), Sepsis, Pharyngitis, Purpura fulminans, Waterhouse-Friderichsen-Syndrom (durch Endotoxinschock mit Verbrauchskoagulopathie und Nekrose der NNR)
Neisseria sp.	normale Schleimhautflora, können in seltenen Fällen Infektionen hervorrufen
Moraxella catarrhalis	Sinusitis, Otitis media, Bronchitis
Acinetobacter baumannii	Hospitalinfektionen (nosokomiale Ausbrüche mit multiresistenten Stämmen), Carbapenemasebildung

Pathogenese:
- Infektion erfolgt beim Geschlechtsverkehr.
- Gonokokken sind der Umwelt gegenüber extrem empfindlich und überleben nur, wenn sie von der Wirtszelle aufgenommen werden. Das Eindringen in die Wirtszelle wird durch verschiedene Pathogenitätsfaktoren (s. u.) vermittelt.
- Sie unterlaufen die Immunreaktion des Körpers durch Antigenwechsel.

Pathogenitätsfaktoren:
- **Opaque-Protein:** Zellwandprotein des Erregers, vermittelt direkten Kontakt zur Wirtszelle und bereitet die Aufnahme in die Wirtszelle vor
- **Haftpili:** verankern den Erreger in der Wirtszelle
- **IgA-Protease:** zerstört den Schleimhaut-Antikörper IgA
- **Endotoxin:** induziert heftige Entzündungsreaktion.

Nachweis:
- Kann während der Akutphase im mikroskopischen Präparat von Eiterabstrichen gefunden werden (intrazelluläre Diplokokken im Gram- oder Methylenblaupräparat). Dies ist aber nicht beweisend und muss durch Nachweis des Erregers in Kultur auf Spezialmedien gesichert werden.
- Bunte Reihe oder MALDI-TOF MS
- PCR.

Therapie: Kalkulierte Therapie mit Ceftriaxon (plus Azithromycin zur wirksamen Behandlung auch von C. trachomatis) (S. 66). Resistenzen gegen Penicillin und Fluorchinolon in Deutschland bis zu 80 %. Alternativ bei nachgewiesener Empfindlichkeit Cefixim, Ciprofloxacin oder Azithromycin jeweils als Einmaldosis möglich. Partnermittbehandlung!

Krankheitsfolgen: Bei Männern Harnröhrenstriktur, bei Frauen Tubenverklebungen (Sterilität, Extrauteringravidität), rezidivierende Unterbauchschmerzen.

Epidemiologie: Weltweite Verbreitung mit hoher Dunkelziffer.

Prophylaxe: Benutzung von Kondomen.

Meldepflicht: Nur in Sachsen nach § 7 nichtnamentlich meldepflichtig.

11.2.2 Neisseria meningitidis (Meningokokken)

Steckbrief:
- unbewegliche, semmelförmige, gramnegative Diplokokken mit Polysaccharidkapsel
- 12 unterschiedliche Serogruppen (A, B, C, W, Y u. a.).

Klinik: Pharyngitis, Purpura fulminans, epidemische Genickstarre (Meningitis epidemica), Sepsis. Waterhouse-Friderichsen-Syndrom als Folge der Bakteriämie (Tab. 11.3).

Pathogenese:
- 5–10 % der Bevölkerung sind **symptomlose Keimträger**.
- Die Übertragung erfolgt durch **Tröpfchen- oder Schmierinfektion**. Meistens wird der Erreger durch das Immunsystem eliminiert; Kinder unter 1 Jahr haben einen **Nestschutz**.
- Meningokokken besiedeln die **Nasen- und Rachenschleimhaut**, dabei verursachen sie zunächst nicht unbedingt Krankheitssymptome. Aggressive Stämme können durch Transzytose in die Subserosa gelangen. Sie siedeln vorzugsweise im **ZNS**, können aber durch hämatogene Streuung auch in die **Lungen**, das **Endokard** oder die **großen Gelenke** gelangen.

Als Virulenzfaktoren sind vorhanden:
- **Adhäsine:** dienen dem Erreger zum Eindringen in die Wirtszelle
- **Rezeptor für humanes Transferrin:** ermöglicht dem Erreger, essenzielle Eisenionen aufzunehmen
- **Endotoxin:** löst Zytokinkaskade aus und kann Fieber, Gerinnungsstörungen und Schock auslösen
- **Polysaccharidkapsel:** schützt vor Phagozytose und Opsonierung.

Nachweis:
- In Kultur aus Liquor und Blut
- Bunte Reihe oder MALDI-TOF MS
- PCR
- Antigennachweis im Nativliquor durch Latexagglutination.

Therapie: Mittel der Wahl ist die intravenöse Gabe von Benzylpenicillin (Penicillin G). Solange der Erreger nicht identifiziert ist, sollte ein Antibiotikum eingesetzt werden, das auch andere Meningitiserreger erfasst (Cephalosporine der 3. Generation: Cefriaxon oder Cefotaxim).

Krankheitsfolgen: Letalität bei rechtzeitiger Behandlung 1 %, bei Sepsis ca. 13 %, bei Waterhouse-Friderichsen-Syndrom ca. 33 %.

Epidemiologie: Große Epidemien (Serogruppe A, auch W und X) traten in den vergangenen Jahrzehnten überwiegend im **Meningitisgürtel** (Subsaharazone) und Asien auf. In Deutschland seit 2003 Rückgang der Inzidenz und nur sporadisch unter 0,5 Erkrankungen pro 100 000 Einwohner (Serogruppe B mit ca. 65–70 %, Serogruppe C ca. 20–25 %).

Prophylaxe:
- Schutzimpfung gegen Serotyp A, B, C, W und Y verfügbar (nur für exponierte Personengruppen – besonders in der Reisemedizin – zu empfehlen)
- **Postexpositionelle Prophylaxe:** Rifampicin, Ciprofloxacin oder Ceftriaxon
- Bei alleiniger Therapie mit Penicillin-G wird vor der Entlassung ebenfalls eine Chemotherapie wie bei der postexpositionellen Prophylaxe beschrieben empfohlen, da Penicillin-G nicht zu einer Eradikation der Erreger im Nasen-Rachen-Raum führt!

Meldepflicht: Der direkte Nachweis aus Liquor, Blut, hämorrhagischen Hautinfiltraten oder anderen sterilen Material ist namentlich **meldepflichtig**.

11.2.3 Moraxella catarrhalis

Steckbrief:
- kugelförmiges, gramnegatives Bakterium
- Diplokokken
- normaler Besiedler der oberen Luftwege.

Klinik: Sinusitis, Otitis media, Bronchitis, Pneumonie.

Nachweis:
- in Kultur und durch biochemische Identifikation (Nitratreduktion, keine Zuckerfermentation)

Bunte Reihe oder MALDI-TOF MS.

Therapie: Moraxella catarrhalis bildet β-Laktamasen. Deshalb Einsatz einer Aminopenicillin-β-Laktamaseinhibitor-Kombination.

11.2.4 Acinetobacter

Steckbrief:
- kokkoide, gramnegative Stäbchen
- kommen in der Umwelt vor
- lassen sich leicht isolieren (häufig auch von der Haut des Menschen)
- wichtigster Vertreter: Acinetobacter-baumannii-Komplex, andere Nicht-baumannii-Acinetobacter, z. B. A. lwoffii, A. ursingii.

Klinik: Nosokomiale Infektionen und Ausbrüche mit Acinetobacter baumannii, globale Ausbreitung von Carbapenem bzw. panresistenten endemischen und epidemischen Klonen von A. baumannii.

Therapie: Bei empfindlichem Acinetobacter baumannii: Carbapeneme (außer Ertapenem!) oder Ampicillin-Sulbactam. Reservemittel bei multiresistenten Erregern: Colistin, Tigecycline und Amikacin. Da Acinetobacter baumannii gegen zahlreiche Antibiotika resistent sein kann, ist immer ein Antibiogramm erforderlich.

Prophylaxe:
- Händedesinfektion
- Screen auf 4MRGN-Besiedelung bei Risikopatienten

Meldepflicht: Alle zum **Acinetobacter-baumannii-Komplex** gehörigen Spezies mit **Carbapenemresistenz** oder Nukleinsäurenachweis eines **Carbapenemaseresistenzgens** bei Infektion oder Kolonisation sind **meldepflichtig**.

> **PRÜFUNGSHIGHLIGHTS**
>
> – Neisserien gehören zu den **gramnegativen Kokken**. Zwei Spezies sind medizinisch besonders bedeutsam:
>   – **! Neisseria gonorrhoeae**, die Gonorrhö auslöst, und
>   – **!! Neisseria meningitidis**, unbewegliche, semmelförmige, gramnegative Diplokokken, die Nasen- und Rachenschleimhaut besiedeln. Sie lösen dabei zunächst nicht unbedingt Symptome aus. Mittel der Wahl für die Therapie ist die intravenöse Gabe von Benzylpenicillin (Penicillin G). Für exponierte Personengruppen wird eine **Schutzimpfung** gegen Neisseria meningitidis empfohlen.

11.3 Gramnegative Stäbchen

11.3.1 Enterobacteriaceae

Steckbrief:
- Enterobacteriaceae sind gramnegative, nicht-sporenbildende, fakultativ anaerobe, z. T. begeißelte Stäbchen von großer Heterogenität bezüglich ihrer klinischen Bedeutung.
- besitzen alle das **ECA** (enterobacteriaceae common antigen)
- stellen ca. 50 % der Erreger **nosokomialer Infektionen** (gehören zusammen mit Pseudomonas aeruginosa zu den häufigsten möglichen Erregern einer spät auftretenden **nosokomialen Pneumonie**)
- wichtiger bakterieller **Hygieneindikator**
- bilden ein Endotoxin (LPS), das beim Einschwemmen in die Blutbahn einen **Endotoxinschock** auslösen kann
- Einige Enterobacteriaceae sind empfindlich gegen Austrocknung (**Cave:** zügige Einsendung von Untersuchungsmaterial).
- zunehmende Resistenzentwicklung gegen β-Laktame (extended spectrum betalactamase, ESBL), Chinolone u. a.

Klassifikation: Tab. 11.4 gibt einen groben Überblick über die wichtigsten humanpathogenen Enterobacteriaceae.

Nachweis: Alle Enterobacteriaceae sind leicht zu kultivieren. Eine zuverlässige Identifikation erfolgt aufgrund charakteristischer Stoffwechselleistungen der einzelnen Arten, die in der „Bunten Reihe" oder durch **MALDI-TOF MS** getestet werden. Wichtig ist der Test auf β-Galaktosidase, die den **Laktoseabbau** erlaubt. Laktosepositive Keime werden als **koliforme Keime** bezeichnet und i. d. R. der normalen Darmflora zugeordnet.

> **PRAXIS Laktosepositive** Enterobacteriaceae gehören der natürlichen Darm- oder Umweltflora an und sind damit nur **fakultativ** pathogen. **Laktosenegative** Enterobacteriaceae sind immer verdächtig und müssen weiter differenziert werden, da zu ihnen die wichtigen **humanpathogenen** Genera Salmonella und Shigella gehören.

Innerhalb der einzelnen Genera werden **Spezies** und **Serovare** mit **serologischen** Untersuchungsmethoden identifiziert. Herangezogen werden dabei das O-, H-, F-, K- und OMP-Antigen.

Tab. 11.4 Die wichtigsten Gattungen der Enterobacteriaceae*

Gattung**	natürliches Habitat	humanpathologische Bedeutung
Citrobacter	Darmtrakt	koliformer Keim, extraintestinale Infektion
Edwardsiella	Vögel	unklare Diarrhö, extraintestinale Infektion
Enterobacter	Umwelt, Darmtrakt	koliformer Keim, extraintestinale Infektion
Escherichia	Darmtrakt	intestinale und extraintestinale Infektion, klassischer Fäkalindikator
Klebsiella	Darmtrakt	koliformer Keim, intestinale und extraintestinale Infektion
Morganella	Darmtrakt, Umwelt	extraintestinale Infektion
Proteus	Darmtrakt, Umwelt	extraintestinale Infektion (resistent gg. Colistin, Tigecyclin)
Providencia	Darmtrakt, Umwelt	extraintestinale Infektion (resistent gg. Colistin, Tigecyclin)
Salmonella	Reptilien, Hühner	je nach Serovar (> 2200): Typhus abdominalis, intestinale und extraintestinale Infektion
Serratia	Umwelt	extraintestinale Infektion
Shigella	Darmtrakt	bakterielle Ruhr (sehr selten extraintestinale Infektion)
Yersinia	Tiere	je nach Spezies: Pest, intestinale und extraintestinale Infektion

* (nach Hof, Dörries, Duale Reihe Mikrobiologie, Thieme 2009)
** Fett hervorgehoben sind obligat pathogene Enterobacteriaceae.

Meldepflicht: Der **Nachweis** einer Infektion oder Kolonisation mit Enterobacteriaceae mit **Carbapenem-Nichtempfindlichkeit** oder Nachweis eines **Carbapenemasegens** ist meldepflichtig.

> **PRÜFUNGSHIGHLIGHTS**
> - ! **Enterobacteriaceae** sind gramnegative, nicht-sporenbildende, fakultativ anaerobe, z. T. begeißelte Stäbchen.
> - ! **Citrobacter** ist ein gramnegatives Stäbchen.

Salmonella (Salmonella enterica)

Steckbrief:
- peritrich begeißelte, gramnegative Stäbchen
- können i. d. R. **keine Laktose** verstoffwechseln
- lassen sich mikroskopisch nicht von anderen Enterobacteriaceae unterscheiden
- Salmonellen sind die Erreger der Salmonellosen. Dabei werden die **systemischen Salmonellosen** (Typhus, Paratyphus) von den **enteritischen Salmonellosen** unterschieden. Sie werden von jeweils verschiedenen Salmonella-Serovaren verursacht.

Klassifikation: Heute werden zwei Salmonella-Spezies und 6 Subspezies unterschieden, dies sind Salmonella bongori und **Salmonella enterica** mit ihren Subspezies (ssp. arizonae, diarizonae, enterica, houtenae, indica und salamae). Von humanmedizinischer Bedeutung ist in erster Linie Salmonella enterica spp. enterica (meist nur als Salmonella enterica bezeichnet). Die weitere Unterteilung in Serovare (beginnend mit Großbuchstaben) erfolgt aufgrund unterschiedlicher Antigenmuster (**Kauffmann-White-Schema**, Tab. 11.5).

Nachweis: Durch Bunte Reihe oder MALDI-TOF MS und Agglutination. Zuverlässiger Nachweis in Kultur nur durch **selektive Nährmedien**. Diese müssen so gewählt werden, dass sie die vorhandene Begleitflora unterdrücken. **Standardnachweismethoden** sind die Anreicherung in Tetrathionat- oder Natriumbiselenitbuillon und der **Direktnachweis** auf Natriumdesoxycholatagar (Leifson-Agar) oder Bismutsulfitagar (Wilson-Blair-Agar).

Systemische Salmonellosen (Typhus und Paratyphus)

Erreger systemischer Salmonellosen (Typhus und Paratyphus) sind:
- Salmonella enterica Typhi (Typhus abdominalis)
- Salmonella enterica Paratyphi A
- Salmonella enterica Paratyphi B
- Salmonella enterica Paratyphi C
- mehrere andere Varietäten (S. Enteritidis, S. Typhimurium, S. Hadar) bei älteren und immunschwachen Patienten.

Klinik: Typhus, Paratyphus.

Pathogenese: Die Salmonellen gelangen durch das **Dünndarmepithel** in die **regionären Lymphknoten**, wo sie sich vermehren (Inkubation). Die Vermehrung in den lymphatischen Organen des Darms und die darauf folgende Immunantwort können zu Nekrotisierungen, Darmblutungen und -perforationen führen. Die Erreger streuen von dort aus hämatogen und können so praktisch **alle Organe** des Körpers besiedeln (Bakteriämie, Generalisation). Auch ein Eindringen der Erreger über das lymphatische Gewebe des Rachenrings gilt als möglich.

Nachweis: Anfangs kulturell aus Blut, Knochenmark oder Hautläsionen (Typhus-Roseolen), Später aus Stuhl und Urin. Serologische Untersuchungen möglichst früh durchführen. Um Titerbewegungen zu erfassen, sind Wiederholungsuntersuchungen nötig.

Therapie: Mittel der Wahl sind Chinolone (Ciprofloxacin ist Mittel der ersten Wahl), Cephalosporin der 3. Generation, Co-trimoxazol. Chloramphenicol wegen Nebenwirkungen nur bei vitaler Bedrohung einsetzen. Bei Infektionen aus Südostasien und Afrika ist mit Chinolon- und Cephalosporin-Resistenz bzw. multiresistenten Erregern zu rechnen.

Krankheitsfolgen:
- **Letalität:** bei Typhus unbehandelt bei 25 %, behandelt 1–2 %
- **Dauerausscheidung:** Bei 2–5 % der Infektionen kommt es zur symptomlosen Dauerausscheidung von Keimen über die Gallenwege.
- **Folgekrankheiten:** Metastatische Erregerabsiedelungen können zu Osteomyelitis und Spondylitis führen. Auch reaktive Arthritiden kommen vor.

Tab. 11.5 Wichtige Varietäten von Salmonella enterica nach dem Kauffmann-White-Schema*

Serovar	Gruppe	O-Antigen	H-Antigen	
			Phase 1	Phase 2
Typhi	D 1	9, 12 [Vi]	d	–
Enteritidis	D 1	1, 9, 12	g, m	–
Paratyphi A	A	1, 2, 12	a	[1, 5]
Paratyphi B	B	1, 4, [5], 12	b	1, 2
Paratyphi C	C 1	6, 7, [Vi]	c	1, 5
Typhimurium	B	1, 4, [5], 12	i	1, 2
Infantis	C 1	6, 7, 14	r	1, 5
Newport	C 2	6, 8, 20	e, h	1, 2
Panama	D 1	1, 9, 12	l, v	1, 5
Arizonae	56–65		l, v etc.	e, n, x, z15 etc.

* (nach Hof, Dörries, Duale Reihe Mikrobiologie, Thieme 2009)

Epidemiologie: Weltweites Vorkommen, Infektionsquelle ist immer der Mensch. Das wichtigste Reservoir sind menschliche Dauerausscheider.

Prophylaxe:
- partielle Immunität durch **Impfung** mit oralem Lebendimpfstoff (Typhoral L; keine Einnahme bei zeitgleicher Antibiose!) oder einem Totimpfstoff (parenteral): Impfschutz ca. 1 Jahr
- **Expositionsprophylaxe** (Infektionsschutzgesetz):
  – Meldepflicht beim Gesundheitsamt
  – In lebensmittelverarbeitenden Betrieben dürfen keine Ausscheider arbeiten.
  – Hospitalisierung erfolgt aus klinischer und epidemiologischer Sicht.

Meldepflicht: Der Krankheitsverdacht, die Erkrankung sowie der Tod durch Typhus ist sowohl durch den behandelnden Arzt wie auch durch das mit der Untersuchung beauftragte Labor gemäß Infektionsschutzgesetz § 6 und § 7 namentlich zu melden.

Enteritische Salmonellosen

Alle anderen Salmonellen, außer den oben genannten Typhuserregern, können eine enteritische Salmonellose auslösen.

Klinik: Brechdurchfall, kolikartige Bauchschmerzen, Diarrhö. Bei hämatogener Streuung (Immundepression, vorbestehende Magen-Darm-Erkrankungen) auch Sepsis, Osteomyelitis, Endokarditis, Meningitis u. a.

Pathogenese: Die Infektion erfolgt oral durch **Nahrungsmittel**, seltener **Trinkwasser**. Die Infektionsdosis ist groß (> 10^5 Keime). Die Erreger adhärieren mit ihren Fimbrien an die M-Zellen der **Peyer-Plaques** und wandern von dort bzw. direkt durch die Enterozyten in die **Submukosa**, wo sie von Makrophagen aufgenommen werden, in denen sie sich vermehren können. In der Regel bleibt die Infektion **lokal** begrenzt. Bei Kindern, immunschwachen Patienten und vorbestehenden Magen-Darm-Erkrankungen kann es zur Generalisierung kommen.

Nachweis: Kultur und Differenzierung aus Patientenstuhl oder Erbrochenem.

Therapie:
- In der Regel symptomatische Behandlung durch Ausgleich des Elektrolyt- und Wasserverlusts
- Antimikrobielle Therapie mit **Ciprofloxacin** oder **Ceftriaxon** bei akuter nichttyphoidaler Salmonelleninfektion nur bei Bakteriämie und Zeichen systemischer Infektion. Sie **sollte** bei Patienten mit Immunsuppression und Hämodialyse und **kann** bei Patienten mit Endoprothesen erwogen werden.

Krankheitsfolgen: Letalität gering, Gefahr des Kreislaufversagens bei alten und immungeschwächten Menschen und Kleinkindern. Weitere mögliche Komplikation ist eine reaktive Arthritis.

Epidemiologie:
- Weltweites Vorkommen, Infektionsquelle sind tierische Nahrungsmittel.
- Seit 1950 nehmen Erkrankungen ständig zu, werden aber oft nicht erkannt (z. B. Durchfälle während und nach Urlaubsreisen) oder gemeldet (Problem der **unerkannten Ausscheider**).
- **namentliche Meldung** bei direktem und indirektem Erregernachweis.

Prophylaxe:
- Schutzimpfung ist **nicht** möglich. Nach überstandener Erkrankung besteht **keine** Immunität.
- **Expositionsprophylaxe**; entsprechende Hygiene beachten. In lebensmittelverarbeitenden Betrieben und bei bestimmten Pflegeberufen müssen Salmonellenträger mit einem Tätigkeitsverbot rechnen.

Shigella

Steckbrief:
- Shigellen sind gramnegative, sporenlose, unbegeißelte Stäbchen.
- Sie können keine Laktose, kein Zitrat und keinen Harnstoff verstoffwechseln. Sie bilden keinen Schwefelwasserstoff.
- Sie sind säurestabil und können Magensäure gut überstehen (→ kleine Infektionsdosis, s. u.).
- Die Gattung besteht aus **4 Arten** (Tab. 11.6) mit jeweils mehreren Serovaren (unterschiedliches O-Antigen).

Klinik: Bakterielle Ruhr (Dysenterie): Sommerruhr, Flexner-Ruhr, Shiga-Kruse-Ruhr.

Pathogenese: Die Infektion erfolgt oral durch **Trinkwasser** oder **Lebensmittel**. Die Infektionsdosis ist klein (< 100 Keime). Shigellen greifen das **Kolonepithel** an und verursachen ulzeröse Läsionen. Shigella dysenteriae Typ 1 bildet das sog. **Shigatoxin**, welches zyto-, neuro- und enterotoxisch wirkt.

Nachweis:
- Kultur und Differenzierung aus Patientenstuhl. Begleitflora muss durch Selektivmedien unterdrückt werden.
- Identifikation durch Bunte Reihe (MALDI-TOF MS kann Shigellen und E. coli nicht differenzieren) und Agglutination

Therapie:
- symptomatische Therapie durch Ausgleich des Elektrolyt- und Wasserhaushalts
- Bei akuter Shigellen-Infektion soll eine antimikrobielle Therapie durchgeführt werden, empfohlen werden Azithromycin oder Ciprofloxacin (unter Beachtung der Resistenztestung).

Krankheitsfolgen: Reaktive Arthritis. Auch ein hämolytisch-urämisches Syndrom (HUS) durch Shigatoxin ist möglich.

Epidemiologie: Infektionsquelle ist immer der Mensch. Die Übertragung (bei bakterieller Ruhr) erfolgt aufgrund der geringen Infektionsdosis vor allem durch Fliegen (fäkal-oraler Infektionsgang).

Tab. 11.6 Klassifizierung der Gattung Shigella

Art	Erkrankung	Vorkommen
S. sonnei	Sommerruhr	Mitteleuropa, 1 Serovar (mit 2 serologischen Formen)
S. flexneri	Flexner-Ruhr	weltweit, 8 Serovare
S. dysenteriae	Shiga-Kruse-Ruhr	Tropen, Subtropen, 13 Serovare
S. boydii	relativ milder Verlauf	Vorderasien und Nordafrika, selten; 18 Serovare

Prophylaxe:
- In Deutschland gibt es **keinen Impfstoff**. Nach überstandener Erkrankung besteht eine mäßige Immunität.
- **Expositionsprophylaxe:** Tätigkeits- und Beschäftigungsverbote durch das Gesundheitsamt für Personen, die an Shigellenruhr erkrankt oder dessen verdächtig sind oder Shigellen ausscheiden.

Meldepflicht: Der Nachweis von Shigellen ist meldepflichtig.

Escherichia coli

Steckbrief:
- gramnegatives, sporenloses, peritrich begeißeltes Stäbchen (Abb. 11.5)
- verstoffwechselt Glukose, Laktose und Mannitol, aber kein Zitrat und keinen Harnstoff
- bildet Indol
- bildet keinen Schwefelwasserstoff
- gehört zur normalen Darmflora des Menschen (**klassischer Fäkalindikator**)
- ist die wichtigste Art der Gattung Escherichia
- ist der häufigste Erreger nosokomialer Infektionen.

Klinik:
- **intestinale Infektionen:** massive Diarrhöen, HUS (hämolytisch-urämisches Syndrom) (Tab. 11.7)
- **extraintestinale Infektionen** (bei prädisponierten Personen, durch Schmierinfektion aus der Analregion, extraintestinal pathogene E. coli, ExPEC): Urethritis, Zystitis, Ureterozystitis, Zystopyelitis, Pyelonephritis (uropathogene E. coli, UPEC), Beteiligung an Entzündungen im Bauchraum (Appendizitis, Peritonitis, Cholangitis, Cholezystitis). Bei Einschwemmen in die Blutbahn Sepsis (Urosepsis), bei Kleinkindern auch eitrige Meningitis.

Nachweis: Ausschließlich durch Kultur. Endgültige Diagnose über **Bunte Reihe** oder MALDI-TOF MS.
- Bei **intestinalen Infektionen:** Da aus jedem Stuhl E. coli isoliert werden kann und die Identifizierung der serologischen Subtypen (Tab. 11.7) nicht die Zuordnung zu einem Pathovar erlaubt, erfolgt die Diagnose erst durch den Toxinnachweis und Nachweis von Virulenzfaktoren durch PCR oder ELISA.
- Bei **extraintestinalen Infektionen:** Isolation immer aus dem jeweils betroffenen Material (z. B. aus Urin bei Harnwegsinfektionen, aus Blut bei Bakteriämie).

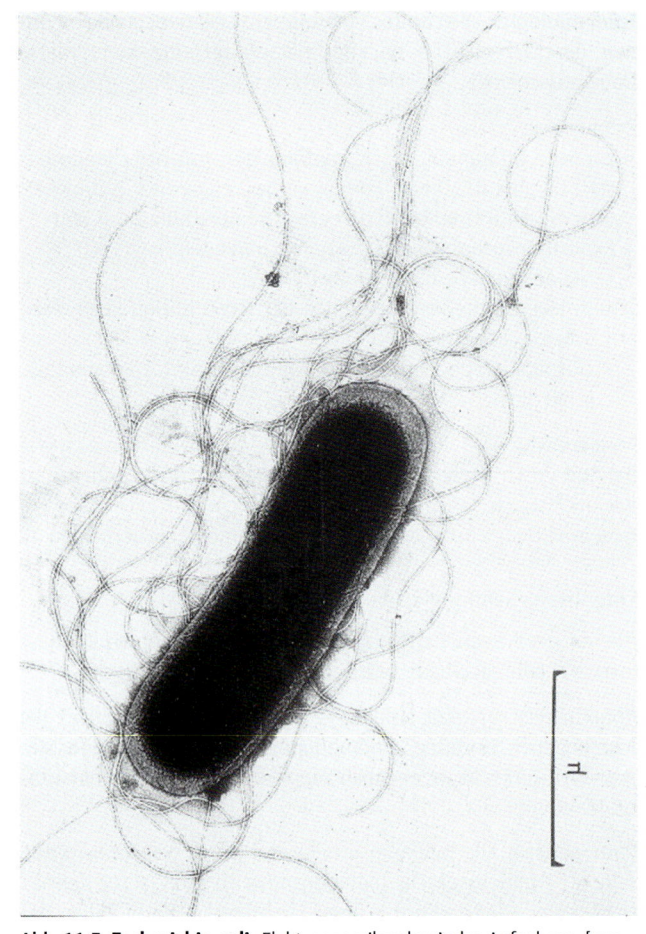

Abb. 11.5 Escherichia coli. Elektronenmikroskopische Aufnahme. [aus Hof, Dörries, Duale Reihe Mikrobiologie, Thieme 2009]

Therapie:
- Bei **intestinalen Infektionen:** Behandlung durch Ausgleich des Elektrolyt- und Wasserverlusts (meist ausreichend). Bei einer generalisierten Infektion durch EHEC oder sekundären Infektionen durch andere Erreger werden Carbapeneme empfohlen.
- Bei **extraintestinalen Infektionen:** gezielte Antibiotikatherapie nach Austesten der Empfindlichkeit, da Resistenzen gegen Cotrimoxazol, Chinolonen und β-Laktame deutlich zugenommen haben. Aminopenicilline sind meist weniger wirksam, jedoch bei Schwangeren als Mittel der 1. Wahl (Amoxicillin) geeignet, da sie nicht teratogen sind.

Tab. 11.7 Intestinale Infektionen mit Subtypen von E. coli

Subtyp	Virulenzfaktor	Erkrankung
EPEC (enteropathogene E. coli)	EPEC-adhesion factor (EAF)	Diarrhö, v. a. bei Säuglingen in der Dritten Welt
ETEC (enterotoxinbildende E. coli)	Enterotoxine LTI, LTII, ST, Fimbrien zur Anheftung an Dünndarmwand → sekretorische Diarrhö	Reisediarrhöen („Montezumas Rache"), weit verbreitet in tropischen Ländern
EIEC (enteroinvasive E. coli)	Eindringen in Darmmukosazelle	Imitation der bakteriellen Ruhr
EHEC (enterohämorrhagische E. coli) oder VTEC (verotoxinproduzierende E. coli) oder STEC (Shiga-like-Toxin produzierende E. coli)	Adhäsion an Epithelzellen durch das eae-Genprodukt, Verotoxin (Shiga-like-Toxin) Hämolysin	hämorrhagische Kolitis, hämolytisch-urämisches Syndrom
UPEC	P-Fimbrien	uropathogene E. coli und Erreger einer Neugeborenenmeningitis

Epidemiologie: Seit Einführung der Meldepflicht (2001) werden jährlich zwischen 900 und 1200 EHEC-Erkrankungen gemeldet. Der letzte größte Ausbruch an EHEC-Infektionen in Norddeutschland im Jahr 2011 mit über 3800 Patienten wurde durch einen Shigatoxin-produzierenden Stamm des Serovars O104:H4 mit Eigenschaften von EAEC und EHEC hervorgerufen. Die Letalität lag bei EHEC Patienten mit Gastroenteritis bei 0,6% und bei Patienten mit HUS bei 4,1% und damit deutlich höher, als Daten für den bedeutendsten EHEC-Erreger O157:H7.

Prophylaxe:
- **Intestinale Infektionen** mit E. coli sind immer exogener Natur (orale Aufnahme). Entsprechende Hygiene beachten. Bei Reisen in entsprechende Länder nur gekochte Speisen und desinfiziertes Trinkwasser zu sich nehmen.
- **Extraintestinalen Infektionen** kann durch entsprechende Körperhygiene und das Tragen von sauberer Unterwäsche vorgebeugt werden. Nach dem Stuhlgang sollte von vorne nach hinten gewischt werden.
- Tätigkeits- und Beschäftigungsverbote für Personen, die an einer infektiösen Gastroenteritis erkrankt oder dessen verdächtig sind oder die enterohämorrhagische Escherichia coli ausscheiden.

Meldepflicht: V. a. eine akute infektiöse Gastroenteritis von Personen mit Tätigkeit im Lebensmittelbereich oder bei zwei oder mehr gleichartigen Erkrankungen, bei denen ein epidemiologischer Zusammenhang wahrscheinlich ist, ist meldepflichtig. In Sachsen zusätzliche namentliche Meldung von Ausscheidern darmpathogener E. coli nach § 6.

Namentliche Meldung an das Gesundheitsamt eines direkten oder indirekten Nachweises von enterohämorrhagischen E.-coli-(EHEC)-Stämmen, soweit er auf eine akute Infektion hinweist.

PRÜFUNGSHIGHLIGHTS

- **Escherichia coli**
  - **!** gramnegatives Stäbchen
  - **!** u. a. der häufigste Verursacher von Harnwegsinfekten und der **Urosepsis**
  - **!** kann bei **Neugeborenen** auch eine **Meningitis** verursachen
- **ETEC** (enterotoxinbildende E. coli)
  - **!** häufigste Erreger von **Reisediarrhöen**
  - **!** bilden ein **Enterotoxin**, das zu sekretorischer Diarrhö führt
- **! EHEC** (enterohämorrhagische E. coli) sind in den allermeisten Fällen der Erreger des **hämolytisch-urämischen Syndroms** (im Anschluss an eine Diarrhö).
- **!** Aminopenicilline sind meist nicht besonders wirksam bei E.-coli-Infektionen und werden nicht mehr für die empirische Therapie von Harnwegsinfektionen empfohlen. Bei **Schwangeren** ist allerdings **Amoxicillin** das Mittel der Wahl, da es keine teratogene Wirkung hat.

Yersinia

Von den 11 bekannten Yersiniaarten sind 3 humanmedizinisch von Bedeutung:
- Yersinia pestis
- Yersinia enterocolitica
- Yersinia pseudotuberculosis.

Yersinia pestis

Steckbrief:
- Y. pestis ist ein pleomorphes, kurzes oder kokkoides Stäbchen.
- bildet keine Sporen und besitzt **keine** Geißeln
- bildet Harnstoff (Ureaseaktivität, kann so von anderen medizinisch bedeutenden Yersiniaarten unterschieden werden).

Klinik: Bubonenpest, Pestsepsis, primäre und sekundäre Lungenpest.

Pathogenese: Die Pest wird durch **Ratten** übertragen. Erfolgt Die Infektion perkutan über den **Rattenfloh**, gelangen die Erreger in die regionären **Lymphknoten**, wo sie sich vermehren. Die Lymphknoten schwellen an und es kommt zu einer bläulichen, hämorrhagischen Verfärbung (**Bubonen**).

Streut der Erreger in die Blutbahn, kommt es zur **Pestsepsis**, die alle Organe befallen kann. Es kommt zur **sekundären Lungenpest** mit hochinfektiösem Sputum, welches bei direktem Kontakt bei exponierten Personen eine **primäre Lungenpest** mit sehr kurzer Inkubationszeit (wenige Stunden) auslösen kann.

Bei 37 °C bildet Y. pestis eine Kapsel (F1, Fraktion 1), die vor Phagozytose schützt, und 2 weitere Antigene, die als Virulenzantigen V und W bezeichnet werden.

Nachweis: Kulturell und mikroskopisch aus Bubonenaspirat, Sputum oder Blut durch Bunte Reihe (Cave: Fehlidentifikationen), MALDI-TOF MS, PCR, F1-Antigennachweis (DFT).

Therapie: Mittel der Wahl sind Gentamicin (Streptomycin) und Fluorochinolone, alternativ Tetrazykline (Chloramphenicol, Cave: Nebenwirkungen).

Krankheitsfolgen:
- Bubonenpest: Letalität unbehandelt 50–60%, behandelt 5–15%
- Lungenpest und primäre Pestsepsis: führt unbehandelt immer zum Tode.

Epidemiologie: Heute noch in Teilen Afrikas, Asiens und Amerikas endemisch.

Prophylaxe:
- Isolation von Erkrankten
- Kontaktpersonen sollten geeigneten Atemschutz, Schutzbrille, Haube, Schutzkittel und Handschuhe tragen.
- Personen mit engem Kontakt zu Lungenpestkranken sollten eine sofortige Chemoprophylaxe mit Tetrazyklin, Chinolon, Streptomycin (oder Chloramphenicol) für 7 Tage erhalten.
- Derzeit weltweit kein Impfstoff zugelassen. Totimpfstoff vorhanden, schützt aber nur ungenügend.

Meldepflicht: Der Nachweis von Yersinia pestis ist **meldepflichtig**.

Yersinia enterocolitica

Steckbrief:
- pleomorphes, kurzes oder kokkoides Stäbchen
- bildet keine Sporen
- bildet bei Wachstumstemperaturen unter 30 °C Geißeln aus
- noch bei 4 °C vermehrungsfähig
- lässt sich durch spezielle Stoffwechselleistungen von anderen Yersinien unterscheiden
- 6 Biotypen (1A, 1B, 2, 3, 4 und 5) mit über 50 Serogruppen aber nur einzelnen human-pathogenen.

Klinik: Akute Enteritis (**Yersiniose**), mesenteriale Lymphadenitis.

Pathogenese: Die Infektion erfolgt über **Nahrungsmittel**. Der Erreger dringt über das **Dünndarmepithel** (M-Zellen) in die **Submukosa** (mesenteriale Lymphknoten) ein und vermehrt sich dort.

Nachweis:
- Keimisolation aus Stuhl ist schwierig und erfolgt über spezielle Yersinia-Medien (Kolonien erscheinen rot wie „Kuhaugen").
- Nachweis aus OP-Material i.d.R. einfach (Bunte Reihe und MALDI-TOF MS zur Enterobacteriaceendiagnostik)
- Agglutination
- Antikörper können nachgewiesen werden; ggf. zur Diagnostik bei Folgekrankheiten Kreuzreaktionen mit Salmonella- und Brucella-Antikörpern möglich.

Therapie: Bei unkomplizierten, meist selbstlimitierenden Verläufen symptomatische Therapie der Diarrhö (Ausgleich von Flüssigkeits- und Elektrolytverlusten). Bei schweren/komplizierten Verläufen und Immunsuppression: Einsatz von Antibiotika je nach Resistenz des Erregers (z.B. Tetrazykline, Fluorchinolone wie Ciprofloxacin oder Cephalosporine der 3. Generation).

Krankheitsfolgen/Komplikationen: 1–3 Wochen nach der Erkrankung können reaktive Arthritis und Erythema nodosum auftreten.

Epidemiologie: Übertragungen von Mensch zu Mensch kommen i.d.R. nicht vor.

Prophylaxe:
- Tätigkeits- und Beschäftigungsverbote für Personen, die an einer infektiösen Gastroenteritis erkrankt oder dessen verdächtig sind.

Meldepflicht:
- Namentliche Meldung bei direktem oder indirektem Erregernachweis.

Yersinia pseudotuberculosis

Steckbrief:
- pleomorphes, kurzes oder kokkoides Stäbchen
- bildet keine Sporen
- bildet bei Wachstumstemperaturen unter 30 °C Geißeln aus
- lässt sich durch spezielle Stoffwechselleistungen von anderen Yersinien unterscheiden.

Klinik: Lymphadenitis mesenterica mit pseudoappendizitischer (seltener enterischer) Verlaufsform.

Pathogenese: Die Infektion erfolgt sehr wahrscheinlich **oral**. Natürlicher Wirt sind i.d.R. Ratten, aber auch andere Säugetiere und Vögel, bei denen der Erreger ein tuberkuloseähnliches Krankheitsbild hervorruft (daher die Namensgebung).
Die Erreger durchdringen das Epithel des Ileums in transzytotischen Vesikeln. In der Submukosa werden sie von Makrophagen aufgenommen und gelangen so in die regionären Lymphknoten.

Nachweis:
- Keimisolation aus Stuhl ist schwierig (erfolgt über spezielle Yersinia-Medien).
- Nachweis aus OP-Material i.d.R. einfach (z.B. Bunte Reihe zur Enterobacteriaceendiagnostik)
- Antikörper können nachgewiesen werden; ggf. zur Diagnostik bei Folgekrankheiten (z.B. reaktiver Arthritis) und retrospektiver Diagnosesicherung.

Therapie:
- nicht zwingend mit Antibiotika
- bei Komplikationen und Sepsis Einsatz von Antibiotika je nach Resistenzen des Erregers.

Epidemiologie: Nur sehr geringes Vorkommen.

Sonstige Enterobacteriaceae

In **Tab. 11.4** sind weitere humanpathogene Enterobacteriaceae aufgeführt. Die wichtigsten davon werden im Folgenden kurz erwähnt.

Enterobacter

Steckbrief:
- gramnegatives, peritrich begeißeltes Stäbchen
- kann Zitrat als alleinige Kohlenstoffquelle verwerten; kann Laktose vergären
- Kapselbildung möglich.
- besitzt eine induzierbare AmpC-β-Laktamase (Gefahr der Resistenzbildung)

Klassifikation: Die Gattung Enterobacter ist inhomogen. Die wichtigsten Vertreter sind **Enterobacter cloacae, E. aerogenes**, sowie **E. sakazakii** (neue Klassifikation: **Cronobacter sakazakii**).

Pathogenese und Klinik:
- Enterobacter ist **fakultativ pathogen** und häufig bei **nosokomialen Infektionen**.
- Enterobacter/**Cronobacter sakazakii** verursacht als opportunistisches Pathogen Meningitis, nekrotisierende Enterokolitis und Septikämie bei **Neonaten** und **Frühgeborenen** mit niedrigem Geburtsgewicht.
- **Prädisposition** muss i.d.R. vorhanden sein.

Nachweis: In Kultur, i.d.R. problemlos. Endgültige Diagnose mit der Bunten Reihe und MALDI-TOF MS.

Therapie:
- gegen Aminopenicilline und ältere Cephalosporine sind natürliche Resistenzen vorhanden
- Cephalosporine der 3. oder 4. Generation (Cefepim),
- Empfindlichkeitsprüfung notwendig.

Klebsiella

Steckbrief: Gramnegative, sporenlose, unbewegliche Stäbchen mit Kapsel.

Klassifikation: Die wichtigsten humanpathogenen Vertreter sind **Klebsiella pneumoniae** und **Klebsiella oxytoca**.

Pathogenese und Klinik:
- **fakultativ pathogen:** Friedländer-Pneumonie (K. pneumoniae) bei Risikofaktoren, nosokomiale Infektionen wie beatmungsassoziierte Pneumonie, Sepsis, intraabdominelle Infektionen, Meningitis, vaskuläre Katheter- und chirurgische Wundinfektionen
- **Prädisposition** muss i.d.R. vorhanden sein.
- K. pneumoniae ist ein wichtiger **nosokomialer Infektionserreger** und Carbapenemasebildner (**KPC**, Kl.-pneumoniae-Carbapenemase) mit weltweiter Verbreitung.
- antibiotikaassoziierte **hämorrhagische Kolitis** durch **K. oxytoca**

Nachweis:
- mikrobiologische Aufbereitung von Rektalabstrich und ggf. Stuhlprobe
- erfolgt immer kulturell
- wächst auf Universalböden in schleimigen Kolonien (Abb. 11.6)
- endgültiger Nachweis über Bunte Reihe oder MALDI-TOF MS.

Therapie:
- „Problemkeime" mit natürlicher Resistenz gegen Benzylpenicillin (Penicillin G) und Aminopenicilline
- besitzen oft Multiresistenzen durch R-Plasmide
- sinnvolle Therapie erst nach Erregerisolation und Antibiogramm möglich
- effizient sind häufig betalaktamasefeste Breitspektrum-Betalaktamantibiotika wie die Carbapeneme Meropenem oder Imipenem.

Proteus

Steckbrief: Gramnegatives, sporenloses, durch peritriche Begeißelung sehr bewegliches Stäbchen.

Klassifikation: Die wichtigsten humanpathogenen Arten sind **Proteus mirabilis** (ampicillinempfindlich), **Proteus vulgaris** (ampicillinresistent) und **Proteus penneri**.

Pathogenese und Klinik:
- opportunistisch pathogener Keim
- wird bei vielen **nosokomialen Infektionen** isoliert
- verursacht Harnwegsinfektionen, Wundinfektionen, Septikämien, Infektionen des Respirationstrakts
- fördert durch starke Ureaseproduktion die Bildung von **Nierensteinen.**

Nachweis: Erfolgt kulturell, durch Bunte Reihe und MALDI-TOF MS. Typisch für das Wachstum auf festen Nährböden ist das **Schwärmverhalten** (es entstehen keine umschriebenen Kolonien).

Therapie:
- Breitspektrumantibiotika wie Piperacillin/Tazobactam oder Cephalosporine wie Ceftriaxon oder Cefotaxim
- natürliche Resistenz gegen Colistin, Tetrazykline und Nitrofurantoin.

Serratia

Steckbrief:
- gramnegatives, sporenloses, peritrich begeißeltes Stäbchen
- besitzt eine induzierbare AmpC-β-Laktamase (Gefahr der Resistenzbildung)
- besonderes Kennzeichen: produziert DNAse.

Klassifikation: Die humanmedizinisch wichtigsten Arten sind **Serratia marcescens** und **Serratia liquefasciens**.

Pathogenese und Klinik:
- Serratia ist opportunistisch pathogen.
- Gefürchteter Erreger **nosokomialer Infektionen:** Harnwegsinfektionen, Sepsis, Meningitis, Endokarditis, Osteomyelitis und Wundinfektionen.

Nachweis:
- erfolgt immer in Kultur, Bunte Reihe und MALDI-TOF MS.
- Kennzeichen der Kulturen ist ein rotes Pigment (**Prodigiosin**), welches die Kolonien auf kohlenhydrathaltigen Nährböden wie Blutstropfen aussehen lässt (**Hostienwunder**; Abb. 11.7).

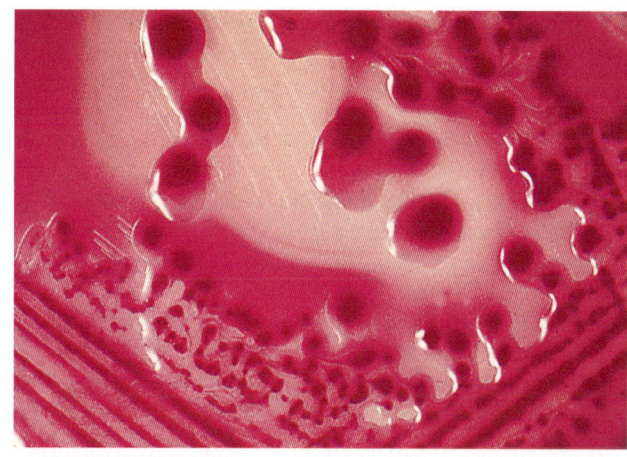

Abb. 11.6 Klebsiella pneumoniae. Wachstum auf Nährböden in typischen schleimigen Kolonien. [aus Hof, Dörries, Duale Reihe Mikrobiologie, Thieme 2009]

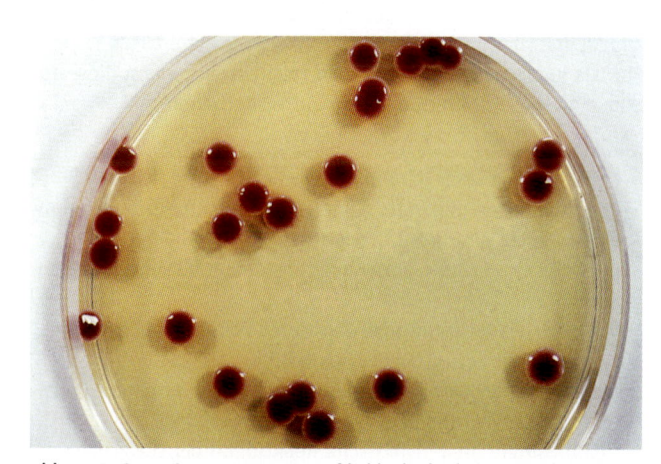

Abb. 11.7 Serratia marcescens. Auf kohlenhydrathaltigen Nährböden sehen die Kolonien aus wie Blutstropfen. [aus Hof, Dörries, Duale Reihe Mikrobiologie, Thieme 2009]

Therapie:
- Viele Serratia-Stämme sind resistent gegen zahlreiche Cephalosporine.
- Cephalosporine der 3. oder 4. Generation (Cefepim)
- Empfindlichkeitsprüfung notwendig.

PRÜFUNGSHIGHLIGHTS

- ! **Yersinia pseudotuberculosis** (und Y. enterocolitica) verursachen u. a. eine **Lymphadenitis mesenterica**, die einen **pseudoappendizitischen** Verlauf nehmen und so eine akute Appendizitis vortäuschen kann.
- Yersinia enterocolitica:
  - ! Bei **kompliziertem Verlauf** der Yersiniose ggf. Antibiose mit z. B. **Ciprofloxacin**.
  - ! **namentliche Meldepflicht** bei direktem oder indirektem Erregernachweis.
- ! Ein Screening auf ESBL-Bildner zum Nachweis von **Klebsiella pneumoniae** erfolgt am besten über **Rektalabstrich** und ggf. **Stuhlprobe**.
- !! **Carbapeneme** (Imipenem, Meropenem) sind die Antibiotika der Wahl bei Infektionen mit multiplen Bakterien, wie **ESBL-bildenden E. coli** und **Klebsiella pneumoniae**.

11.3.2 Weitere gramnegative Stäbchen

Pseudomonas aeruginosa

Steckbrief:
- gramnegatives, sporenloses, polar begeißeltes, strikt aerobes Bakterium
- typischer **Nass- oder Pfützenkeim** (kann sogar in entionisiertem Wasser nachweisbar sein)
- bildet eine Haut (**Kahmhaut**) auf der Oberfläche von Flüssigkulturen
- süßlich-aromatischer **Geruch** (kann am Krankenbett zur Diagnose benutzt werden)
- kann **kleine Kolonievarianten** (SCV) und **Biofilm** bilden
- bildet eine **β-Hämolyse** aus.

Pathogenese: Kann invasiv lokale Entzündungen hervorrufen, aber auch bis zur Sepsis und – bei Produktion von Exotoxinen – zu systemischen Folgen führen.
Pathogenitätsfaktoren sind Endotoxin LPS, die Schleimschicht aus Alginat (Biofilm) und Exotoxin A, welche zytotoxisch wirken. Für das klinische Erscheinungsbild reicht es aus, wenn diese Toxine eine ständige Immunabwehr aufrechterhalten.

Klinik:
- **Otitis externa** nach Schwimmbadbesuch
- oberflächliche **Follikulitis** nach Schwimmbadbesuch (**Pseudomonas- oder Whirlpool-Dermatitis**)
- Infektion von **Brandwunden** und postoperative **Wundinfektionen**
- Infektion des **Respirationstrakts** durch kontaminierte Geräte
- **Lungeninfekt** bei zystischer Fibrose
- rezidivierende **Harnwegsinfekte** nach medizinischen Eingriffen/Katheterisierungen
- toxinbedingte **anaphlyaktische Reaktionen** bei Dialysepatienten
- **Endokarditiden** und **Septikämien**, oft bei Drogenabhängigen
- Pseudomonas aeruginosa gehört zusammen mit Enterobacteriaceae am ehesten zu den möglichen Erregern einer **spät auftretenden nosokomialen Pneumonie**.

Therapie: Sehr unempfindlich oder gar resistent gegen viele Antibiotika (z. B. resistent gegen alle Penicilline außer Piperacillin und Ticarcillin), gegen alle Cephalosporine außer der Gruppe 3b (Ceftazidim) und Gruppe 4 (Cefepim) oder das neue Ceftolozan. Resistent gegen Ertapenem und Tigecyclin. Reserveantibiotikum: Amikacin, Colistin.
Bei schwerwiegenden Erkrankungen Kombinationen aus **β-Laktamen** und **Aminoglykosiden** oder **Ciprofloxacin**. Im Einzelfall sollte nach **Antibiogramm** behandelt werden.

Prophylaxe: Pseudomonaden rufen typische Hospitalinfektionen hervor. Daher ist eine sorgfältige Desinfektion nötig.

> **PRAXIS** Wichtig ist die gründliche und regelmäßige Desinfektion von Geräten (z. B. Dialyse- oder Beatmungsgeräte), am besten durch Auseinanderbauen. Thermische Desinfektion ist dabei immer effizienter als chemische.

Stenotrophomonas maltophilia

Steckbrief:
- Stenotrophomonas maltophilia ist ein aerobes, gramnegatives Stäbchen
- ubiquitär in der Natur (Gewässer, Boden, Pflanzen, Tiere)
- häufig auch in der **Normalflora** des Menschen vorkommend
- kann **Biofilme** bilden

Pathogenese: Niedrig virulent und häufig nur Kolonisation von Körperflüssigkeiten und Sekreten, nosokomial erworben über Wasser, Vernebeler, Dialysat oder kontamierte Desinfektionsmittel. Riskofaktoren für Infektion notwendig: Fremdkörper (Katheter), Neutropenie, Breitspektrumantibiotika (natürlich carbapenemresistent) bei kritisch kranken Patienten, Zystische Fibrose (CF).

Klinik: Respiratorische Infektionen, Wundinfektionen, Katheterinfektionen etc. Häufiger nosokomialer Erreger.

Nachweis: Kulturell aus Blut, Liquor, BAL.

Therapie: Stenotrophomonas ist gegen viele Antibiotika resistent. Als Mittel der Wahl gilt Cotrimoxazol.

Prophylaxe:
- Umsichtiger Umgang mit Carbapenemen.
- Anwendung der üblichen Hygienemaßnahmen wie Händedesinfektion

Brucella

Steckbrief:
- gramnegatives, sehr kleines, kokkoides, unbewegliches, pleomorphes Stäbchen
- intrazelluläres Pathogen, kann in Phagozyten replizieren
- empfindlich gegen Hitze und Desinfektionsmittel.

Klassifikation: 4 Arten sind humanpathogen (**Tab. 11.8**). Die Gattung Brucella ist monospezifisch, aufgrund von Wirtsspezifität, Pathogenität und Tradition wird die namensspezifische Klassifikation aber beibehalten.

Klinik: **Fieber** (40 °C) als Febris undulans, generalisierte Lymphadenopathie, **Hepatosplenomegalie.** Je nach Ausmaß und Lokalisation des Organbefalls **Osteomyelitis**, Meningoenzephalitis, Nephritis, Endokarditis, Pneumonie, Orchitis, Plazentitis (kann zum Abort führen). Manchmal jahrelange Chronifizierung.

Pathogenese: Infektion erfolgt über direkten oder indirekten Kontakt mit den kranken Tieren (**Anthropozoonose**). Eine Übertragung von Mensch zu Mensch kommt i. d. R. nicht vor. Nach einer lokalen Entzündung wird der Erreger in die regionären Lymphknoten transportiert. Dann hämatogene Streuung und Organbefall. Im Organ entstehen typische, nichtverkäsende **Granulome**.

Tab. 11.8 Klassifizierung der Gattung Brucella

Erreger	Krankheit	Überträger
Brucella abortus	Morbus Bang	Rind
Brucella melitensis	Maltafieber	Ziege, Schaf, seltener Rind
Brucella suis	Brucellose	Schwein
Brucella canis	Brucellose	Hund

Nachweis: Kulturell aus Blut, Lymphknoten, Knochenmark, Plazenta; Identifizierung durch Bunte Reihe und MALDI-TOF MS. Auch serologischer Nachweis mit spezifischen Antikörpern möglich (frühestens 2 Wochen nach Infektion), PCR.

Therapie: Als Therapie wird eine Kombination aus Doxycyclin und Rifampicin (oder Aminoglykosid, Streptomycin oder Gentamicin) für 6–12 Wochen empfohlen, alternativ Cotrimoxazol mit Rifampicin.

Epidemiologie: Brucella kommt weltweit vor und ist ein hochkontagiöser Erreger. Die Keime sind in unpasteurisierter Milch und Milchprodukten wochenlang lebensfähig.

Prophylaxe: Infizierte Tiere aus Nutztierbeständen entfernen. Keine unpasteurisierte Milch und Milchprodukte verwenden.

Meldepflicht: Der Nachweis von Brucella ist **meldepflichtig**.

Legionella

Steckbrief:
- schwach anfärbbare, kurze bis filamentöse, i. d. R. bewegliche, aerobe, gramnegtive Stäbchen
- können Zucker weder fermentativ noch oxidativ verwerten
- Erreger der **Legionellosen**.

Klassifikation: Bis heute kennt man über 50 Legionellaarten. Alle Legionellen sind potenziell humanpathogen. Für etwa 90 % aller Erkrankungen ist **Legionella pneumophila** verantwortlich. Von den 16 Serogruppen von L. pneumophila hat Serogruppe 1 die größte Bedeutung. Sie verursacht die Legionärskrankheit und das harmlosere Pontiac-Fieber. **L. micdadei** befällt vor allem immungeschwächte Patienten und verursacht dort die Pittsburgh-Pneumonie.

Klinik: Legionärskrankheit (atypische Pneumonie), Pontiac-Fieber, Pittsburgh-Pneumonie.

Pathogenese und Virulenzfaktoren: Die Infektion erfolgt über **Inhalation** von keimhaltigen Tröpfchen. Die Legionellen vermehren sich in **Makrophagen**. Sie bilden Proteasen und Phospholipase, welche **Surfactant** spalten kann. Immungeschwächte Menschen sind besonders stark gefährdet, da ein intaktes **Immunsystem** für die Bekämpfung entscheidend ist.

Nachweis: Kulturell (**Abb. 11.8**), Identifikation durch Bunte Reihe, MALDI-TOF MS oder 16S-RNA-Sequenzierung. Zur Kultivierung sind spezielle Legionellenmedien erforderlich. Die genaue Serotypbestimmung ist schwierig. In der Akutphase **Antigennachweis im Urin** (nur für L. pneumophila Serogruppe 1) PCR aus respiratorischem Material. **Antikörper** im Serum können erst nach der Akutphase retrospektiv nachgewiesen werden. Für die Diagnose ist der Titeranstieg bedeutsam.

Therapie: Levofloxacin in maximaler Dosierung gilt als Mittel der Wahl. Neuere Makrolidantibiotika (z. B. Azithromycin, Clarithromczin) besitzen ebenfalls gute Wirkung.

Krankheitsfolgen: Bei Infektion mit L. pneumophila ist bei rechtzeitiger und wirksamer Therapie die Letalität bei Immungesunden < 15 %, bei Immunsupprimierten allerdings immer noch hoch.

Epidemiologie: Legionellen leben in natürlichen Feuchtbereichen im 5–25 °C warmen Wasser. Sie können aus zahlreichen Warmwasseranlagen (z. B. Krankenhäuser, Privathaushalte, Schwimmbäder, Klimaanlagen) isoliert werden. Bei 60 °C werden sie inaktiviert.

Prophylaxe: Warmwassersysteme von 60–70 °C sind unbedenklich. Chlorierung von Wasser im Schwimmbad inaktiviert die Legionellen ebenfalls.

Meldepflicht: Der direkte oder indirekte Nachweis von Legionella spp. ist namentlich meldepflichtig.

> **PRÜFUNGSHIGHLIGHTS**
>
> **Pseudomonas aeruginosa**
> - !! aerobes, gramnegatives Bakterium; typischer Nass- oder Pfützenkeim. Infektion des Respirationstrakts kann durch kontaminierte Geräte erfolgen (z. B. Vernebelungssysteme oder Beatmungsgeräte).
> - ! Pseudomonas- oder Whirlpool-Dermatitis: starker Juckreiz, stammbetontes, makulopapulöses Exanthem
> - ! ist gegen eine Vielzahl von Antibiotika resistent, darunter alle Penicilline außer Piperacillin und alle Cephalosporine außer der Gruppe 3b (z. B. Ceftazidim)
>
> **Stenotrophomonas**
> - ! Stenotrophomonas maltophilia ist gegen viele β-Laktame resistent, einschließlich der Carbapeneme.
>
> **Legionellen**
> - !!! leben im 5–25 °C warmen Wasser, also z. B. auch in Warmwasseranlagen von Schwimmbädern oder Klimaanlagen
> - !! Der Nachweis von Legionellen erfolgt in Kultur auf Spezialmedien, in der Akutphase auch Antigennachweis im Urin.

Haemophilus

Steckbrief:
- zarte, pleomorphe, kokkoide, unbewegliche, sporenlose, fakultativ anaerobe, oft bekapselte, gramnegative Stäbchen
- benötigen für das Wachstum bestimmte Wachstumsfaktoren aus dem Blut.

Klassifikation: Siehe **Tab. 11.9**.

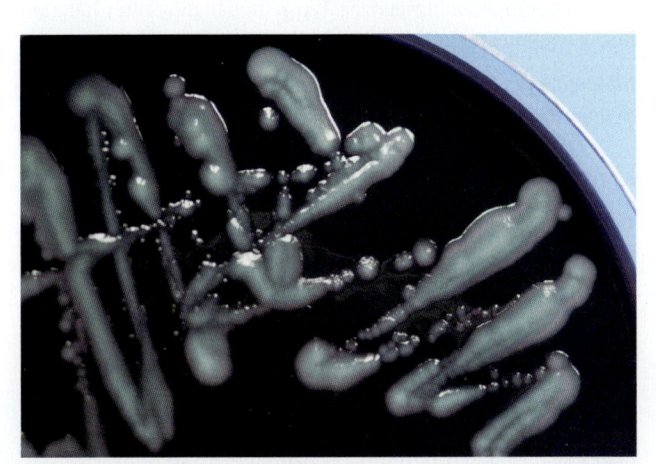

Abb. 11.8 Legionella pneumophila. Kolonien auf BCYE-Agar. [aus Hof, Dörries, Duale Reihe Mikrobiologie, Thieme 2009]

Tab. 11.9 Humanpathogene Vertreter der Gattung Haemophilus*

Art	verursachte Erkrankung	Bemerkungen
H. aegypticus	Infektiöse Konjunktivitis, Purpura-Fieber	Vorkommen in Nordafrika
Aggregatibacter (H.) aphrophilus**	Wundinfektionen, Abszesse, Peridontalkrankheiten, systemisch: Endokarditis, Osteomyelitis	wird in Bisswunden als Erreger gefunden.
H. ducreyi	Ulcus molle	in Südafrika häufig, sonst selten
H. haemolyticus	Besiedler des Nasopharynx	apathogen
H. influenzae	Meningitis bei Kindern, chronische Bronchitis	Seit Einführung der Schutzimpfung im Säuglings- und Kleinkindalter gegen Kapseltyp b (Hib) Rückgang der invasiven Hib-Erkrankungen > 90 %
H. parahaemolyticus	Infektionen der Mundhöhle, systemisch: Endokarditis	–
H. parainfluenzae	selten Endokarditis	–
Aggregatibacter (H.) segnis**	Wundinfektionen, Abszesse, Peridontalkrankheiten, systemisch: Endokarditis, Osteomyelitis	–

* (nach Hof, Dörries, Duale Reihe Mikrobiologie, Thieme 2009)
** seit 2006 im Genus Aggregatibacter zusammen mit Aggregatibacter (Actinobacillus) actinomycetemcomitans

Haemophilus influenzae

Steckbrief:
- kleines, zartes, unbewegliches, fakultativ anaerobes, oft bekapseltes Stäbchen
- Unbekapselte Stämme können Fäden oder Ketten bilden.
- benötigt Hämin und NAD zum Wachstum. Zeigt in der Nachbarschaft von anderen Bakterien, die diese Faktoren freisetzen, das sog. Ammenphänomen (**Abb. 11.9**).

Klassifikation: Man unterscheidet die Serotypen a bis f, entsprechend dem Aufbau des Kapselpolysaccharids. Serotyp b ist mit 95 % aller schweren Haemophilus-Infektionen der bedeutendste.

Klinik: Meningitis, akute Epiglottitis, Sinusitis, Otitis media, Osteomyelitis, Perikarditis, OPSI (overwhelming postsplenectomy infection), Beteiligung bei COPD, Raucherhusten, chronischer Bronchitis, Endokarditis (selten).

Pathogenese: H. influenzae kommt in der Schleimhaut der oberen Lungenwege vor. Die Kapsel ist der wichtigste Pathogenitätsfaktor. Außerdem spielt eine IgA-Protease eine wichtige Rolle, die die Immunabwehr der Schleimhaut schwächt.

Nachweis: Kulturell auf Kochblutagar oder zusammen mit Staph. aureus als Amme (**Abb. 11.9**) durch Bunte Reihe oder MALDI-TOF MS. Antigennachweis in Nativliquor. Nukleinsäure-Nachweis mit PCR aus Liquor oder Blut.

Therapie: Frühzeitiger Beginn ist wichtig. Mittel der Wahl ist Ampicillin, bei Resistenzen (< 10 % β-Laktamasebildung in Deutschland) mit β-Laktamase-Hemmer kombiniert oder Cephalosporine der 2., bei Meningitis immer der 3. Generation.

Krankheitsfolgen: Kinder mit unbehandelter Meningitis sterben zu ca. 80 %, bei Behandlung zu 10–20 %. 30 % der Kinder, die eine Meningitis überstanden haben, haben neurologische Schäden.

Epidemiologie: Unbekapselte Stämme gehören zur Normalflora des Menschen. Erkrankungen durch bekapselte Stämme werden durch Tröpfcheninfektion übertragen. Sowohl kranke als auch gesunde Keimträger können eine Infektion auslösen. Etwa 1–5 % der Bevölkerung sind Keimträger.

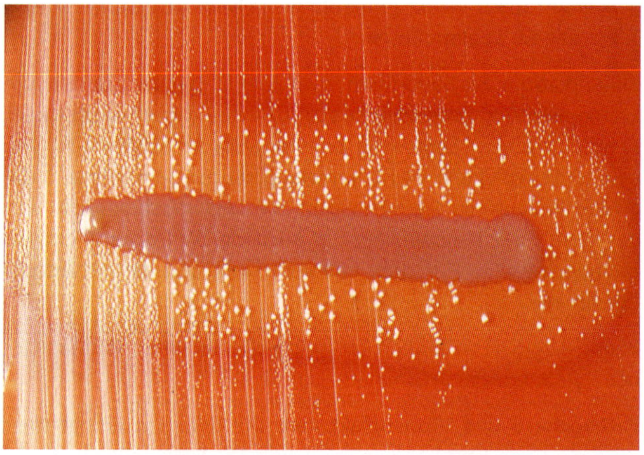

Abb. 11.9 **Haemophilus influenzae.** In der Nachbarschaft von Staph. aureus (Querstrich) zeigt H. influenzae deutliches Wachstum in Form von größeren Satellitenkolonien. [aus Hof, Dörries, Duale Reihe Mikrobiologie, Thieme 2009]

Prophylaxe: Aktive Schutzimpfung bei Kindern. Zur Chemoprophylaxe bei engen Kontaktpersonen oder zur Sanierung von Keimträgern eignet sich Rifampicin oder Ceftriaxon. Die Impfung gegen Haemophilus influenzae Typ B im Säuglingsalter hat zum Rückgang von Epiglottitiden und Meningitiden geführt.

Meldepflicht: Der Nachweis von Haemophilus influenzae ist **meldepflichtig**.

Haemophilus ducreyi

H. ducreyi ist der Erreger des **Ulcus molle** (Chancroid), einer ulzerösen Geschlechtskrankheit. Vorkommen hauptsächlich in Afrika, Asien, Lateinamerika und auf den Karibischen Inseln.

Die Diagnose wird nach dem klinischen Bild, dem mikroskopischen Bild des Erregers (bipolar gefärbte Stäbchen) bzw. durch PCR gestellt. Die Kultur mit supplementierten Spezialmedien ist Goldstandard, aber wenig sensitiv. Die Therapie erfolgt als Einzeldosis (Ciprofloxacin, Azithromycin oder Ceftriaxone) oder über einen längeren Zeitraum (Erythromycin, Ciprofloxacin).

Tab. 11.10 Virulenzfaktoren von Bordetella pertussis*

Faktor	Struktur	Funktion
filamentöses Hämagglutinin (FHA)	Adhäsionsprotein auf der Zelloberfläche, auch Sezernierung	Adhäsion an Epithelzellen mit Zilien, zusammen mit PT
Pertactin (PRN)	Membranprotein	Adhäsion
Fimbrien (FIM)	Zellwandproteine (Pili)	Adhäsion
Pertussistoxin (PT)	AB-Toxin, Hexamer aus 5 verschiedenen Untereinheiten	Adhäsion, zusammen mit FHA. Nach Adhäsion penetriert Teil A des Proteins durch die Zellwand und hemmt durch ADP-Ribosylierung von trimeren G-Proteinen die Zellfunktion.
Adenylatzyklasetoxin (ACT)	Protein mit Enzymfunktion	hemmt lokal die Effektorzellen der Immunabwehr durch Erhöhung der cAMP-Spiegel
tracheales Zytotoxin (TCT)	kleines Glykopeptid	Zilienhemmung
hitzelabiles Toxin (HLT)	Protein	vermutlich lokale Spasmen der glatten Muskulatur
Lipooligosaccharid (LOS)	–	wirkt lokal und systemisch als Pyrogen und setzt Zytokine frei

* (nach Hof, Dörries, Duale Reihe Mikrobiologie, Thieme 2009)

Bordetella

Steckbrief:
- Bordetellen sind kleine kokkoide oder ovoide, strikt aerobe, bekapselte, gramnegative Stäbchen.
- Die beiden humanpathogenen Arten sind unbeweglich.

Klassifikation: Es gibt 2 wichtige humanpathogene Arten: **Bordetella pertussis** und **Bordetella parapertussis**. B. pertussis wird nach dem Protein seiner Fimbrien (FIM; Tab. 11.10) in verschiedene Serotypen eingeteilt.

Klinik: Keuchhusten (Pertussis).

Pathogenese: Bordetellen werden im Frühstadium der Krankheit (Stadium catarrhale) über Tröpfchen aus den Atemwegen übertragen. Ein Pertussistoxin wirkt lähmend auf die Zilienbewegung der Epithelzellen der Atemwege. Andere Toxine wirken lokal und systemisch. Eine Invasion in das Epithel ist selten.

Nachweis:
- In Kultur auf Spezialnährböden (**Bordet-Gengou-Blutagar**), durch Bunte Reihe oder MALDI-TOF MS. Die Arten lassen sich nur biochemisch, nicht aber morphologisch unterscheiden. Der kulturelle Nachweis gelingt nur im Frühstadium (**Stadium catarrhale**) der Krankheit aus nasopharyngealen Abstrichen.
- Nachweis durch PCR ist ebenfalls und einfacher möglich.
- Der serologische Nachweis ist frühestens beim Übergang ins Stadium convulsivum möglich. Zwischen der Antikörper-Antwort auf Impfung oder auf natürliche Infektion kann nicht unterschieden werden, so dass immer ein Antikörperanstieg durch eine zweite Serumprobe nachgewiesen werden sollte. IgM-Antikörper gegen Pertussis sind nicht aussagekräftig.
- In der Regel erfolgt die Diagnose klinisch.

Therapie: Makrolide sind Mittel der Wahl, alternativ Cotrimoxazol. Penicilline und Cephalosporine sind nicht geeignet! Antibiotika nur sinnvoll, solange Bordetellen ausgeschieden werden, d. h. am Ende der Inkubationszeit.

Krankheitsfolgen:
- Letalität bei 0,6%, betrifft in über 70% der Fälle Säuglinge im ersten halben Lebensjahr
- **Komplikationen**: Pneumokokken- oder Haemophilus-Pneumonien, Otitis media
- Bei starkem Husten kann es zur Ruptur von Kunjunktivalgefäßen kommen. Auch Aspirationspneumonie, Alveolarrupturen und ein Pneumothorax sind möglich.
- In 0,4% treten neurologische Schäden als Spätfolgen auf, insbesondere durch Hypoxämien.
- Die Krankheit verleiht eine nicht absolute Immunität (Zweiterkrankung prinzipiell möglich).

Epidemiologie: Keuchhusten kommt weltweit vor, zyklische Häufungen alle 3 bis 5 Jahre. Größte Morbidität und Mortalität bei Säuglingen. Zunahme der Erkrankung bei Jugendlichen und Erwachsenen, da die Immunität nicht lebenslang anhält.

Prophylaxe: Kinder, die älter als 3 Monate sind, sollten mit azellulärem Pertussisimpfstoff geimpft werden. In Deutschland gibt es eine **Kombinationsimpfung** mit Diphtherie, Tetanus, Polio, Haemophilus influenzae b und Hepatitis B.

An Pertussis erkrankte Personen dürfen in Gemeinschaftseinrichtungen keine Lehr-, Erziehungs-, Pflege-, Aufsichts- oder sonstigen Tätigkeiten ausüben bis nach ärztlichem Urteil eine Weiterverbreitung der Krankheit nicht mehr zu befürchten ist.

Chemoprophylaxe mit Makroliden nach Exposition so früh wie möglich ist sinnvoll (z. B. 10 Tage Erythromycin bei engen nichtimmunen Kontaktpersonen).

Meldepflicht: Krankheitsverdacht, Erkrankung sowie Tod an Pertussis und der indirekte oder direkte Nachweis von Bordetella pertussis oder Bordetella parapertussis sind namentlich zu melden.

Vibrio

Steckbrief: Vibrionen sind gramnegative, sporenlose, begeißelte, lebhaft bewegliche Stäbchen.

Klassifikation: Die Gattung Vibrio umfasst mehrere Hundert Arten. Klinisch relevant sind **Vibrio cholerae**, **Vibrio parahaemolyticus** und **Vibrio vulnificus**. Alle anderen humanpathogenen Vibrionen sind nur sehr selten Verursacher einer Infektionskrankheit. Sie kommen weltweit in über 10 °C warmem Meer- und Brackwasser vor.

Nachweis:
- kulturell auf Nährböden mit NaCl bzw. auf selektiven Nährmedien
- Bunte Reihe, MALDI-TOF MS, PCR, Agglutination.

Vibrio cholerae   TCBS-Agar

Steckbrief:
- gebogene, gramnegative, monotrich polar begeißelte Stäbchen (Abb. 11.10)
- besitzen eine hohe Alkalitoleranz
- Wachstum bis zu einem pH-Wert von 9.

Klassifikation: Innerhalb der Serogruppe O1 gibt es 3 Serotypen und 2 Biotypen. Die Serotypen sind in ihren klinischen und epidemiologischen Eigenschaften ähnlich. Die 2 Biotypen von V. cholerae O1 sind der „klassische" und „El Tor", wobei der Biotyp El Tor für die 7. Pandemie seit 1960 verantwortlich ist.

Pathogenese: Als Reservoir fungieren subklinisch infizierte Menschen. Die Infektion erfolgt immer **oral**. Eine Prädisposition (Grunderkrankung, Mangelernährung) spielt für den Ausbruch eine wichtige Rolle.

Der Erreger gelangt in den Dünndarm und bildet dort bei Vermehrung ein Enterotoxin. Ein Spaltprodukt des Enterotoxins (A_1-Protein) gelangt in die Mukosazelle und aktiviert dort die Adenylatzyklase, die die cAMP-Konzentration in der Zelle erhöht und dadurch **Hypersekretion von Elektrolyten und Wasser** in das Dünndarmlumen verursacht.

Klinik: Cholera.

Therapie: Symptomatische Behandlung durch **Ersatz des Wasser- und Elektrolytverlusts** entweder durch orale Rehydration oder parenterale Substitution.
Antibiotika (Chinolone) sind sekundär.

Krankheitsfolgen: Bei Nichtbehandlung beträgt die Letalität 50%.

Epidemiologie: Cholera kommt weltweit mit 3 bis 5 Millionen Fällen und ca. 100 000 Toten jährlich vor (Stand 10/2016). Sie ist eine Krankheit der Armen!
Die letzte Choleraepidemie in Deutschland gab es 1892. Seither nur kleine Ausbrüche in Italien und Spanien. Neuerdings auch Erkrankungen in Südamerika und Bangladesch.

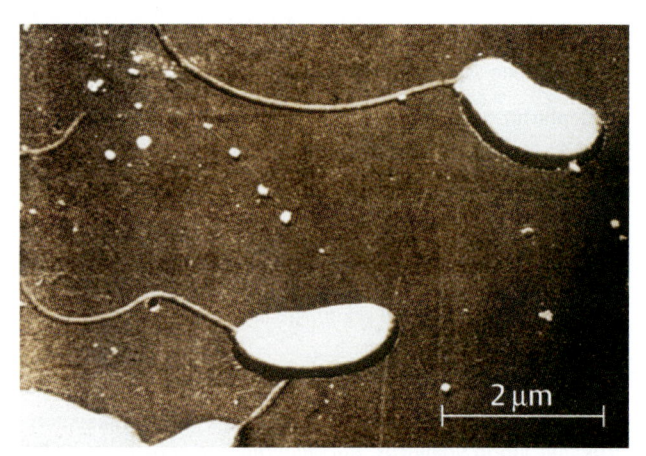

Abb. 11.10 Vibrio cholerae. Monotrich begeißeltes, gebogenes Stäbchen. [aus Kayser et al., Taschenlehrbuch Medizinische Mikrobiologie, Thieme 2010]

Prophylaxe:
- Aktuell sind zwei orale Impfungen mit inkompletter Protektion verfügbar. Empfohlen bei Aufenthalten in Infektionsgebieten, speziell bei aktuellen Ausbrüchen.
- Ansonsten sollte man kontaminationsverdächtige Flüssigkeiten (offene Limonaden, Trinkwasser usw.) und Speisen (ungegarte Meerestiere, ungeschälte Früchte, Salate) meiden.
- Tätigkeits- und Beschäftigungsverbote für Personen, die Cholera erkrankt oder dessen verdächtig sind oder Choleravibrionen ausscheiden.

Vibrio parahaemolyticus

V. parahaemolyticus tritt besonders in Japan auf.
Der Verzehr von ungegartem Fisch (z. B. Sushi) und Fleisch ist aus hygienischen Gründen nicht zu empfehlen, da eine Unterbrechung der Kühlkette für eine starke Vermehrung der Vibrionen sorgt. Erhitzen der Speisen schafft Abhilfe.

Der **Pathogenitätsfaktor** von V. parahaemolyticus ist ein Enterotoxin mit hämolytischer Wirkung (Kanagawa-Hämolysin). Die **Klinik** besteht in starkem Brechdurchfall, Fieber und Kopfschmerzen. Der **Nachweis** erfolgt aus dem Stuhl des Erkrankten (Wunden oder Blutkultur); Identifikation mit Bunter Reihe oder MALDI-TOF MS. Meist erfolgt Spontanheilung.

Die **Therapie** erfolgt bei Durchfall symptomatisch, bei Sepsis und Wundinfektion Doxycyclin plus Cephalosporin der 3. Generation oder Ciprofloxacin.

Vibrio vulnificus

V. vulnificus kommt in den Küstengewässern der Ozeane und in Brackwasser am Golf von Mexico und entlang der Ostküste und Westküste der USA vor (entweder lebensmittelassoziierte Gastroenteritis oder primäre Sepsis und schwere Wundinfektion bis zur nekrotisierenden Fasziitis). Vereinzelt auch in der Nord- und Ostsee und deutschen Badegewässern.
Nachweis und **Therapie** wie bei Vibrio parahaemolyticus (s. o.).

Campylobacter

Steckbrief: Campylobacter sind spiralig gekrümmte, gramnegative, bewegliche, sporenlose Stäbchen.

Klassifikation: Die Gattung Campylobacter besteht aus zahlreichen Arten. Die wichtigsten davon sind C. jejuni, C. coli und C. fetus. In der Regel dienen ihnen v. a. Geflügel und Haussäugetiere als Wirt.

Klinik: Enteritis. Als seltene Komplikation können ein Guillain-Barré-Syndrom sowie eine reaktive Arthritiden auftreten. Systemische Erkrankungen sind selten.

Pathogenese: Campylobacter bildet ein hitzelabiles Enterotoxin, das bei der Pathogenese eine Rolle spielen könnte. Kreuzreaktionen von Antikörpern gegen Oberflächenstrukturen des Erregers mit Gangliosiden des peripheren Nervensystems führen zum o. g. Guillain-Barré-Syndrom.

Nachweis:
- In Kultur auf Blutagar bei mikroaerophiler Atmosphäre, aus frischem Stuhl oder Rektalabstrich
- Bunte Reihe oder MALDI-TOF MS.

Therapie: Eine Antibiotikatherapie sollte bei akuter Campylobacterinfektion nicht durchgeführt werden. In schweren Fällen antimikrobielle Therapie mit einem Makrolid (Azithromycin) oder alternativ mit Ciprofloxacin.

Epidemiologie: Die Infektion erfolgt häufig durch kontaminierte Lebensmittel tierischen Ursprungs. Sie kommt häufig bei Kindern vor, v. a. im Sommer und Herbst. Auch Ansteckungen von Mensch zu Mensch sind möglich.

Prophylaxe: Erhitzen der Lebensmittel. Tätigkeits- und Beschäftigungsverbote für Personen, die einer infektiösen Gastroenteritis erkrankt oder dessen verdächtig sind.
Der Erregernachweis ist **meldepflichtig**.

Helicobacter

Steckbrief:
- Helicobacter ist ein S- oder U-förmiges, gramnegatives, mikroaerophiles Stäbchen.
- Es besitzt eine hohe Ureaseaktivität und ist schwierig zu isolieren.

Klassifikation: Der wichtigste Vertreter ist **Helicobacter pylori**.

Klinik: Helicobacter ist die Ursache der Antrumgastritis (**Gastritis Typ B**) und gilt als Wegbereiter für das **Ulcus duodeni und ventriculi**. Auch das Magenkarzinom und das gastrale Marginalzonen-B-Zell-Lymphom des MALT sind mit H. pylori assoziierte Erkrankungen.

Pathogenese: Siehe **Tab. 11.11**.

Nachweis: Der Nachweis ist mit invasiven und nichtinvasiven Methoden möglich (**Tab. 11.12**).

Therapie: Erstlinientherapie: **Tripletherapie** mit **Protonenpumpenhemmer** (PPI), **Clarithromycin** und **Metronidazol** bzw. **Amoxicillin** für 7–14 Tage oder „konkomittierende" Vierfachtherapie (PPI, Clarithromycin, Amoxicillin und Metronidazol) für 7 Tage. Nach Versagen einer Standard-Tripletherapie **Bismut-basierte Quadrupeltherapie** (PPI, Bismut-Kalium-Salz, Tetrazyklin, Metronidazol). Bei Kontraindikation oder Unverträglichkeit und nach Ausschluss einer Resistenz kann eine fluorochinolonhaltige Tripletherapie (PPI, Levofloxacin, Amoxicillin) durchgeführt werden.

Epidemiologie: Die Infektion mit H. pylori ist weit verbreitet. Sie führt aber nicht immer zu manifesten Erkrankungen. Allerdings ist eine Besiedelung mit Helicobacter pylori der wichtigste Risikofaktor für maligne Neoplasien des Magens.
Die primäre Resistenzlage in Europa bei Clarithromycin reicht von ca. 6 bis 35 %, Resistenzraten über 20 % werden in süd- und osteuropäischen Ländern beobachtet. Die primäre Metronidazolresistenz lag 2011–2012 in Deutschland bei 36 %.

Obligat anaerobe gramnegative Stäbchen

Steckbrief:
- Die obligat anaeroben gramnegativen Stäbchen (**Tab. 11.13**) sind eine sehr pleomorphe Gruppe von geraden oder gebogenen, meist unbeweglichen Stäbchen.
- Eine Kultur ist nur unter strenger Anaerobiose möglich und dauert mindestens 2 Tage.
- Anaerobier sind natürlich resistent gegen Aminoglykoside.

Tab. 11.11 Die wichtigsten Virulenzfaktoren von Helicobacter pylori und ihre Funktion

Virulenzfaktor	Bedeutung/Funktion
Geißeln	Annäherung an die Magenmukosa durch die Schleimschicht
Proteasen, Lipasen	Durchdringen der Schleimschicht
Adhäsine	Adhäsion an Mukosazellen
Urease	Neutralisierung der Magensäure durch Bildung von Ammoniumionen (garantiert dem Erreger das Überleben im sauren Milieu des Magens)
Zytokine (VacA)	Schädigung der Epithelzellen
Lipid A (Endotoxin)	wirkt inflammatorisch

Tab. 11.12 Nachweismöglichkeiten für Helicobacter pylori

Nachweismethode	Bemerkung
Histologie	Routinediagnostik am HE-gefärbten Präparat, ggf. Versilberung nach Warthin-Starry; histologischer Nachweis von H. pylori bei einer chronisch-aktiven Gastritis ist nahezu 100 % spezifisch und ausreichend für die Diagnose!
Kultur	lange Kulturzeit (5 Tage), für Routine ungeeignet, Voraussetzung für die Resistenzbestimmung bei Therapieversagen; positive Kultur 100 % spezifisch und ausreichend für die Diagnose!
Urease-Schnelltest	Spaltung von Harnstoff in NH_3 und CO_2 kann innerhalb von 20 min nachgewiesen werden
PCR	zuverlässig und schnell (aus Biopsie, aus Stuhl nicht etabliert), z. T. auch Resistenztestung möglich
Serologie	durch IgA-, IgG-Antikörper, keine Aussage, ob eine aktive Infektion vorliegt oder nicht: Der alleinige Antikörpernachweis gegen H. pylori genügt **nicht** für die Therapieentscheidung.
Atemtest	Nach Einnahme von ^{13}C-markiertem Harnstoff wird das entstandene $^{13}CO_2$ in der Atemluft gemessen.
Antigennachweis	erfolgt im Stuhl, empfindlich und spezifisch

Klassifikation: Die Vertreter dieser Gruppe gehören alle zur normalen Schleimhautflora des Menschen. Sie kommen in großer Zahl im Darm vor.

Klinik:
- fast ausschließlich endogene Mischinfektionen, mit subkutanem, chronischem Verlauf und häufig nekrotischen Abszessen
- Infektionen in ZNS, Mundhöhle, oberem und unterem Respirationstrakt, Bauchhöhle, Urogenitaltrakt. In diesen Gebieten auch Wundinfektionen nach Bisswunden oder Operationen.

Pathogenese: Infektionen erfolgen fast ausschließlich endogen durch die eigene Flora. Es gibt kaum Virulenzfaktoren. Die Erreger kommen fast immer zusammen mit anaeroben oder fakultativ anaeroben Keimen vor.

Nachweis: Immer in anaerober Kultur, Bunte Reihe oder MALDI-TOF MS, Gaschromatographie, 16S-rDNA-Sequenzierung.

Tab. 11.13 Die wichtigsten Gattungen der obligat anaeroben gramnegativen Stäbchen*

Name	Vorkommen/Bedeutung
Bacteroides	normale Darmflora; verursachen v. a. Peritonitis, intraabdominelle Abszesse, Leberabszesse
nicht pigmentierte Prevotella ssp. (P. oralis, P. buccalis, P. bivia u. a.)	im Urogenitaltrakt oder Oropharynx; verursacht chronische Otitis media und Sinusitis, Zahnabszesse, ulzerierende Gingivostomatitis, Infektionen im weiblichen Genitaltrakt, Hirnabszesse
pimentierte Prevotella ssp. (P. melaninogenica, P. intermedia, P. denticola u. a.)	normale Mundflora; verursacht Aspirationspneumonie, Lungenabszess, Pleuraempyem, Hirnabszesse
Porphyromonas	normale Mundflora; verursacht Zahnabszesse, Gingivostomatitis, Parodontitis, auch Infektionen des tiefen Respirationstrakts, Hirnabszesse
Fusobacterium	normale Mund- und Darmflora; verursacht Infektionen im orofazialen Bereich (Komplikation „**Lemierre Syndrom**": von oropharyngealer Infektion ausgehen, kompliziert durch septische Embolie und Thrombose der V. jugularis interna; häufig Fusobacterium necrophorum), in den tiefen Atemwegen und im Bauchraum (Peritonitis); ggf. beteiligt an Pathogenese Angina Plaut-Vincent

* (nach Kayser et al., Taschenlehrbuch Medizinische Mikrobiologie, Thieme 2010)

Therapie:
- bei nekrotischen Läsionen chirurgische Intervention
- Metronidazol, β-Laktam in Kombination mit β-Laktamase-Hemmer (Amoxicillin/Clavulansäure, Piperacillin/Tazobactam) oder Carbapenem
- Clindamycinresistenzen bei Bacteroides-fragilis-Gruppe ca. 60 %
- Resistenzprüfung nur in Ausnahmefällen nötig.

Epidemiologie: Infektionen gehen i. d. R. von der eigenen Flora aus. Exogene Infektionen können nach Bissverletzungen auftreten.

Prophylaxe: Zur Prävention postoperativer Infektionen **im Bauchraum** kann eine perioperative Chemoprophylaxe (z. B. Kombination mit Metronidazol) durchgeführt werden.

Meldepflicht: Gemäß § 7 IfSG ist der direkte von Listeria monocytogenes aus Blut, Liquor oder anderen normalerweise sterilen Materialien sowie aus Abstrichen von Neugeborenen, soweit er auf eine akute Infektion hinweist, namentlich zu melden.

> **PRÜFUNGSHIGHLIGHTS**
>
> – **Haemophilus influenzae**
>   – ! Durch eine **Impfung** gegen Haemophilus influenzae Typ B **im Säuglingsalter** kam es zum Rückgang von Epiglottitiden und Meningitiden.
>   – ! Als Therapie eignen sich u. a. Aminopenicillin oder **Cephalosporine**.
> – ! Eine Besiedelung mit **Helicobacter pylori** gilt als der wichtigste **Risikofaktor** für maligne Neoplasien des Magens.
> – ! Die wahrscheinlichste Ursache für eine Peritonitis ist eine Kombination aus **Bacteroides fragilis und Fusobacterium ssp.**

11.4 Sporenlose grampositive Stäbchen

11.4.1 Corynebakterien

Corynebakterien kommen weit verbreitet in der Umwelt vor. Einige Arten sind apathogene Haut- und Schleimhautbewohner. Medizinisch relevant ist **Corynebacterium diphtheriae** als Erreger der Diphtherie.

Corynebacterium diphtheriae

Steckbrief: C. diphtheriae ist ein schlankes, grampositives Stäbchen mit keulenförmigen Auftreibungen am Ende, die als Polkörperchen dargestellt werden können (Abb. 11.11).

Klassifikation: Es gibt 4 **Biotypen** (gravis, mitis, belfanti, intermedius) von C. diphtheriae. Die Unterscheidung hat klinisch keine Bedeutung. Die Virulenz des Diphtherieerregers wird durch das Diphtherietoxin bedingt. Auch **C. ulcerans** und **C. pseudotuberculosis** können das Diphtherietoxin produzieren.

Klinik: Diphtherie.

Pathogenese: C. diphtheriae bildet ein **Exotoxin** (codiert von einem Phagen), das aus 2 Untereinheiten A und B besteht. Fragment B bindet an die Zellmembran, Fragment A blockiert nach Eindringen die Proteinbiosynthese und verursacht so den Zelltod. Die Schwere der Krankheit hängt vom Typ der betroffenen Zelle ab.

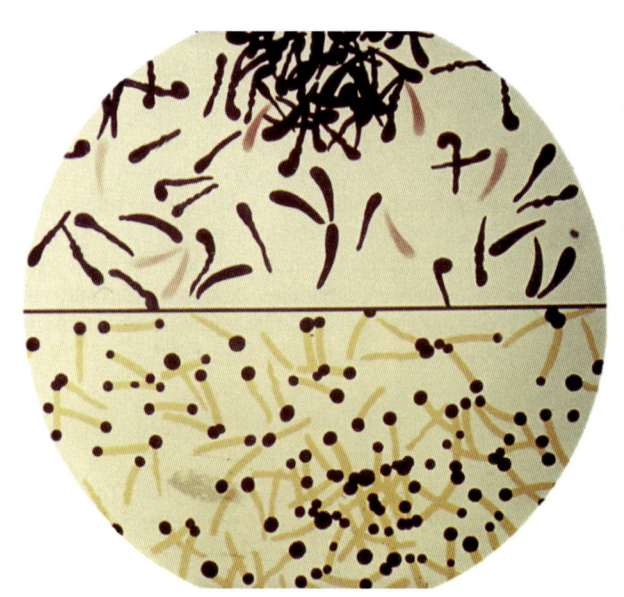

Abb. 11.11 **Corynebacterium diphtheriae.** Oben: Gram-Färbung. Unten: In der Neisser-Färbung erscheinen die Zellen gelb gefärbt, die für C. diphtheriae typischen Polkörperchen schwarz. [aus Hof, Dörries, Duale Reihe Mikrobiologie, Thieme 2009]

Gelangt das Toxin in die Blutbahn, entsteht eine **systemische Intoxikation**, die je nach Organbefall (Herz, Niere, Leber, Nerven) unterschiedlich schwer ausfällt.

Nachweis:
- Erst mikroskopisch, dann kulturell auf **Clauber-Medium**, welches Tellurit und den Indikator „Wasserblau" enthält. Dadurch erscheinen die Kulturen schwarzgrau mit blauem Hof.
- Identifikation durch Bunte Reihe oder MALDI-TOF MS
- Die Bildung der Keulenform wird in Reinkultur im **Löfflerserum** induziert. Die Polkörperchen lassen sich dann in der Neisser-Färbung nachweisen (**Abb. 11.11**).
- Das Gen des Toxins wird durch PCR nachgewiesen, Die Bildung des Toxins im **Immundiffusionstest nach Elek**. In diesem Test können durch die Ausbildung einer Präzipitationslinie zwischen Toxin und Antitoxin positive und negative Stämme bestimmt werden.

Therapie: An erster Stelle steht die **antitoxische Serumtherapie** (**Cave Immunserum vom Pferd:** Dabei muss mit anaphylaktischen Reaktionen gerechnet werden!). Ergänzend dazu **Penicillin** oder **Makrolide**.

Krankheitsfolgen:
- Die Letalität beträgt bis zu 20 %.
- Bei systemischer Intoxikation (s.o.) kann als Spätfolge durch toxisches Kreislaufversagen der Tod eintreten.
- Obstruktion der Atemwege (echter Krupp)
- Caesarenhals
- akutes Nierenversagen, Polyneuritis.

Epidemiologie: Die Übertragung erfolgt durch Tröpfchen- oder Schmierinfektion. In Mitteleuropa kommt am häufigsten die Rachendiphtherie, in den Tropen die Wunddiphtherie vor.

Prophylaxe: Aktive Immunisierung mit **Totimpfstoff**. Die antitoxische Immunität verhindert Erkrankungen, nicht aber eine Infektion bzw. Kolonisation.

Von der STIKO wird eine Grundimmunisierung im ersten halben Lebensjahr empfohlen, die dann bei Schuleintritt im 6. Lebensjahr und im Alter von 16–17 Jahren aufgefrischt wird. Außerdem wird die Diphtherieimpfung für alle Personen ohne ausreichenden Impfschutz empfohlen. **Erwachsene** sollen die nächste Diphtherieimpfung einmalig als **Tdap**-Kombinationsimpfung (mit Tetanus und Pertussis) erhalten.

Meldepflicht: Der Nachweis von Corynebacterium diphtheriae ist **meldepflichtig**, ebenso Krankheitsverdacht, Erkrankung an und Tod durch Diphtherie.

11.4.2 Listerien

Die Gattung Listeria umfasst 7 Arten, von denen aber nur **Listeria monocytogenes** sicher humanpathogen ist. Alle anderen gelten als apathogen, sind aber in der Umwelt weit verbreitet.

Listeria monocytogenes

Steckbrief:
- fakultativ anaerobes, grampositives, sporenloses Stäbchen
- bei 20 °C stark, bei 37 °C nicht beweglich
- wächst in einem Temperaturbereich von –0,4 °C bis 45 °C.

Klinik:
- Listeriose
- Eintrittsort und Immunstatus sind für die Ausprägung der klinischen Erscheinungen verantwortlich. Bei immunschwachen Patienten können **Septikämien** und **Menigoenzephalitiden** auftreten.
- Eine Infektion während der Schwangerschaft führt beim Fetus zu einer **Granulomatosis infantiseptica.** Je nach Zeitpunkt der Infektion wird ein Early-Onset in der 1. Lebenswoche von einem Late-Onset ab der 2. Lebenswoche unterschieden. Folgen können Abort, Frühgeburt, Septikämie, Meningitis oder geschädigtes Kind (konnatale Listeriose) sein.

Pathogenese: Listerien sind opportunistisch pathogen und vermehren sich intrazellulär. Sie können die Magenpassage überstehen, da sie relativ säureunempfindlich sind. Sie werden durch eine zellvermittelte Immunreaktion abgewehrt. Die Wirtsreaktion prägt das histologische Bild (Granulome). Bei Immunschwäche erfolgt keine Abwehr.

Nachweis: Beweisend ist nur der kulturelle Nachweis, ggf. durch Kälteanreicherung. Identifikation durch Bunte Reihe oder MALDI-TOF MS. Infizierte können den Erreger über den Stuhl über mehrere Monate hinweg ausscheiden. Im Lochialsekret sind Listerien bis zu 2 Wochen nachweisbar. Serologische Untersuchungen sind meist nicht erfolgreich.

Therapie: Ampicillin hochdosiert gilt als Mittel der Wahl; in schweren Fällen kombiniert mit einem Aminoglykosid, alternativ Cotrimoxazol für mindestens 3 Wochen. Bei Rhombenzephalitis oder Hirnabszess 6 Wochen, bei Endokarditis 4–6 Wochen. Cephalosporine haben keine Wirkung.

Epidemiologie: Übertragung i.d.R. oral, ausgehend von Lebensmitteln. Bei direktem Tierkontakt auch über die Haut und die Konjunktiven. Während der Schwangerschaft kann eine Infektion auch intrauterin erfolgen. Die Letalität liegt im Durchschnitt bei 7 %!

Prophylaxe: Keine spezifische Prophylaxe bzw. nur Expositionsprophylaxe möglich. Am besten Rohmilchprodukte meiden, besonders während der Schwangerschaft. Auch Wurstwaren, Räucherfisch, Meeresfrüchte, Eiscreme und rohes Gemüse wurden wiederholt als Infektionsquelle identifiziert.

Meldepflicht: Der direkte Nachweis von Listeria monocytogenes aus Blut, Liquor oder anderen normalerweise sterilen Materialien sowie aus Abstrichen von Neugeborenen, soweit er auf eine akute Infektion hinweist, ist namentlich zu melden.

> **PRÜFUNGSHIGHLIGHTS**
> - ! **Listerien** werden über **rohe Lebensmittel** (v. a. unpasteurisierte Milch und Rohmilchkäse) übertragen.
> - ! Durch die Infektion mit Listeria monocytogenes kann es bei immunschwachen Patienten zu **Menigoenzephalitiden** kommen.
> - ! Da Cephalosporine gegen Listerien nicht wirken, sind **Ampicilline** das Mittel der Wahl.

11.5 Sporenbildende Stäbchen

Sporenbildende Bakterien können als **stoffwechselinaktive Dauerform** (Endosporen) sehr lange Zeiten unter ungünstigen Bedingungen überleben. Die Endosporen sind **physikalisch** und **chemisch** extrem **widerstandsfähig** und gegen Austrocknung, Hitze (Kochen), Strahlung und Chemikalien (Desinfektionsmittel) weitgehend **resistent**.

Klassifikation: Es gibt 2 humanmedizinisch bedeutsame Gattungen, die Sporen bilden (**Tab. 11.14**).

Nachweis:
- Die Sporen können durch Färbungen nachgewiesen werden.
- In Kultur wachsen die Sporen unter entsprechenden Bedingungen wieder zu vegetativen Bakterien aus.

11.5.1 Bacillus

Steckbrief:
- plumpe, aerobe Stäbchen, die jeweils eine Endospore bilden
- in der Färbung i. d. R. grampositiv, wobei die Spore ausgespart bleibt.

Klassifikation: Die Gattung Bacillus umfasst zahlreiche Spezies, von denen nur **Bacillus anthracis** obligat humanpathogen ist. Die anderen sind in der Umwelt weit verbreitet, sind aber entweder nur fakultativ pathogen oder absolut apathogen.

Bacillus anthracis

Steckbrief:
- grampositives, sehr großes (bis zu 10 µm), unbewegliches Stäbchen
- Die Spore ist mittelständig, oval, stark lichtbrechend und jahrzehntelang im Erdboden überlebensfähig.
- Besitzt eine Kapsel aus Polyglutaminsäure, die wichtiger Pathogenitätsfaktor ist.

Klinik: Anthrax (Milzbrand).

Pathogenese: Die Infektion erfolgt über kranke Tiere bzw. kontaminierte tierische Produkte, auch über Inhalation sporenhaltiger Stäube. Die Kapsel der Bakterien schützt sie vor Phagozytose. Außerdem bilden sie ein Exotoxin.

Nachweis: Kulturell je nach Lokalisation aus Blut, Stuhl, Sputum, Identifikation mit Bunter Reihe, MALDI-TOF MS, PCR-Nachweis der Virulenzplasmide. Antikörperbasierter Antigennachweis (Kapsel, Sporen- und vegetatives Antigen). Die serologische Antikörperdiagnostik spielt eine sehr untergeordnete Rolle.

Therapie: Benzylpenicillin (Penicillin G), alternativ Chinolone (Ciprofloxacin, Levofloxacin), Doxycyclin.

Krankheitsfolgen: Letalität des Hautmilzbrandes (> 95 % der Fälle) ist gering (5–20 %), für Lungen- und Darmmilzbrand liegt sie bei nahezu 100 %.

Epidemiologie: In den Industrieländern ist diese Krankheit nahezu ausgestorben. B. anthracis gilt immer wieder als **potenzielle biologische Waffe**. Der Erreger ist extrem kontagiös. Vereinzelt kommen Anthraxfälle bei Drogenkonsumenten vor (**Injektions**anthrax).

Prophylaxe: Seit 2013 ist in Deutschland der amerikanische Impfstoff BioThrax zugelassen. Eine aktive Immunisierung ist für Personen mit hohem Risiko der Exposition gegenüber Milzbranderregern indiziert. Kontaktpersonen schützen sich durch stringente Schutzmaßnahmen (Handschuhe, Atemmasken, Schutzkleidung). Der Wildtyp-Erreger ist ein Organismus der Biologischen Schutzstufe (biosafety level) BLS 3. Das bedeutet, dass nur wenige Speziallabors damit arbeiten dürfen.

Raxibacumab ist ein monoklonaler Antikörper, der B.-anthracis-Toxine neutralisiert (lizenziert in USA), zur Behandlung von Inhalationsanthrax in Kombination mit Antibiotika.

Meldepflicht: Bereits der **Verdacht** auf eine Milzbranderkrankung ist **meldepflichtig** und erfordert schärfste Sicherheitsmaßnahmen, um eine Ausbreitung der Sporen zu verhindern.

11.5.2 Clostridium

Steckbrief: Clostridien sind sporenbildende, i. d. R. grampositive, anaerobe Stäbchen.

Klassifikation: Clostridien kommen ubiquitär im Erdboden vor. Manche Arten gehören zur normalen Darmflora. Medizinisch wichtig sind 4 Arten (**Tab. 11.15**).

Clostridium tetani

Steckbrief:
- längliches, peritrich begeißeltes, sehr bewegliches, grampositives Stäbchen
- in alten Kulturen manchmal gramnegativ
- Die Spore ist rund und bildet sich an einem terminalen Ende. Dies lässt das Bakterium wie einen Trommelschlägel aussehen (**Abb. 11.12**).

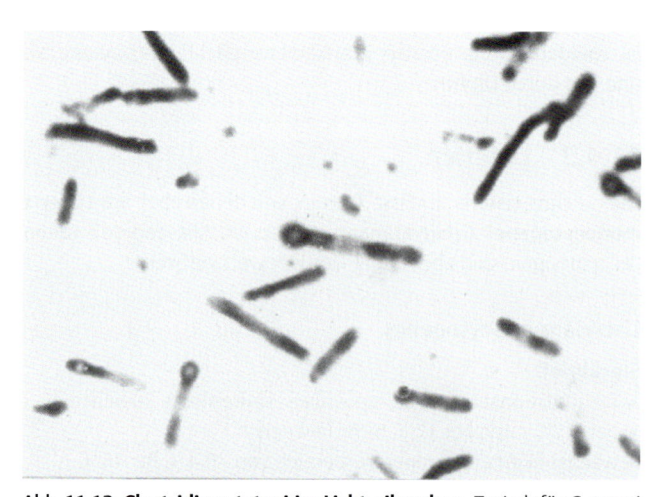

Abb. 11.12 Clostridium tetani im Lichtmikroskop. Typisch für C. tetani ist die Ausbildung einer terminalen Endospore, welche dem Erreger eine Trommelschlägel- oder Streichholzform gibt. [aus Hof, Dörries, Duale Reihe Mikrobiologie, Thieme 2009]

Tab. 11.14 Endosporenbildende Bakterien und deren humanmedizinische Bedeutung[*]

Gattung	Bedeutung
Bacillus (aerob)	Infektionserreger, Lebensmittelvergiftung, Bioterrorismus (Anthrax)
Clostridium (anaerob)	Infektionserreger, Lebensmittelvergiftung, nosokomiale Infektion (Clostridium difficile)

[*] (nach Hof, Dörries, Duale Reihe Mikrobiologie, Thieme 2009)

11.5 Sporenbildende Stäbchen

Tab. 11.15 Medizinisch relevante Arten von Clostridium und ihre Bedeutung

Art	Bedeutung
C. tetani	Erreger des Tetanus
C. botulinum	Erreger des Botulismus
C. perfringens	Erreger von Gasbrand und Gasödem, Lebensmittelvergiftung
C. difficile	Erreger der C.-difficile-Infektion (CDI)

Klinik: Tetanus (Wundstarrkrampf), Neugeborenentetanus.

Pathogenese: Die Sporen müssen tief in eine Wunde gelangen und dort unter anaeroben Bedingungen auskeimen. Dabei bilden sie das starke Neurotoxin **Tetanospasmin**. Das Toxin wird entweder retrograd entlang der Neurone oder über das Blut ins ZNS transportiert. Dort bindet es an Vorderhornzellen im Rückenmark und Hirnstamm. Es gelangt **nicht** in Klein- und Großhirn.

Die Wirkung des Toxins besteht in der Blockade der motorischen Endplatten durch Hemmung von Transmitterfreisetzung (Glycin und GABA). Außerdem hemmt es inhibitorische Synapsen in den spinalen Motoneuronen. Dadurch verursacht es eine **Übererregbarkeit der Muskulatur** durch äußere Reize und eine **Erhöhung des Muskeltonus** ohne Beeinträchtigung des Bewusstseins.

Nachweis:
- unter anaeroben Kulturbedingungen, der Erregernachweis gelingt meist nicht.
- Toxinnachweis kann in Spezialeinrichtungen mittels Neutralisationstest im Tierversuch (strenge Indikationsstellung) erfolgen.
- Diagnose erfolgt klinisch und anamnestisch, Antikörpernachweis ist klinisch irrelevant.

Therapie:
- Applikation des humanen Hyperimmunserums Tetanus-Immunglobulin (HTIG)
- als Antibiotika Metronidazol oder Penicillin
- chirurgische Wundtoilette
- intensivmedizinische Betreuung
- Sedierung und Gabe von Muskelrelaxanzien vom Curaretyp

Krankheitsfolgen: Letalität liegt bei generalisierter Form bei moderner Intensivtherapie zwischen 10 und 20%. Bei lokalisiertem Tetanus ca. 1,5%.

Epidemiologie: Inzidenz in den Industrieländern gering, in Entwicklungsländern wesentlich höher.

Prophylaxe: Aktive Schutzimpfung mit Totimpfstoff beginnend nach Vollendung des 2. Lebensmonats gemäß Impfkalender. Impfung bei allen Personen mit fehlender oder unvollständiger Grundimmunisierung oder wenn die letzte Grundimmunisierung oder die letzte Auffrischimpfung länger als 10 Jahre zurückliegt (als Kombinationsimpfstoff mit Diphtherie und Pertussis).
- **bei Verletzungsfällen:** aktive Auffrischungsimpfung, wenn die letzte Impfung mehr als 5 Jahre zurückliegt oder wenn die Anzahl der erhaltenen Tetanus-Impfdosen 3 unterschreitet.
- **bei unbekanntem Impfstatus, nur einer Impfung und nicht sauberer Wunde:** Tetanus-Immunglobulin simultan mit DTap/Tdap-Impfstoff.

Clostridium botulinum

Steckbrief:
- C. botulinum ist ein großes, grampositives, peritrich begeißeltes Stäbchen.
- Die Spore entsteht subterminal und lässt das Bakterium wie einen Tennisschläger aussehen.

Klassifikation: Die Klassifikation erfolgt nach dem Botulinumtoxintyp. Es gibt 7 verschiedene Typen (BTX-A bis -G). Für den Menschen sind Typ A, B, E und F wichtig.

Klinik: Botulismus.

Pathogenese:
- Beim **lebensmittelbedingten Botulismus** (bedeutendste Form des Botulismus) gelangen die Sporen beim Haltbarmachen von Lebensmitteln in ein anaerobes Milieu (**Konservendosen, Einweckgläser**, aber auch in das **Innere von Fleischwaren**). Dort keimen sie aus und bilden Toxine, die mit der Nahrung aufgenommen werden.
- Beim seltenen **Wundbotulismus** (vereinzelte Fälle von Wundbotulismus bei i.v. Drogenkonsum) gelangen die Sporen tief in die Wunde, keimen dort aus und bilden Toxine.
- Beim **Säuglingsbotulismus** („floppy child") werden die Sporen aufgenommen, die offensichtlich im Darm auskeimen und Toxine bilden können.

Botulinumtoxine (v.a. **Toxin A**) sind die stärksten bekannten Bakteriengifte. Bereits eine Dosis von 0,15 µg i.v. kann für den Menschen tödlich sein. Es ist ein **Neurotoxin** und hemmt die Acetylcholinfreisetzung an der motorischen Endplatte. Es kommt zu **Lähmungserscheinungen** und letztlich durch Paralyse der Atemmuskulatur zum Tod. Die medizinische Anwendung von Botulinumtoxin erfolgt in Deutschland für neurologische Indikationen und zur Behandlung von Falten.

Nachweis:
- kulturell unter strikt anaeroben Bedingungen, i.d.R. problemlos
- Wichtig ist der **Toxinnachweis** aus Serum, Erbrochenem oder asservierten Lebensmittelresten durch ELISA, MALDI-TOF MS oder im Tierversuch.
- Sequenzierung der 16S-rDNA, Nachweis des Toxingens durch PCR.

Therapie:
- Intensivmedizinische Betreuung
- möglichst früh (innerhalb von 48 Stunden nach Intoxikation) Gabe eines **polyvalenten Antitoxins** zur Neutralisierung freier Toxinmoleküle (**Cave:** Immunserum vom Pferd: Dabei muss mit anaphylaktischen Reaktionen gerechnet werden!)
- Antibiotika: Penicillin, alternativ Metronidazol

Krankheitsfolgen: Die Letalität liegt auch mit intensivmedizinischer Versorgung und Antitoxingabe bei 5–10%, beim Säuglingsbotulismus unter 1%.

Epidemiologie: In Deutschland relativ selten (weniger als 10 Fälle pro Jahr).

Prophylaxe: Ausreichend langes Kochen von Lebensmittel (Zerstörung des Toxins nach 1 min bei 85°C oder 5 min bei 80°C).

Meldepflicht: Bei Verdacht auf Botulismus, Erkrankung und Tod besteht **Meldepflicht**, genauso wie bei Toxin- und Erregernachweis, wenn ein Hinweis auf eine akute Erkrankung vorliegt.

Clostridium perfringens

Steckbrief:
- C. perfringens ist ein teils unbewegliches, bekapseltes, grampositives, sporenbildendes Stäbchen.
- Die Spore ist oval und bildet sich subterminal ohne Veränderung der Zellgestalt.

Klassifizierung: C. perfringens verursacht **Gasbrand** zusammen mit anderen Erregern seiner Gattung (C. perfringens, C. novyi, C. septicum, und C. histolyticum). Daneben verursacht C. **perfringens** auch bakterielle Lebensmittelvergiftungen und eine nekrotisierende Enterokolitis (**Enteritis necroticans**).

Klinik:
- **atoxische Infektion:** lokalisierte, eitrige **Entzündung**, kann fast alle Organe erfassen. **Clostridien-Zellulitis**.
- **Gasbrand/Gasödem:** mit **Toxinämie** und aggressiver **clostridialer Myonekrose**. Sonderform: **Enteritis necroticans** (Darmbrand; Cl. perfringens Typ C, endemisch in Südostasien). Inkubationszeit 5 h, nach weiteren 5 h kann bereits der Tod eintreten.
- **Lebensmittelvergiftung:** Eine sehr hohe Keimzahl in Lebensmitteln kann zu einer Intoxikation mit Toxin A führen.

Pathogenese:
- Die Sporen keimen unter anaeroben Bedingungen aus und bilden nekrotisierende Toxine. Nekrotisches Gewebe dient als Nährstoff, wobei CO_2 entsteht.
- **Exogene Infektionen** resultieren immer aus erdverschmutzten Wunden. **Endogene Infektionen** beginnen meist im Darm, v. a. bei Patienten mit Kolonkarzinom, anderen Grundkrankheiten oder einer Immunschwäche.
- Bei C. perfringens lassen sich 5 Serotypen unterscheiden (A–E). Durch Bildung verschiedener Toxine können weitere Subtypen spezifiziert werden. Die für den Menschen pathogenen Typen sind **Typ A** und **Typ C**.
- Die vier großen letalen Toxine sind α-Toxin (Lecithinase), β-Toxin, ε-Toxin und ι-Toxin.

Nachweis:
- Die Diagnose muss klinisch gestellt werden, da die Anzucht des Erregers nicht abgewartet werden kann (Cl. perfringens mit Doppelzonenhämolyse).
- kulturelle Anzucht, MALDI-TOF MS oder Bunte Reihe
- Mikroskopischer Direktnachweis hinweisend (plumpe, ziegelsteinförmige grampositive Stäbchen, „boxcar").

Therapie: Intensivmedizinische Versorgung, dringlich **chirurgische Intervention/Débridement** mit weiter Eröffnung, damit Sauerstoff eintreten kann. Antibiotische Therapie der Wahl: hochdosiert **Penicillin** in Kombination mit **Clindamycin**. Ggf. hyperbare Sauerstofftherapie (kontrovers, nicht sicher empfohlen).

Krankheitsfolgen: Bei optimaler Therapie liegt die Letalität bei 20–30 %, bei Stammbeteiligung bis 60 %, ohne Behandlung bei 100 %. Evtl. muss amputiert werden. Bakteriämien in ca. 15 % der Fälle, häufig mit schneller intravaskulärer Hämolyse, Schock und Multiorganversagen als Komplikation und Letalität > 50 %.

Epidemiologie: Die Krankheit ist selten.

Prophylaxe: Sterile, atraumatische Wundversorgung, sterile Operationstechnik.

Clostridium difficile

Steckbrief:
- grampositives, sporenbildendes, peritrich begeißeltes, bewegliches Stäbchen
- Die ovale Spore wird subterminal oder terminal gebildet.

Klinik: Clostridium-difficile-Infektion (**CDI**, synonym C.-difficile-assoziierte Diarrhö, CDAD), pseudomembranöse Kolitis, toxisches Megakolon. C. difficile verursacht ca. 15–20 % der antibiotikaassoziierten Durchfallerkrankungen und > 95 % der pseudomembranösen Kolitiden.

Pathogenese: C. difficile bildet 2 Toxine: **Enterotoxin A** und **Cytotoxin B**. Beide Toxine schädigen die Zellen des Kolons und stören den Elektrolyttransport, was zu Flüssigkeitsverlust und Funktionsstörungen des Darms führt. Einige virulente Stämme besitzen ein weiteres Toxin (**binäre Toxin**, CDT), dessen pathogenetische Funktion noch nicht vollständig geklärt ist. Ist die natürliche Darmflora geschwächt (z. B. durch eine Antibiotikatherapie), kann der Erreger überhandnehmen und die Toxinwirkung tritt ein.

Nachweis: Eine Diagnostik sollte nur bei klinischen Symptomen einer CDI erfolgen! Standard ist eine Stufendiagnostik, bestehend aus Screening mit einem Enzymimmunoassay zum Nachweis der Glutamat-Dehydrogenase (**GDH**), im positiven Fall gefolgt von einem **Toxinnachweis** (Enzymimmunoassay, PCR oder Cytotoxizitätsassay) zum Nachweis toxigener C. difficile. Der kulturelle Nachweis auf Selektivagarmedien (z. B. Cycloserin-Cefoxitin-Fruktose-Agar) ist in den Hintergrund getreten aber zur Stamm-Typisierung notwendig.

Therapie: Bei einer Assoziation mit einer Antibiotikatherapie ist diese, soweit möglich, abzusetzen. In leichten Fällen Metronidazol, in schweren Fällen Vancomycin (oral) oder Fidaxomicin.

Epidemiologie: Häufig asymptomatisch. 70 % der gesunden Neugeborenen sind Träger von C. difficile. Die Trägerrate bei Erwachsenen liegt unter 5 %. Bei Krankenhausaufenthalt steigt die (asymptomatische) Besiedelung allerdings schnell auf bis zu 20–40 %.

Seit 2003 wird weltweit eine Zunahme der Inzidenz wie auch der Schwere der C.-difficile- Erkrankungen beobachtet. In diesem Zusammenhang wurde ein neuer epidemischer Stamm (**Ribotyp 027**) mit besonderen Virulenzeigenschaften beobachtet:
- besitzt das binäre Toxin CDT
- ist meist Erythromycin und Moxifloxacin resistent
- zeigt eine erhöhte Expression der Toxine A und B.

Bisher überwiegen bei nosokomialen Infektionen in Deutschland Isolate des **Ribotyps 001**.

Prophylaxe: Kontrollierter Antibiotikaeinsatz (Vermeidung von Antibiotika mit hohem C.-difficile-Selektionspotential „4C": **C**lindamycin, Amoxicyclin/**C**lavulansäure, **C**ephalosporine, **C**hinolone). Einzelunterbringung (ggf. Kohortierung), Tragen von Schutzkittel und Einweghandschuhen. Sporen werden durch gründliches Händewaschen wesentlich reduziert. Desinfektionsmittel auf Alkoholbasis wirken gegen Sporen nicht, deshalb muss mit **Peroxiden** desinfiziert werden.

Meldepflicht: Seit 2016 sind Erkrankung sowie Tod an einer Clostridium-difficile-Infektion mit klinisch schwerem Verlauf meldepflichtig.

> **PRÜFUNGSHIGHLIGHTS**
>
> **Tetanusprophylaxe im Verletzungsfall:**
> – ! wenn die letzte Immunisierung **länger als 5 Jahre** zurückliegt die Anzahl der erhaltenen Tetanus-Impfstoffdosen **weniger als 3** beträgt: **aktive Impfung** mit DTap/Tdap-Impfstoff
> – ! **bei unbekanntem Impfstatus**, fehlender oder unvollständiger Grundimmunisierung oder fehlender Auffrischung: Immunglobulin simultan mit DTap/Tdap-Impfstoff
>
> **Clostridium difficile:**
> – !! **Clostridium difficile**, der Erreger der pseudomembranösen Kolitis, ist ein Bakterium der natürlichen Darmflora. Ist die natürliche Darmflora z. B. durch eine Antibiotikatherapie geschwächt, kann das Bakterium überhandnehmen und die von ihm gebildeten **Toxine** beginnen zu wirken.
> – !! In diesem Fall sollte die verursachende Antibiotikatherapie beendet werden und man gibt (in schweren Fällen) **Metronidazol** oder **Vancomycin**.
> – ! Um die Verbreitung des Erregers Clostridium difficile zu verringern, sollten **Patienten isoliert**, **Hände gründlich gewaschen** und **Peroxide zur Desinfektion** verwendet werden.

11.6 Mykobakterien

Steckbrief:
- unbewegliche, sporenlose Stäbchen mit einem hohen Lipidanteil in der Zellwand, der keine wässrigen Färbelösungen annimmt (schlechte Gram-Anfärbbarkeit)
- Werden auch **säurefeste Stäbchen** genannt, da sie – einmal angefärbt – sich auch mit Säure nicht mehr entfärben lassen.

Klassifikation: Es gibt zahlreiche humanpathogene Arten. Zu ihnen gehören die Erreger der Tuberkulose und der Lepra (**Tab. 11.16**).

Nachweis:
- Direkter Nachweis erfolgt mit Spezialfärbungen (Ziehl-Neelsen-Färbung).
- Für die Diagnose ist Anzucht nötig. Man unterscheidet dabei zwischen langsam und schnell wachsenden Mykobakterien (**Tab. 11.16**).
- Nachweis auch über PCR möglich.

11.6.1 Tuberkuloseerreger

Steckbrief:
- langsam wachsende Mykobakterien mit einer Verdopplungszeit von 24 h (→ 8 Wochen Kultivierung für Nachweis!)
- Weitgehend unempfindlich gegen chemische und physikalische Noxen und resistent gegen die meisten Antibiotika. Verantwortlich dafür ist u. a. der hohe Lipidgehalt der Zellwand.

Klassifizierung: Zu den Erregern der menschlichen Tuberkulose siehe **Tab. 11.16**.

Klinik: Tuberkulose.

Pathogenese: Aufgrund ihres hohen Lipidanteils in der Zellwand und ihrer langsamen Vermehrungsrate sind Mykobakterien **nicht immunogen**. Beim Eindringen lösen sie deshalb keine Reaktion des Immunsystems aus. Sie werden von Gewebsmakrophagen aufgenommen und in tiefere Organe verschleppt. In den Makrophagen können sich die Erreger auch vermehren. Erst eine Aktivierung der Makrophagen durch T-Lymphozyten führt zur Zerstörung der phagozytierten Mykobakterien.

> **PRAXIS** Die immunologische Reaktion des Körpers ist rein zellulär. Die humorale Antwort hat keine Bedeutung, auch wenn gegen einige Antigene des Erregers Antikörper gebildet werden.

Typisch ist die sog. **Tuberkelbildung**: verschmolzene, mehrkernige Makrophagen, die von Epitheloidzellen (Langerhans-Riesenzellen), Lymphozyten, Plasmazellen, Makrophagen und Fibroblasten umgeben sind. Im Zentrum des **Granuloms** entsteht eine **verkäsende Nekrose**, die durch Kalziumablagerungen **verkalken** kann.

90 % aller Infektionen mit M. tuberculosis verlaufen **asymptomatisch**. Die normale Immunabwehr kann aber den Erreger nicht vollständig eliminieren, sodass Erreger lebenslang persistieren können. Sobald eine Immunschwäche eintritt, erfolgt eine **endogene Exazerbation**.

Bei einer massiven Freisetzung von Erregern durch nekrotische Herde über die Atemwege nach außen spricht man von einer **offenen Tuberkulose**.

Nachweis:
- Nachweis durch Spezialfärbungen, wobei ein **negativer Befund** der mikroskopischen Untersuchung eine **Tuberkulose nicht ausschließt**! Evtl. Bronchoalveoläre Lavage (BAL).
- Diagnose erfolgt ausschließlich durch den Nachweis in Kultur auf Fest- und Flüssigmedien (goldener Standard; Nachweisgrenze automatischer Flüsigkulturen ca.10 Erreger/ml). Dieser ist aufwendig und dauert 2–4 Wochen.
- Ein Schnellnachweis im Sputum und in anderen Proben erfolgt über PCR. Hierbei kann gleichzeitig auf eine Resisten gegen Rifampicin geprüft werden.
- **indirekter Nachweis:** Dabei werden T-Lymphozyten, die das Tuberkelantigen erkennen, entweder durch Injektion von Tuberkulin an der Hautoberfläche (**Tuberkulintest**, **THT**) oder in vitro durch einen **IGRA** (Interferon-γ-Freisetzungsassay als ELISPOT oder ELISA) nachgewiesen.

Therapie:
- Erfolgt durch ==Kombination verschiedener Medikamente über mehrere Monate hinweg: **Isoniazid**, **Rifampicin**, **Pyrazinamid** und **Ethambutol** für 2 Monate (Initialphase), gefolgt von Isoniazid und Rifampicin für 4 Monate (Kontinuitätsphase).==
- Bei Resistenzen oder Unverträglichkeiten verlängert sich die Dauer der Therapie sowie die Wahl der Medikamente (Reservemittel).
- Bei jedem Erstisolat sowie bei Therapieversagen sollte ein Antibiogramm erstellt werden.

Krankheitsfolgen: Rezidive nach einer Standardtherapie empfindlicher Tuberkuloseerreger über 6 Monate liegen unter 5 %. Der Großteil der Rezidive ereignet sich innerhalb der ersten 6 Monate (78 %) bzw. 12 Monate (91 %).

Epidemiologie: Seit 2012 nehmen in Deutschland die Tuberkulosefälle wieder zu (5 865 Fälle in 2015, Zunahme um 22 %). Diese Veränderungen hängen mit demografischen Entwicklungen und aktuellen Migrationsbewegungen zusammen. Resistenzlage in Deutschland 2014: Monoresistenzen gegen eines der Standardantituberkulotika Isoniazid, Rifampicin, Pyrazinamid, Ethambutol oder Streptomycin = 13,2 %, doppelte Resistenz gegen Isoniazid **und** Rifampicin 3 %.

Tab. 11.16 Humanpathogene Mykobakterien (Mycobacterium sp.) und ihre Bedeutung

Art	Erreger von
Mycobacterium tuberculosis-Komplex (langsam wachsend) (Tuberkuloseerreger)	
M. tuberculosis	hat die größte Bedeutung unter den Tuberkuloseerregern!
M. africanum	wahrscheinlich Variante von M. tuberculosis, in Afrika weit verbreitet
M. bovis (mit 2 Subspezies)	bovine Tuberkulose, Übertragung von Rind auf Mensch, hauptsächlich in der Dritten Welt
M. bovis BCG (Bacillus Calmette-Guerin)	attenuierter Impfstamm, intravesikale Therpaie des Blasenkarzinoms, aber Einzelfälle systemischer Infektion nach intravesikaler Instillation
M. canettii	Tuberkulose beim Menschen
M. pinnipedii	Tuberkulose bei Robben, kann von dort auch den Menschen erreichen
M. microti	verursacht Tuberkulose bei der Wühlmaus, kann von dort auch den Menschen erreichen
Lepraerreger	
M. leprae, M. lepromatosis	Lepra
Nichttuberkulöse Mykobakterien (NTM, synonym MOTT = mycobacteria other than tuberculosis)	
langsam wachsend	
M.-avium-Komplex	lokale Lymphadenitis bei Kindern und Jugendlichen disseminierte Infektionen bei AIDS-Patienten pulmonale Infektionen
M. intracellulare	lokale Lymphadenitis bei Kindern und Jugendlichen disseminierte Infektionen bei AIDS-Patienten internationales Ausbruchsgeschehen mit M. chimaera im Zusammenhang mit Temperaturregulierungsgeräten bei Herzoperationen
M. fortuitum	opportunistische Infektionen, insbesondere von Knochen, Sehnen, Gelenken (verletzungsbedingt oder durch invasive Verfahren eingebracht) disseminierte Infektionen bei Immunsupprimierten
M. kansasii	Infektionen von Knochen, Sehnen, Gelenken Lungeninfektionen verruköse Papeln und Plaques, Ulzerationen
M. genavense	disseminierte Infektionen bei immunkompromittierten Patienten
M. marinum	Infektionen der Haut und der Weichteile (wächst nur bei 28–30 °C), Ulzerationen, Schwimmbadgranulom
M. ulcerans	Infektionen der Haut und der Weichteile, Erreger des tropischen Buruli-Ulkus, Wachstumsoptimum bei 28–30 °C
M. scrofulaceum	zervikale Lymphadenitis bei Kindern
M. paratuberculosis	Morbus Crohn?
M. xenopi	Lungeninfektionen
schnell wachsend (RGM = rapidly growing mycobacteria)	
M. chelonae	opportunistische Infektionen (katheterassoziierte Infektionen)
M. fortuitum	opportunistische Infektionen, insbesondere von Knochen, Sehnen, Gelenken disseminierte Infektionen bei Immunsupprimierten
M.-abscessus-Komplex	Infektionen bei immunkompetenten und -supprimierten Personen

Prophylaxe:
- Kranke mit offener Tuberkulose müssen isoliert werden.
- Ist von einer LTBI (latenten tuberkulösen Infektion) bei Kontaktpatienten auszugehen, kann das Fortschreiten zur aktiven Tuberkulose durch eine chemopräventive Therapie verhindert werden: in der Regel wird Isoniazid für 9 Monate verabreicht, alternativ Isoniazid und Rifampicin über 3–4 Monate.
- Wegen erhöhter Inzidenz für Tuberkulose bei der Anwendung von Biologika (Anti-TNFα-Antikörper u. a.) bei Autoimmunerkrankungen (rheumathoide Arthritis, Morbus Crohn u. a.) wird ein **Tuberkulose-Screening** vor bzw. eine chemopräventive Therapie unter Biologika-Therapie empfohlen.
- Eine Impfung mit **Lebendimpfstoff** aus attenuierten Mykobakterien (**BCG-Impfstoff**) verleiht eine partielle Immunität (ca. 60–80 % Schutz vor schwerer Erkrankung bei Kindern (z. B. Meningitis). Diese Impfung wird von der STIKO seit 1998 nicht mehr empfohlen.
- Personen, die an ansteckungsfähiger Tuberkulose erkrankt oder dessen verdächtig sind, dürfen in Gemeinschaftseinrichtungen keine Lehr-, Erziehungs-, Pflege-, Aufsichts- oder sonstigen Tätigkeiten mit Kontakt zu den dort Betreuten ausüben, bis nach ärztlichem Urteil eine Weiterverbreitung der Krankheit nicht mehr zu befürchten ist.

Meldepflicht: Mikroskopischer Nachweis im Sputum, Erkrankung an und Tod durch Tuberkulose sind namentlich **meldepflichtig**. Die Meldepflicht besteht auch dann, wenn kein bakteriologischer Nachweis vorliegt.

11.6.2 Nichttuberkulöse Mykobakterien (NTM, MOTT)

Steckbrief: Mykobakterien, die weder Tuberkulose noch Lepra erregen, werden als nichttuberkulöse Mykobakterien bezeichnet (Tab. 11.16).

Klassifikation und Klinik: Siehe Tab. 11.16.

Nachweis: Nur in Kultur. CAVE: NTM sind als Umweltkeime häufig im Rahmen einer Probenkontamination nachzuweisen.

Therapie: NTM sind oft unempfindlich gegen Antituberkulotika. Die Behandlung ist anspruchsvoll und langwierig und versagt häufig. Nach individueller Austestung sind Kombinationen von bis zu 6 Chemotherapeutika möglich. Zum Einsatz kommen u. a. Clarithromycin, Rifampicin, Ethambutol, Aminoglykoside, Streptomycin.

Epidemiologie: Inzidenz, Prävalenz, Hospitalisierungsrate und Mortalität bei pulmonaler NTM-Erkrankung haben weltweit zugenommen. Die Infektion erfolgt meist über die Umwelt oder infizierte Tiere. Keine Übertragung von Mensch zu Mensch.

11.6.3 Mycobacterium leprae

Steckbrief: M. leprae unterscheidet sich von anderen Mykobakterien dadurch, dass es außer in Fußsohlen von immungeschwächten Mäusen und Ratten und im Gürteltier (Armadillo) nicht kultiviert werden kann.

Klinik und Klassifikation: Lepra.

Nachweis: Nicht in Kultur möglich. Deshalb sind der **klinische Befund** und der **mikroskopische Nachweis** als **säurefestes Stäbchen** von großer Bedeutung. Sicherer ist der Nachweis über **spezifische PCR**.

Der Lepromintest gibt bei Leprakranken einen Hinweis auf die Stärke der Immunreaktion.

Therapie: Kombination von Clofacimin, Rifampicin und Dapson.

Epidemiologie: In den Industrieländern ist Lepra ausgerottet. In den Entwicklungsländern gibt es ca. 1 Mio. Erkrankte. Mycobacterium leprae besitzt keine hohe Infektiosität, nur ca. 10 % der Weltbevölkerung können aufgrund genetischer Anlagen erkranken. Die Inkubationszeit liegt bei 5 bis 20 Jahren. Der Mensch stellt das einzige relevante Erregerreservoir dar.

Prophylaxe: Die Krankheit ist nicht besonders kontagiös, daher ist es **nicht** nötig, Kranke zu isolieren. Ein Schutz durch eine BCG-Impfung (s. o.) ist umstritten.

Meldepflicht: nach § 7 (namentliche Meldung bei direktem oder indirektem Erregernachweis).

> **PRÜFUNGSHIGHLIGHTS**
> - ! Der mikroskopische Nachweis im Sputum, die Erkrankung an und der Tod durch Tuberkulose sind **meldepflichtig**.
> - !! Erkrankung und Tod müssen auch gemeldet werden, wenn kein bakteriologischer Nachweis erfolgt ist.
> - !! Die Therapie erfolgt durch Kombination verschiedener Medikamente **über mehrere Monate** hinweg. Erstlinientherapie besteht aus einer 2-monatigen **Initialphase** mit Isoniazid, Rifampicin, Pyrazinamid und Ethambutol, gefolgt von einer 4-monatigen **Kontinuitätsphase** mit Isoniazid und Rifampicin.

11.7 Aktinomyzeten

Steckbrief:
- obligat anaerobe, grampositive Bakterien
- Sie gehören zur Normalflora des Menschen und besiedeln Schleimhäute, vorwiegend in der Mundhöhle.

Klassifikation: Von den etwa 25 Actinomyces-Spezies, die bei humanen Infektionen isoliert wurden, ist **Actinomyces israelii** mit der herausragende Erreger.

Klinik: Aktinomykose (Strahlenpilzerkrankung).

Pathogenese: Aktinomykosen sind beim Menschen immer **Mischinfektionen**, bei denen Anaerobier und fakultative Anaerobier das Milieu zur Verfügung stellen. Es entstehen **lokale Eiterungen**, **Fistelbildungen** und **tumorartige Wucherungen**.

Nachweis:
- kulturell aufwendig und langwierig
- typische **Drusen**: Ansammlungen von Bakterien, die von Lymphozyten umgeben sind und eine filamentöse Struktur ausbilden (Abb. 11.13)
- Transport des Untersuchungsmaterials immer unter **anaeroben Bedingungen**.

Therapie: Mittel der Wahl sind Penicillin und Amoxicillin. Ggf. chirurgische Intervention und evtl. Bekämpfung der Begleitflora.

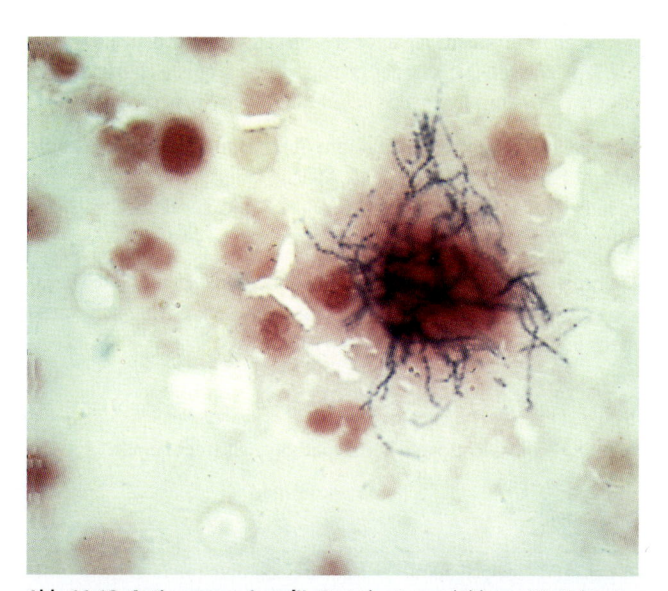

Abb. 11.13 **Actinomyces israelii.** Typische Drusenbildung. Die Bakterien sind durch Gram-Färbung sichtbar gemacht. [aus Hof, Dörries, Duale Reihe Mikrobiologie, Thieme 2009]

Epidemiologie: Aktinomykosen sind seltene Erkrankungen (ca. 1 auf 100 000 bis 300 000) und weltweit verbreitet. Bei Kindern, Jugendlichen und älteren Menschen sind sie ungewöhnlich. Die orofaziale und zervikale Form kommt bei Männern 2,5-mal häufiger vor (Assoziation mit schlechter Dentalhygiene und Alkoholkonsum) als bei Frauen (Assoziation einer pelvinen Actinomykose mit intrauterinem Device [Spirale]).

Prophylaxe: Wechsel der Intrauterinpessare alle 5 Jahre und Dentalhygiene sowie Einschränkung des Alkoholkonsums; sonst keine, da es sich um eine endogene Infektion handelt.

11.8 Spirochäten

Steckbrief: Spirochäten sind spiralig gekrümmte, sehr lange (bis zu 250 µm), i. d. R. bewegliche, gramnegative Stäbchen.

Klassifikation: Die Klasse der **Spirochäten** enthält 2 Ordnungen:
- **Leptospirales**: darin die Familie **Leptospiraceae** mit der Gattung **Leptospira**
- **Spirochaetales**: darin die Familie **Spirochaetaceae** mit der Gattung **Treponema** und die Familie Borreliaceae mit der Gattung **Borrelia.**

11.8.1 Leptospira

Steckbrief: Leptospiren sind sehr feine, bewegliche Spirochäten von 16–25 µm Länge.

Klassifikation: Die einzige humanmedizinisch relevante Art ist **Leptospira interrogans**. Sie besteht aus mehr als 50 Serovaren, die in 25 Serogruppen eingeteilt werden.

Nach der neuen genetischen Nomenklatur werden derzeit 21 verschiedene (davon 14 pathogene) Arten unterschieden. Die wichtigsten Erreger sind L. interrogans, L. kirschneri und L. borgpetersenii.

Klinik: Leptospirosen: **Morbus Weil**, Canicola-Fieber, Feld-Schlamm-Erntefieber, Schweinehüterkrankheit. *(Ikterus, Splenomegalie, Nieren-Vs,)*

Pathogenese: Die Infektion erfolgt im direkten Kontakt mit Tieren oder indirekt durch mit erregerhaltigem Tierurin kontaminiertem Wasser. Der Erreger gelangt durch kleinste Hautläsionen oder intakte Konjunktivalschleimhaut in den Körper.

Nachweis: Im septischen Stadium durch **Dunkelfeldmikroskopie** (Abb. 11.14) oder PCR. In der 2. Woche kann der Erreger aus frischem Urin isoliert werden. Kulturelle und serologische Nachweise werden im Spezlabor gemacht.

Therapie: Empfohlen wird **Penicillin** oder **Doxycyclin**. Die Therapie sollte vor dem 5. Krankheitstag beginnen, da danach kaum mehr eine Beeinflussung möglich ist.

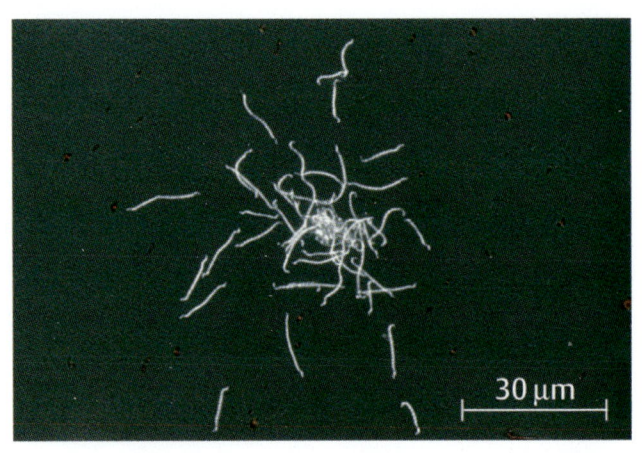

Abb. 11.14 Leptospira interrogans. Serogruppe L. icterohaemorrhagiae im Dunkelfeld. [aus Kayser et al., Taschenlehrbuch Medizinische Mikrobiologie, Thieme 2010]

Epidemiologie: Die Übertragung erfolgt immer vom Tier auf den Menschen, nicht von Mensch zu Mensch (**Anthropozoonose**). Pro Jahr in Deutschland ca. 100 Erkrankungen.

Prophylaxe: Es gibt keinen in Deutschland zugelassenen Impfstoff. Vermeidung von Feuchtigkeitskontakt durch Schutzkleidung für gefährdete Personen (Kanalarbeiter, Tierpfleger, Klärwerkarbeiter etc.).

Meldepflicht: Nachweis von Leptospira interrogans und Tod durch Leptospirose sind **meldepflichtig**.

11.8.2 Treponema

Steckbrief: Treponemen sind dünne, 5–20 µm lange spiralige Bakterien. Bewegen sich in Flüssigmedium rotierend und gelegentlich undulierend fort.

Klassifikation: Siehe Tab. 11.17.

Treponema pallidum subsp. pallidum

Klinik: Lues (Syphilis).

Pathogenese: Die Übertragung erfolgt immer über direkten Kontakt, meist beim Geschlechtsverkehr. Der Erreger tritt über kleinste Läsionen in der scheinbar gesunden Haut und Schleimhaut in den Körper ein. Eine Sonderform der Übertragung ist die diaplazentare Übertragung des Erregers (**Lues connata**).

Nachweis: Treponema pallidum ist in vitro praktisch nicht kultivierbar. Während der **hochkontagiösen Phasen** kann der Erreger direkt mikroskopisch im Dunkelfeld nachgewiesen werden. Dieser Nachweis kann falsch positiv sein, da auch **apathogene Treponemen** vorkommen können!

Tab. 11.17 **Die wichtigsten humanpathogenen Treponemen***

Spezies	Vorkommen	Krankheit
T. carateum	Hautläsionen	Pinta
T. pallidum ssp. pallidum	Hautläsionen und innere Organe	Lues (Syphilis)
T. pallidum ssp. endemicum	Hautläsionen	Bejel, endemische Syphilis
T. pallidum ssp. pertenue	Hautläsionen	Frambösie
T. vincentii	Mundhöhle	Plaut-Vincent-Angina (Mischinfektion aus T. vincentii und Fusobakterien)

* (nach Hof, Dörries. Duale Reihe Mikrobiologie, Thieme 2009)

Für einen serologischen Nachweis stehen zahlreiche Tests zur Verfügung.
- **TPHA-Test** (Treponema-pallidum-Hämagglutinationstest) bzw. **TPPA-Test** (T.-pallidum-Partikel-Agglutinationstest):
  - Als Antigen dienen Proteine und Polysaccharide eines spezifischen T.-pallidum-Stammes. Sie führen bei Kontakt mit Antikörpern zur Agglutination und werden 2–3 Wochen nach der Infektion positiv.
  - Geeignet als **Suchtest**, da die positive Reaktion sehr lange erhalten bleibt.
- **FTA-Abs-Test** (Fluoreszenz-Treponema-Antikörper-Absorbens-Test):
  - Antikörper im Serum werden über Fluoreszenzmarkierung nachgewiesen.
  - Dient zur Sicherung der Diagnose bei positivem TTPA- bzw. TPHA-Test.
- **19S-FTA-IgM-Test**:
  - Nachweis spezifischer IgM-Antikörper gegen T. pallidum
  - Sichert die Diagnose einer behandlungsbedürftigen Infektion.
- **Western-Blot-IgM-Test**: Nachweis der IgM-Antikörper im Western-Blot
- **VDRL-Mikroflockungsreaktion** (Venereal Disease Research Laboratory):
  - Nachweis von Antikörpern (**Reagine**) gegen Phospholipide, die im Verlauf der Krankheit freigesetzt werden
  - Sichert zusammen mit den o.g. Parametern die Diagnose einer behandlungsbedürftigen Infektion.
  - Kann in bis zu 0,2 % der Fälle ein **falsch positives Ergebnis** liefern, da Reagine unspezifisch sind und auch bei anderen Krankheiten auftreten. Kreuzreaktionen mit anderen Spirochäten, z. B. Borrelien oder Leptospiren, können auftreten. Kann aber gut zur **Verlaufskontrolle** einer Luestherapie eingesetzt werden.

Therapie: Mittel der Wahl ist **Benzylpenicillin**. Dabei kann eine **Jarisch-Herxheimer-Reaktion** (bedingt durch Freisetzung bakteriellen Endotoxins bei Zerfall der Treponemen) auftreten. Eine Gabe von **Kortikosteroiden** verringert diese Gefahr.

Krankheitsfolgen: Siehe bei der Beschreibung des Krankheitsbildes (Skript 5 – Innere und Chirurgie).

Epidemiologie: Weltweite Verbreitung. Der einzige Wirt ist der Mensch.

Prophylaxe: Auffinden der primären Quelle der Infektion. Infizierte sind von der Blutspende ausgeschlossen, dürfen nicht fremde Kinder stillen oder Muttermilch an andere weitergeben.

Meldepflicht: Der direkte oder indirekte Nachweis von Treponema pallidum ist nichtnamentlich an das Robert Koch-Institut zu melden.

Andere Treponemen
Siehe **Tab. 11.17**.

11.8.3 Borrelien

Steckbrief:
- lange (bis 20 μm), mikroaerophile, gramnegative Spirochäten mit 3–10 Windungen, die sich rotierend fortbewegen
- Sie können mit Giemsa angefärbt werden und im Dunkelfeld oder Phasenkontrast beobachtet werden.

Klassifikation: Die verschiedenen Subspezies von B. burgdorferi sensu lato kommen in unterschiedlichen Regionen vor und weisen eine unterschiedliche Affinität zu bestimmten Organen auf (Organotropismus). Siehe **Tab. 11.18**.

Klinik: Rückfallfieber, Lyme-Borreliose.

Pathogenese: Die Übertragung erfolgt durch Läuse oder Zecken.

Erreger des Rückfallfiebers

Pathogenese: Das Rückfallfieber wird durch die **Kleiderlaus** (B. recurrentis, Läuserückfallfieber) bzw. durch die **Lederzecke** (B. duttonii, Zeckenrückfallfieber) übertragen.
- **B. recurrentis**: Der Erreger gelangt mit dem Biss der Laus durch die Haut in den Körper. Durch Veränderungen seiner Antigenstrukturen entzieht sich der Erreger dem Immunsystem und verursacht so die rezidivierenden Fieberschübe.
- **B. duttonii**: Der Erreger gelangt durch den Stich der Zecke in den Organismus. Er streut lymphogen und hämatogen und befällt parenchymatöse Organe, in denen er sich vermehrt.

Nachweis: Während der Fieberschübe direkt mikroskopisch aus dem Blut und durch PCR.

Therapie: Tetrazyklin (Doxycyclin), Gefahr einer Jarisch-Herxheimer-Reaktion (bis zu 75 % der Patienten bei B. recurrentis).

Krankheitsfolgen: Letalität unbehandelt bis zu 10–40 % (Läuserückfallfieber) bzw. 2–5 % (Zeckenrückfallfieber).

Epidemiologie: Siehe **Tab. 11.18**. Das Läuserückfallfieber ist nur noch bei schlechten Hygienebedingungen bedeutsam.

Tab. 11.18 Humanmedizinisch bedeutsame Borrelien

Art	Überträger	Verbreitung	typisches klinisches Bild
Erreger des Rückfallfiebers			
B. recurrentis	Pediculus humanus (Kleiderlaus)	Afrika, Südamerika	systemische Infektion
B. duttonii	Ornithodoros moubati (Lederzecke)	Afrika	systemische Infektion
Erreger der Lyme-Krankheit (Genotypen von B. burgdorferi sensu lato)			
B. burgdorferi sensu stricto	Ixodes (Schildzecke)	Nordamerika, Europa	Arthritis
B. garinii	Ixodes (Schildzecke)	Europa, gemäßigte Klimazonen Asiens	Neuritis
B. afzelii	Ixodes (Schildzecke)	v. a. Europa	Dermatitis
B. spielmannii	Ixodes (Schildzecke)	v. a. Europa	Muskelschmerzen, Hals- und Lendenwirbelschmerzen, Arthritis

Meldepflicht: Beim direkten oder indirekten Nachweis von Borrelia recurrentis in Verbindung mit einer akuten Infektion besteht namentliche Meldepflicht; ggf. Meldung gemäß §6 Abs. 1 Nr. 5a (bedrohliche Krankheit).

Erreger der Lyme-Borreliose

Pathogenese:
- Die Erreger der Lyme-Borreliose sind überwiegend die 3 Arten **B. burgdorferi sensu stricto, B. garinii** und **B. afzelii**.
- Sie gelangen durch einen **Zeckenstich** in den Körper. Oberflächenproteine der Borrelien dienen der Adhäsion an Wirtszellen und induzieren gleichzeitig die Freisetzung proinflammatorischer Zytokine.
- Sie können sich durch Variation ihrer Antigene der Immunreaktion des Wirts entziehen.

Nachweis: Klinische Diagnose der kutanen Manifestationen (Erythema migrans) oft eindeutig! Serologischer Antikörpernachweis: Screeningverfahren zum Nachweis von Antikörpern im IgM- und IgG-Bereich, Bestätigungstests mittels Western-Blot. Bei Neuroborreliose Nachweis intrathekal gebildeter Antikörper. Nachweis von Borrelien-DNA mit PCR.

Therapie: Mittel der Wahl sind Doxycyclin und **Ampicillin**. Alternativ **Cefuroxim** oder **Azithromycin**. Bei Spätmanifestation **Ceftriaxon**. Eine möglichst frühzeitige und stadiengerechte Antibiotikagabe ist wichtig.

Krankheitsfolgen: Möglichkeit eines chronischen Spätstadiums: Lyme-Arthritis, Acrodermatitis chronica atrophicans, chronische Enzephalomyelitis (sehr selten). Jarisch-Herxheimer-ähnliche Reaktionen treten bei ca. 14% der Behandelten unmittelbar nach Therapiebeginn auf.

Epidemiologie: Vorkommen der Lyme-Borreliose in der nördlichen Hemisphäre (Nordamerika, Europa und Asien) (**Tab. 11.18**).

Prophylaxe: Es gibt keine sichere Prophylaxe, möglichst Exposition vermeiden.

Meldepflicht: Es besteht **keine bundesweite Meldepflicht**. Auf Basis der Länderverordnungen besteht jedoch in einigen Bundesländern (Berlin, Brandenburg, Mecklenburg-Vorpommern, Rheinland-Pfalz, Saarland, Sachsen-Anhalt, Sachsen und Thüringen) eine spezifische Meldepflicht sowohl für Erkrankung und Tod als auch für den Nachweis der Erreger.

> **PRÜFUNGSHIGHLIGHTS**
>
> **Syphilis (Lues):**
> - ! Der direkte oder indirekte **Nachweis** von **Treponema pallidum** muss nichtnamentlich an das Robert Koch-Institut **gemeldet** werden.
> - ! Insbesondere bei sehr sensitiven serologischen Tests kann es zu **falsch positiven Ergebnissen durch Kreuzreaktionen**, beispielsweise mit anderen Spirochäten-Borrelien, kommen.
> - !! Für die Therapie der Lues ist **Benzylpenicillin** das Mittel der Wahl. Dabei kann es durch Toxinfreisetzung zu einer **Jarisch-Herxheimer-Reaktion** kommen.
>
> **B. burgdorferi sensu lato:**
> - ! Die verschiedenen Subspezies weisen eine unterschiedliche Affinität zu bestimmten Organen auf (**Organotropismus**).
>
> **Lyme-Krankheit:**
> - !! Therapeutisch eingesetzt werden **Doxycyclin** (als Mittel der Wahl) oder Amoxicillin und in späteren Stadien **Ceftriaxon**.

11.9 Mykoplasmen

Steckbrief: Mykoplasmen sind die kleinsten in zellfreiem Medium kultivierbaren Bakterien. Sie zeichnen sich durch eine Reihe von Besonderheiten aus:
- Sie besitzen **keine Zellwand** und haben deshalb keine definierte Form (können als Kugeln, Tropfen, Ringe usw. auftreten). Durch die fehlende Zellwand haben sie eine natürliche Resistenz gegen β-Laktame.
- Ihr Hauptlipid in der Zellmembran ist **Cholesterin**. Es muss von außen zugeführt werden, da Mykoplasmen es nicht selbst synthetisieren können.
- Sie **passieren Bakterienfilter** (0,45 µm) aufgrund ihrer geringen Größe und ihrer flexiblen Form.
- Sie haben keine eigene Nukleotid- und Aminosäuresynthese, keinen Zitratzyklus und bilden weder Katalase noch Peroxidase.

Klassifikation: Die humanmedizinisch relevanten Gattungen der Mykoplasmen sind **Mykoplasma** und **Ureaplasma**.

Nachweis: In Kultur auf cholesterinhaltigem Medium.

11.9.1 Mycoplasma pneumoniae

Klinik: Pharyngitis, Tracheobronchitis, Husten, atypische Pneumonie.

Pathogenese: M. pneumoniae ist sehr **kontagiös**. Die Übertragung erfolgt durch **Tröpfcheninfektion**. Der Erreger zerstört das Flimmerepithel der Bronchien durch Anheftung und stimuliert dadurch T-Lymphozyten zur **Zytokinfreisetzung**. Durch Antigene, die körpereigenen Substanzen ähnlich sind, werden **Autoimmunphänomene** hervorgerufen. M. pneumoniae produziert Wasserstoffperoxid.

Nachweis:
- Kultureller Nachweis ist aufwendig und gehört nicht zur Routine.
- Direktnachweis durch **DNA-Hybridisierung** oder **PCR** mithilfe kommerzieller Testkits
- Antikörpernachweise (EIA) für die Akutdiagnostik nicht geeignet, Titerverlauf notwendig.

Therapie: Tetrazyklin, Chinolone oder Makrolide. Da Mykoplasmen keine Zellwand besitzen, sind sie gegen Antibiotika, die an der Zellwand ansetzen, resistent.

Krankheitsfolgen: Prognose allgemein gut. Es gibt ein breites Spektrum an Folgekrankheiten, welche aber eher selten auftreten: Erkrankungen des ZNS, Karditiden, Pankreatitis, Erythema nodosum, Otitis mediae, Arthritiden u.a. Der Zusammenhang mit einer Infektion ist nicht bei allen gesichert.

Epidemiologie: Am häufigsten befallen werden Schulkinder und junge Erwachsene.

Prophylaxe: Spezielle Prophylaxe gibt es nicht.

11.9.2 Urogenitalmykoplasmen

Urogenitalmykoplasmen verursachen ca. 40% aller **nichtgonorrhischen Urethritiden** (NGU). Die häufigste Art unter ihnen ist **Ureaplasma urealyticum**. Andere sind Mycoplasma hominis, M. genitalium und M. fermentans. Urogenitalmykoplasmen können auch bei Gesunden als Bestandteil der Normalflora des Urogenitalbereichs vorkommen.

Nachweis: Diagnostisch spielt die Serologie keine Rolle. Kulturell mit Spezialnährböden möglich. PCR.

Therapie: Hierbei ist zu beachten, dass M. hominis **resistent** ist gegen Erythromycin und U. urealyticum gegen Lincomycin.

> **PRÜFUNGSHIGHLIGHTS** ✗
>
> **Mycoplasma pneumoniae**
> - ! **Therapie:** Makrolide, Tetrazyklin oder Chinolon; resistent gegen β-Laktam-Antibiotika.

11.10 Obligate Zellparasiten

11.10.1 Rickettsia

Steckbrief: Rickettsien sind pleomorphe, unbewegliche, kurze oder kokkoide Stäbchen, die im Wirt obligat **intrazellulär** leben.

Klassifikation: Siehe Tab. 11.19. Die früher zu den Rickettsien zählenden Coxiellen und Ehrlichien werden heute als eigene Gattungen betrachtet.

Klinik: Siehe Tab. 11.19.

Pathogenese: Rickettsien werden durch **Arthropoden** übertragen. Sie befallen die **Endothelzellen** der kleinen Blutgefäße und vermehren sich dort. Nach Zerstörung der Zellen gelangen sie ins Blut und können sich so **schubweise** weiterverbreiten.

Nachweis:
- in Zellkulturen, embryonierten Hühnereiern und Tierversuch anzüchtbar, nur spezialisierte Labore; Identifizierung molekularbiologisch.
- Antikörpernachweis im Serum ab der zweiten Erkrankungswoche, durch enge Antigen-Verwandtschaft mit Kreuzreaktivität innerhalb der beiden Mitglieder der Fleckfieber-Gruppe (R. prowazekii, R. typhi) und innerhalb der Zecken-Fleckfieber-Gruppe; IFT (4-facher Titeranstieg im Abstand von 14 Tagen; hat die historische Weil-Felix-Reaktion mit Nachweis einer Kreuzreaktivität gegen Proteus Stämme ersetzt), Western-Blot zur Differenzierung.
- Nachweis von Rickettsien-DNA mit PCR

Epidemiologie: Siehe Tab. 11.19.

11.10.2 Coxiella burnetii

Steckbrief: Coxiella burnetii ist ein gramnegatives Bakterium mit einer LPS-haltigen äußeren Membran. Es gibt 3 verschiedene Formen: kleine Zellen (hoch-infektiös), großen Zellen (weniger infektiös), sowie die sporenähnlichen Partikel (infektiös und sehr umweltresistent). 2 verschiedene antigene Formen (sog. Phase I und II).

Klinik: Q-Fieber.

Pathogenese: Das Q-Fieber wird durch Kontakt mit **Tieren**, infiziertem Tiergewebe oder auch Milch übertragen. Der Erreger breitet sich als **Aerosol** oder an **Staub** gebunden aus und gelangt so in die **Lunge**, wo sich die inhalierten Erreger in den Endästen der Bronchien vermehren. In manchen Patienten kann der Erreger jahrelang **symptomlos persistieren** und dann schlagartig durch vehemente Vermehrung die Krankheit auslösen.

Nachweis: Erfolgt serologisch mit ELISA, KBR oder IFT (Immunfluoreszenztest). Nachweis der DNA mit PCR.

Therapie: **Doxycyclin** (plus Hydroxychloroquin) über mehrere Monate.

Krankheitsfolgen: Die Letalität liegt unter 1 %. Etwa 5–15 % der akuten Krankheitsfälle chronifizieren z. B. als Endokarditis, Osteomyelitis oder Hepatits.

Epidemiologie: Vorkommen weltweit außer in Neuseeland und der Antarktis. Coxiella ist extrem widerstandsfähig gegen Umwelteinflüsse und kann deshalb wochen- bis monatelang im Staub überleben. Erregerreservoir sind die Nutztiere Schaf, Ziege, Rind, aber auch kleine Beuteltiere.

Tab. 11.19 Humanpathogene Arten von Rickettsia*

Art	Krankheit	Überträger	Erregerreservoir	Vorkommen
Fleckfiebergruppe				
R. prowazekii	klassisches Fleckfieber	Läuse	Mensch, Ziege, Schaf, Flughörnchen	Mittel-, Südamerika, Afrika
R. typhi	murines Fleckfieber	Rattenfloh	Ratte	weltweit
R. canada	Fleckfieber (selten!)	Zecken	Kaninchen	Nordamerika
Zeckenbissfieber-Gruppe				
R. akari	Rickettsienpocken	Milben	Mäuse, Ratten	Nordamerika (Ostküste), Afrika, Korea, Russland
R. australis	Queensland-Zeckenbissfieber	Zecken	kleine Beuteltiere	Australien
R. conorii	Fièvre boutonneuse, Mittelmeerfleckfieber	Zecken	wilde Nagetiere	Mittelmeerraum, Vorderer Orient, Indien, Afrika
R. rickettsii	Rocky Mountain spotted Fever	Zecken	Nagetiere, Hunde	Amerika
Tsutsugamushi-Fieber-Gruppe				
Orientia tsutsugamushi	Japanisches Fleckfieber	Milben	Nagetiere, Vögel	Indien, Ostasien, Nordaustralien

* (nach Hof, Dörries, Duale Reihe Mikrobiologie, Thieme 2009)

Prophylaxe:
- Da der Erreger extrem kontagiös ist, wird für Arbeiten im Labor eine Genehmigung benötigt (biosafety level BSL 3).
- Bei Exposition (Schlachthöfe, Landwirtschaft) sollte ein Mundschutz getragen werden.
- Grundsätzlich keine rohe Milch trinken, da auch gesunde Tiere Ausscheider sein können.

Meldepflicht: Der direkte oder indirekte Nachweis von Coxiella burnetii ist **meldepflichtig**, wenn ein Hinweis auf akute Infektion besteht.

11.10.3 Chlamydia

Steckbrief:
- sehr klein (0,2 µm)
- obligat intrazellulär, da sie auf die Lieferung von ATP durch die Wirtszelle angewiesen sind
- kein Peptidoglykansakkulus (natürliche β-Laktamresistenz)
- besitzen ein Lipopolysaccharid als Antigen.

Klassifikation: Es gibt 3 humanpathogene Arten:
- Chlamydia trachomatis
- Chlamydia pneumoniae (früher Chlamydophila pneumoniae)
- Chlamydia pittsaci (früher Chlamydophila psittaci).

Pathogenese: Chlamydien kommen in 2 Erscheinungsformen vor:
- **Elementarkörperchen:** sind sehr kleine kokkoide Zellen, die das Überleben außerhalb des Wirts garantieren und die infektiöse Form darstellen. Sie werden von den Wirtszellen durch Phagozytose aufgenommen. Innerhalb des Phagosoms vermehren sie sich dann als
- **Initialkörperchen:** Das Phagosom füllt sich mit Initialkörperchen und wird zum Einschlusskörperchen. Einige Initialkörperchen wandeln sich in Elementarkörperchen um, die dann 2–3 Tage nach Infektion der Wirtszelle von dieser freigesetzt werden und weitere Zellen befallen können. Die freigesetzten Initialkörperchen gehen zugrunde.

Chlamydia trachomatis

Klassifikation: C. trachomatis wird in 2 verschiedene Biovare mit zahlreichen Serovaren eingeteilt (Tab. 11.20).

Klinik: Siehe Tab. 11.20.

Nachweis:
- **Biovar trachoma:** direkter mikroskopischer Nachweis der Elementarkörperchen mit markierten monoklonalen Antikörpern. Auch EIA (Enzymimmunoassay) und PCR kommen zum Einsatz.
- **Biovar lymphogranuloma venereum:** Diagnose durch Isolierung des Erregers in Hühnerei- oder Zellkulturen. Der serologische Nachweis von Antikörpern ist unspezifisch und fällt auch bei anderen Chlamydieninfektionen positiv aus. Außerdem DNA-Nachweis durch PCR.

Tab. 11.20 Krankheiten, die von C. trachomatis verursacht werden*

Krankheit	Biovar	Serovar
Trachom	trachoma	A–C
Einschlusskonjunktivitis	trachoma	D–K
Urogenitalinfektionen	trachoma	D–K
Lymphogranuloma-venereum-Erkrankung	lymphogranuloma venereum	L_{1-3}

* (nach Hof, Dörries, Duale Reihe Mikrobiologie, Thieme 2009)

Therapie:
- Mittel der Wahl sind **Tetrazykline** (Doxycyclin) oder Makrolide. β-Laktam-Antibiotika sind unwirksam, da Chlamydien kein Peptidoglykan besitzen.
- Beim Trachom zusätzlich und bei der Einschlusskonjunktivitis ausschließlich lokale Therapie mit Antibiotika (Doxycyclin oder Makrolid).
- Oft systemische Antibiotika zusätzlich sinnvoll, da die Erreger auch den Urogenitaltrakt besiedeln.

Krankheitsfolgen:
- **Trachom:** möglicherweise Erblindung, keine Immunität
- **Einschlusskonjunktivitis:** in seltenen Fällen Narbenbildung und Eintrübung der Kornea. Bei Neugeborenen können Lunge oder ZNS befallen werden.
- **Genitalinfektionen:**
  - beim **Mann:** Urethritis, Epididymitis, Prostatitis
  - bei der **Frau:** Urethritis, Zervizitis, Endometritis, Salpingitis, Peritonitis, Perihepatitis, Infertilität und ektopische Schwangerschaften
- **Lymphogranuloma venereum:** Geht die Krankheit ins chronische Stadium über (bei fehlender Therapie), kann eine Elephantiasis der betroffenen Körperregionen entstehen.

Epidemiologie:
- **Trachom:** weltweites Vorkommen, besonders aber in Nordafrika, dem Vorderen Orient und Indien. Infektion erfolgt entweder direkt über Entzündungssekrete oder über Kontakt mit kontaminierten Gegenständen des täglichen Gebrauchs.
- **Einschlusskonjunktivitis:** Erwachsene infizieren sich in Schwimmbädern, wo Chlamydien aus dem Genitalbereich infizierter Personen in das Wasser gelangen („**Schwimmbadkonjunktivitis**").
- **Genitalinfektionen:** In der Regel ist der weibliche Sexualpartner, der durchaus symptomlos sein kann, die Infektionsquelle.
- **Lymphogranuloma venereum:** Geschlechtskrankheit, die hauptsächlich in warmen Regionen bei niedrigen Hygienestandards vorkommt.

Prophylaxe: Einen Impfstoff gegen Chlamydien gibt es nicht. Bei einer nachgewiesenen Urogenitalinfektion sollte der Sexualpartner untersucht, ggf. mitbehandelt und bis zum Ende der Therapie sexuelle Abstinenz eingehalten werden.

Chlamydia (Chlamydophila) psittaci

Klassifikation: Es gibt mehrere Biovare von C. psittaci.

Klinik: Ornithose.

Pathogenese: Der Erreger gelangt durch das Einatmen erregerhaltigen Staubes (Vogelkot), manchmal auch durch Schmierinfektion, in den Respirationstrakt des Menschen und führt dort zu akuten entzündlichen Reaktionen.

Nachweis: Durch Anzüchten des Erregers in Hühnerei- oder Zellkulturen (schwierig). Wird hauptsächlich durch serologische Bestimmungen ersetzt. Beide Verfahren sind aber unspezifisch, da auch andere Chlamydieninfektionen ein positives Ergebnis liefern. Nachweis der Erreger-DNA mit PCR.

Therapie: Tetrazykline und Makrolide.

Krankheitsfolgen: In schweren Fällen kann es durch hämatogene Streuung zu Ikterus und Bewusstseinsstörungen kommen.

Epidemiologie: Kommt weltweit vor, in Deutschland selten.

Prophylaxe: Vermeidung von zu engem Kontakt zu Vögeln.

Meldepflicht: Der direkte oder indirekte Nachweis von Chlamydophila psittaci ist **meldepflichtig**.

Chlamydia (Chlamydophila) pneumoniae

Steckbrief: Es handelt sich um eine neue Chlamydienspezies, die Ähnlichkeiten mit C. psittaci aufweist, aber von **Mensch zu Mensch** übertragen wird.

Klinik: Milde Pneumonie, auch Pharyngitiden, Sinusitiden und Bronchitiden möglich.

Pathogenese: Der Erreger gelangt mit der Atemluft in die Epithel- und Endothelzellen des Respirationstrakts. Er kann in atheromatösen Plaques nachgewiesen werden (evtl. Beteiligung an der Entstehung einer Atherosklerose und koronaren Herzkrankheit).

Nachweis: Serologisch über Antikörper.

Therapie: Tetrazykline und Makrolide oder Chinolone (Levofloxacin oder Moxifloxacin, ein Fluorochinolon der 4. Generation).

Epidemiologie: C. pneumoniae kann epidemieartig auftreten und ist womöglich der häufigste Verursacher von Chlamydieninfektionen beim Menschen. Etwa 25–50 % aller Erwachsenen hatten vermutlich schon einmal Kontakt mit C. pneumoniae.

> **PRÜFUNGSHIGHLIGHTS**
>
> – **Chlamydia trachomatis**
>   – **!** Der Nachweis kann u. a. durch **PCR** geführt werden.
>   – **!!** **Therapie:** Mittel der Wahl ist **Doxycyclin**. Bei einer nachgewiesenen Urogenitalinfektion sollte auch der Sexualpartner untersucht und ggf. mitbehandelt werden.

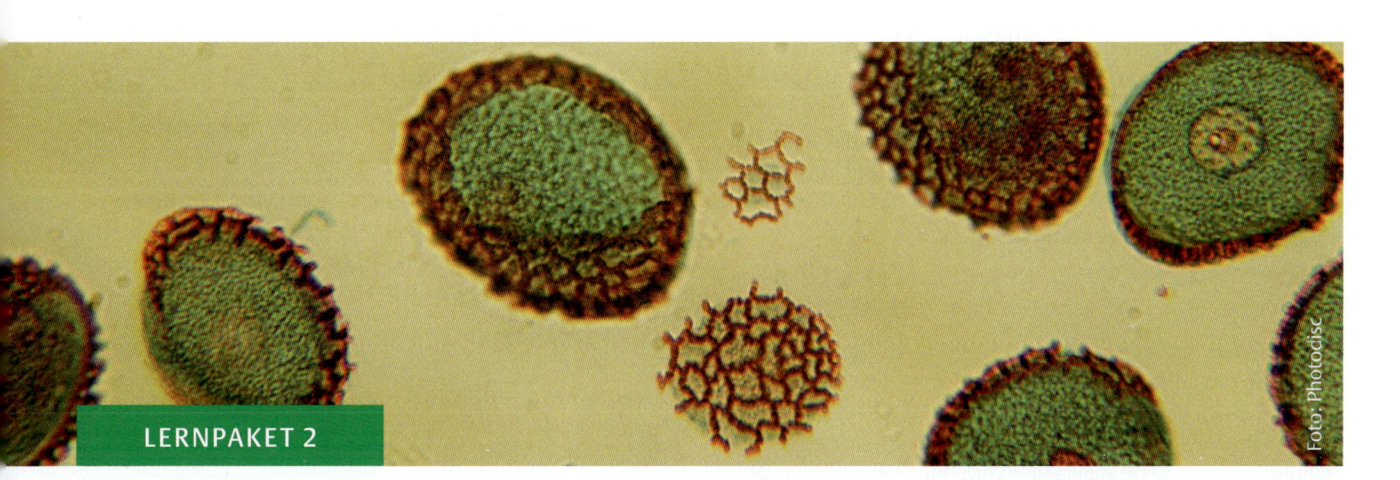

12 Pilze

12.1 Allgemeine Mykologie

> **DEFINITION** Pilze sind hochentwickelte **Eukaryoten** mit einer festen Zellwand, die Mannan und Chitin enthält. Sie leben entweder als Einzeller oder im Verband.

In ihrer natürlichen Umgebung spielen Pilze eine große Rolle als **Mykorrhiza** (symbiotische Lebensweise mit Pflanzen) und als **Pflanzenschädlinge**. In der Pharmaindustrie werden sie als Produzenten wichtiger Stoffe (z. B. Antibiotika) eingesetzt, in der Lebensmittelindustrie zur **Verfeinerung von Lebensmitteln** (z. B. Brot, Wein, Käse).

Beim Menschen können Pilze **Allergien** (z. B. Asthma), **Intoxikationen** (z. B. Vergiftung durch Speisepilze) oder **Infektionen** (v. a. beim abwehrgeschwächten Menschen) auslösen.

Die toxischen Reaktionen werden durch sog. **Mykotoxine** hervorgerufen (Beispiele s. Tab. 12.1).

Das medizinisch wichtigste Mykotoxin ist der Ethylalkohol, der durch Vergärung von Glukose durch Hefen entsteht.

Tab. 12.1 Einige Beispiele für Mykotoxine und ihre Wirkung*

Toxin	produzierender Pilz	Vorkommen	Folgen
Mutterkorn	Claviceps purpurea	Getreide	Gefäßschäden (Spasmus der Endarterien), Dauerkontraktion des Uterus
Ethylalkohol	Saccharomyces cerevisiae	Bier, Wein	Schäden im ZNS, Leberschäden
Aflatoxin B	Aspergillus-flavus-Gruppe	Nüsse, Getreide	karzinogen, immunsuppressiv
Ochratoxine	Aspergillus-ochraceus-Gruppe	Getreide	nephrotoxisch, teratogen, immunotoxisch
Patulin	Penicillium spp.	Obst	mutagen, neurotoxisch, kanzerogen

* (nach Hof, Dörries, Duale Reihe Mikrobiologie, Thieme 2009)

12.1.1 Klassifikation

Die medizinisch gebräuchliche Einteilung ist keine biologisch-taxonomische Einteilung, sondern erfolgt nach klinisch-therapeutischen Aspekten in: **Dermatophyten, Hefen und Schimmelpilze** (**DHS**) und noch einige weitere kleine Gruppen:
- **Dermatophyten:** verwerten Keratin und befallen deshalb nur Haut, Haare und Nägel
- **Hefen** (Sprosspilze): vermehren sich durch Sprossung, medizinisch wichtigste Gattung ist Candida.
- **Schimmelpilze:** haben v. a. eine Bedeutung als Mykotoxinbildner und seltene opportunistische Infektionserreger.

12.1.2 Aufbau und Struktur

Aufbau der Pilzzelle

Hefen sind eukaryotische Zellen, die entweder mit einem haploiden oder einem diploiden Chromosomensatz ausgestattet sind. Sie besitzen alle Organellen einer typischen eukaryotischen Zelle: Zellkern, Mitochondrien, Golgi und ER, Peroxisomen, aber keine Chloroplasten.

Ihre Plasmamembran enthält statt Cholesterin Ergosterin. Die Zellwand ist aufgebaut aus Glukanen, Mannanen und Chitin.

Morphologische Erscheinungsformen

Einzeller: Die einzelne Pilzzelle ist kugelig. Sie kann sich durch Teilung vermehren. Dabei entstehen 2 neue kugelige Pilzzellen.

Pseudohyphe: Bei den Hefen geschieht diese Teilung durch **Sprossung**. Dabei wächst aus der Mutterzelle eine Tochterzelle heraus, die sich dann abschnürt. Unterbleibt diese Abschnürung, bleiben die Zellen miteinander verbunden und nach mehreren Teilungen ist eine Kette aneinanderhängender Zellen entstanden. Man spricht hier von Pseudohyphen.

Echte Hyphen: Echte Hyphen entstehen nicht durch Zellteilung, sondern durch kontinuierliches Wachstum an der Spitze. Bei septierten Hyphen werden dann nachträglich Septen eingezogen. Diese haben einen Porus, durch den der Kontakt der Kompartimente untereinander gewährleistet wird. Unseptierte Hyphen enthalten keine Septen.

Myzel: Hyphen wachsen durch ungeschlechtliche Teilungen zu einem komplexen Geflecht aus verzweigten Pilzfäden (Myzel) heran.

Geschlechtsformen

Bei der geschlechtlichen Fortpflanzung bilden Pilze Sporen (Konidien) in einem **Sporangium**, das i. d. R. aus einzelnen Zellen des Myzels entsteht. Es gibt **Ascosporen** (Sporenbildung in einem Schlauch) und **Basidiosporen** (Sporenbildung in einem Ständer). Die meisten klinisch relevanten Pilze können keine Geschlechtsformen ausbilden (oder man hat diese bis heute nicht gefunden) und werden deshalb den **Deuteromyzeten** (Fungi imperfecti) zugeordnet. Pilze, die sexuelle Vermehrungsformen ausbilden, werden als Fungi perfecti bezeichnet. Die morphologische Vielfalt der Sporangien ist groß und die Anordnung der Konidien ist oft so charakteristisch für eine Art, dass diese zur Identifikation herangezogen wird.

12.1.3 Diagnostik

Zum Nachweis von Pilzen oder Sporen stehen verschiedene Methoden zur Verfügung:
- **Lichtmikroskopie:** i. d. R. Anfärbung nötig
- **Kultur:** Differenzierung über mikromorphologische Merkmale und biochemische Stoffwechseleigenschaften
- **Molekularbiologie:** über PCR bzw. Sequenzanalyse
- **Antigennachweis:** bestimmte Mannane in der Zellwand von Pilzen sind sehr spezifisch und können zur Diagnose herangezogen werden.
- **Serologie:** Nachweis von Antikörpern spielt eine nur geringe Rolle.
- **Inspektion:** v. a. bei Hauterkrankungen, die sehr typisch verlaufen
- **Bildgebende Verfahren:** z. B. bei invasiven Mykosen.

12.2 Spezielle Mykologie

12.2.1 Dermatophyten

Steckbrief: Dermatophyten sind Fadenpilze, die **Keratin** verwerten. Sie befallen deshalb Haut, Haare und Nägel.

Klassifikation: Man unterscheidet 3 Gattungen: **Trichophyton, Microsporum, Epidermophyton**. Außerdem lassen sich Dermatophyten entsprechend ihrem Vorkommen in **geophil, zoophil** und **anthropophil** einteilen (Tab. 12.2).

Klinik: Unabhängig vom Erreger:
- Tinea pedis
- Tinea capitis
- Tinea inguinalis
- Tinea corporis
- Tinea barbae.

Abhängig vom Erreger:
- Trichophytie: Mykosen, hervorgerufen durch Trichophyton-Arten
- Mikrosporie: Mykosen, hervorgerufen durch Microsporum-Arten
- Epidermophytie: Mykosen, hervorgerufen durch Epidermophyton.

Pathogenese: Siehe **Tab. 12.2**. Prädisponierende Faktoren sind periphere Durchblutungsstörungen, Diabetes und die Einnahme von Antibiotika und Kortikosteroiden. Aufgrund ihrer Keratophilie Befall und Schädigung der Haut und der Anhangsgebilde. Der Keratinabbau erfolgt durch Proteinasen.

Tab. 12.2 Einteilung der Dermatophyten nach Vorkommen

Standort	Beispiel	Infektkette
Erdboden (geophil)	Microsporum gypseum (Nannizzia gypsea) Trichophyton terrestre (Lophophyton gallinae)	Erde → Mensch, Prädisposition muss vorhanden sein
Tier (zoophil)	Microsporum canis Microsporum equinum Microsporum gallinae T. mentagrophytes (T. quinckeanum)	Tier → Mensch
Mensch (anthropophil)	Epidermophyton floccosum Trichophyton interdigitale Trichophyton rubrum Trichophyton tonsurans	Mensch → Mensch

Nachweis: Mikroskopisch, kulturell, PCR.

Therapie: Mechanische Entfernung des toten Materials; systemische oder lokale Antimykotika, oft über längere Zeit. Mit Rezidiven muss gerechnet werden.

Prophylaxe: Reduktion der Sporenlast und Verhinderung weiteren Pilzwachstums durch Desinfektion und Reinigung; regelmäßige Pflege von Haut, Haaren und Nägeln; umsichtiges Verhalten in Schwimmbädern, Fitnesszentren, Saunen etc.

Epidemiologie: Weltweites Vorkommen bei einigen Arten, andere nur regional.

12.2.2 Hefen (Sprosspilze)

Hefen sind einzellige Pilze, die sich durch Sprossung vermehren. Unter bestimmten Bedingungen können sie Pseudomyzelien bilden. Die größte Rolle in der Medizin spielt die Gattung **Candida**.

Candida

Steckbrief: Man kennt ca. 200 Candida-Arten. Die meisten davon leben in der Umwelt. Sie sind weit verbreitet.

Klassifikation: Klinisch bedeutsam sind:
- **Candida albicans** als medizinisch wichtigster Vertreter
- Candida glabrata
- Candida parapsilosis
- Candida krusei.

Candida albicans

Klinik: Breites Spektrum klinischer Manifestationen: Soor, vulvovaginale Candidose mit Fluor vaginalis und Balanitis beim Sexualpartner, Hautinfektionen, Organmykosen, Candidasepsis (bei Prädisposition).

Pathogenese:
- C. albicans ist ein opportunistischer Erreger und fakultativ pathogen.
- Äußere Bedingungen für **Pathogenität** sind:
  - Schwächung der natürlichen Bakterienflora der Haut und der Schleimhäute
  - Erhöhung des pH-Wertes (in der Vagina) und Östrogenüberschuss während einer Schwangerschaft
  - Barriereschäden der Haut
  - Immunsuppression
  - Stoffwechselstörungen (Diabetes mellitus, Hyperglykämie, Ketoazidose etc.)
  - ZVK (zentralvenöse Katheter).
- **Virulenzfaktoren** sind:
  - Mannoproteine auf der Zelloberfläche des Pilzes
  - Invasion über Sekretion lytischer Enzyme und Ausbildung von Keimschläuchen
  - schnelle Kolonisation durch kurze Generationszeiten und Resistenz gegen Milieuschwankungen (Biofilmbildung)
  - Umgehung des körpereigenen Immunsystems durch Phänotyp-Switching durch Veränderung der antigenen Strukturen auf der Pilzoberfläche (antigenic mimicry).

Nachweis:
- mikroskopisch und durch Kultur (cremefarbige porzellanartige Kolonien; Abb. 12.1), Bunte Reihe, MALDI-TOF MS.
- Bei systemischer Mykose kann ein Antigennachweis Hinweis auf den Erreger sein.

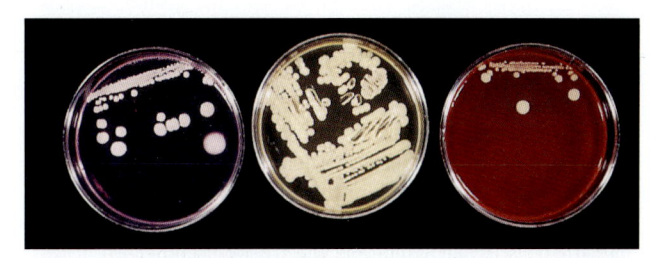

Abb. 12.1 Candida albicans in Kultur auf verschiedenen Nährböden.
[aus Hof, Dörries, Duale Reihe Mikrobiologie, Thieme 2009]

Der Nachweis von Candida aus nicht sterilem Material muss noch kein Beweis für eine Infektion sein, der Nachweis aus *sterilem* Material ist dagegen immer ernstzunehmen. Er kann auch eine normale Besiedelung anzeigen. Andererseits ist es möglich, dass der Erreger in den Untersuchungsproben gar nicht sichtbar wird.

Therapie: Lokale Gabe von Desinfektionsmitteln und Antimykotika (Polyen, Azol). Bei einer systemischen Infektion müssen auch systemisch Antimykotika gegeben werden (Triazole, Polyene, Echinocandine, wobei C. albicans weiterhin als fluconazolempfindlich gilt).

Prophylaxe: Eine antimykotische Prophylaxe von Hochrisikopatienten wird empfohlen (z. B. systemische Behandlung mit Posaconazol bei akuter myeloischer Leukämie).

Candida glabrata

Niedrige Virulenz. Häufig bei Patienten mit Soor und AIDS unter Fluconazol-Therapie anzutreffen, da C. glabrata eine verminderte Fluconazolempfindlichkeit besitzt und unter Fluconazol Resistenzen entwickeln kann.

Candida parapsilosis

Adsorbiert an Plastikmaterialien (Katheter, Plastikimplantate): Gefahr der **nosokomialen Infektion**. Klinische Manifestationen können deshalb sein: Endokarditis, Peritonitis, postoperative Endophthalmitis (Linsenimplantat) und septische Arthriden.

Candida krusei

C. krusei ist Fluconazol-resistent! Echinocandine (Anidulafungin, Micafungin, Capsofungin) zeigen gute Wirksamkeit gegen Candia krusei.

Cryptococcus neoformans, Cryptococcus gattii

Steckbrief:
- bekapselte Hefe, die in der Natur vorkommt (Erde, Gräser, Getreidearten)
- Verbreitung durch Vögel (Taubenkot; C. neoformans) bzw. Eucalyptus-Bäumen (C. gattii)
- opportunistischer Erreger bei immungeschwächten Patienten (C. neoformans) oder überwiegend immungesunden Patienten (C. gattii)
- wichtigste humanpathogene Cryptococcus-Art.

Klinik: Kryptokokkosen manifestieren sich i. d. R. als **Meningoenzephalitis** und **Meningitis** bei Immunsupprimierten. Bei Immunkompetenten pulmonale Kryptokokkose mit subklinischen Erscheinungen. Diese können bei C. gattii in einen chronisch-progredienten Verlauf mit bevorzugter Beteiligung von Lunge und Gehirn übergehen. ZNS-Manifestationen können dabei auch ganz uncharakteristisch mit Kopfschmerzen und Wesensveränderungen verlaufen.

Pathogenese: Die Übertragung erfolgt **aerogen** über die Atemluft. Die Infektion beginnt zuerst in der **Lunge**. Der Pilz vermehrt sich unauffällig, bis größere Läsionen und Granulombildung erfolgt sind, die oft nicht erkannt werden. Dies ist der Grund für den schleichenden subklinischen Beginn der Erkrankung und die uncharakteristischen Symptome wie z. B. Kopfschmerzen.

Durch die **Polysaccharidkapsel** und eingelagertes **Melanin** in der Zellwand umgeht der Erreger das Immunsystem des Wirts. Bei immungeschwächten Patienten (z. B. bei AIDS) streut der Erreger in andere Organe, hauptsächlich in das **ZNS**, und verursacht basiläre Arachnoiditis.

Nachweis:
- direkter **mikroskopischer Nachweis** im Tuschepräparat (Abb. 12.2) wichtig für schnelle Differenzialdiagnose bei Meningoenzephalitis. Empfindlicher ist der **Antigennachweis** durch Latexagglutination im Serum oder Liquor.
- Nachweis in Kultur einfach. Nach ca. 3 Tagen sind braune, schleimige Kolonien sichtbar.
- Bunte Reihe, MALDI-TOF MS.

Therapie: Amphothericin B in Kombination mit 5-Fluorocytosin (Induktion) gefolgt von Sekundärbehandlung (Konsolidation) mit Fluconazol (bei ZNS-Befall und bei schwerer pulmonaler Form). Bei männlichen Patienten eine lebenslange Erhaltungstherapie, um eine Reaktivierung aus der Prostata zu verhindern. Echinocandine haben bei Cryptococcus keine Wirkung.

Cryptococcus neoformans kann auch durch entsprechende Therapie nicht immer vollständig eliminiert werden (der Erfolg ist abhängig vom Immunstatus des Patienten). Der Pilz zieht sich in Organe zurück, wo er vom Immunsystem kaum erreicht werden kann. Eine Reaktivierung (**endogene Reinfektion**) bei immungeschwächten Patienten ist daher immer möglich!

Prophylaxe: Eindämmung der Taubenplage.

Trichosporon

- **Trichosporon asahii** und **Trichosporon cutaneum** potenziell pathogen
- Erreger der **Piedra alba**
- Kolonisation auf vorgeschädigten Haaren (v. a. Bartbereich)
- **dissiminierte Trichosporonose** bei immungeschwächten Patienten

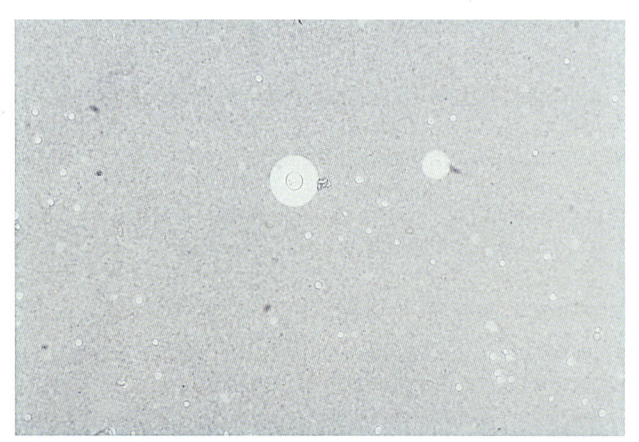

Abb. 12.2 Mikroskopischer Nachweis von Cryptococcus neoformans im Liquor. Tuschepräparat. Man erkennt 2 große weiße Hefezellen mit mehr oder weniger großer Kapsel. [aus Hof, Dörries, Duale Reihe Mikrobiologie, Thieme 2009]

- Osteomyelitis u. a.
- **Nachweis kulturell** aus den Knötchen am Haarschaft, Blutkultur bzw. klinischem Material. Bunte Reihe, MALDI-TOF MS, Sequenzierung
- Therapie: lokal **Azolen**, systemisch **Voriconazol**.

Malassezia

- Malassezia furfur besiedelt in ihrer saprophytären Form (= **Pityrosporum ovale**) bestimmte Hautregionen.
- Erreger der **Pityriasis versicolor**
- produziert Pigmente zu ihrem eigenen UV-Schutz, die die Haut nicht braun werden lassen (Entstehung von **hypopigmentierten Maculae**)
- **Nachweis** klinisch und mikroskopisch gilt als ausreichend; kultureller Nachweis möglich (lipidhaltige Nährböden)
- **Therapie** mit **Azolen** oder lokaler Anwendung von **Tolnaftat**.

12.2.3 Schimmelpilze

Steckbrief:
- zahlreiche Arten
- leben meistens saprophytisch, können aber auch lebende Pflanzen befallen (z. B. Getreide)
- klinisch bedeutsam als Auslöser von **Allergien** und als **Mykotoxinbildner** (Tab. 12.1) und opportunistische Erreger **invasiver Schimmelpilzerkrankung** bei Patienten mit Risikofaktoren.

Klassifikation: Einteilung in:
- Hyalohyphomyzeten mit ungefärbten septierten Hyphen
- Mucorales (Zygomyzeten) mit wenig- oder unseptierten Hyphen und
- Phaeohyphomyzeten mit pigmentierten Hyphen (Schwärzepilze).

Aspergillus (Gießkannenschimmel)

Steckbrief:
- mehr als 200 Arten
- Vorkommen ubiquitär in der Umwelt
- Typisches Merkmal sind die blasenartigen Konidienträger, ein septiertes Myzel und die dichotome Verzweigung.
- Klinisch relevant sind:
  - **Aspergillus fumigatus** als **Infektionserreger** (Hauptübertragungsweg für die Sporen von Aspergillus fumigatus ist die Luft [Inhalation]).
  - **Aspergillus flavus** und **Aspergillus ochraceus** als Bildner von **Mykotoxinen**
  - **Aspergillussporen** als Auslöser von **Allergien**.

Klinik: Aspergillose. Dabei sind drei Formen zu unterscheiden:
- **invasive Aspergillose** (IA): invasiv pulmonale Aspergillose (IPA, Aspergillus-Pneumonie) und die subakut invasiv pulmonale Aspergillose (SAIA, früher: chronisch nekrotisierend pulmonale Aspergillose), Aspergillus Sinusitis, disseminierte Aspergillose und andere Organ-Aspergillosen (überwiegend Immunkompromittierte Patienten)
- **saprophytäre chronische Aspergillose**: chronisch pulmonale Aspergillose (CPA) mit der häufigsten Form, der chronisch kavitären pulmonalen Aspergillose ggf. mit Übergang in eine chronisch fibrosierend pulmonale Aspergillose, Aspergillom bei überwiegend Immungesunden
- **allergische Aspergillose**: allergisch broncho-pulmonale Aspergillose (ABPA), allergische Rhinosinusitis

Pathogenese: Prädisposition oder Grunderkrankung muss vorhanden sein. Aspergillus fumigatus adhäriert an Wirtszellen und bildet Kolonien, die sich großflächig im Gewebe ausbreiten können.

Bei immunsupprimierten Patienten kann der Pilz sich auch intravasal vermehren und dabei durch Aktivierung des Gerinnungssystems einen Gefäßverschluss herbeiführen.

Nachweis:
- kulturell (durch ubiquitäres Vorkommen des Pilzes nicht beweisend für eine Invasion)
- Antigennachweis im Blut oder BAL (broncho-alveoläre Lavage) ist hinweisend
- Antikörpernachweis oft nicht hilfreich, aber für die chronisch pulmonale Aspergillose in Verbindung mit der Klinik geeignet.
- Bei granulomatöser Aspergilluspneumonie lassen sich im Biopsat Nekrosen nachweisen, die histologisch in der HE-Färbung sichtbar sind. Für die Diagnosestellung einer invasiven Aspergillose ist der histologische oder bildgebende Befund in Kombination mit einer entsprechenden Symptomatik erforderlich.
- Bei chronischen Allergien erfolgt der Nachweis oft erst post mortem in der Histologie.

Therapie: Chirurgische Entfernung des Aspergilloms. Chemotherapie primär mit Triazolen (Voriconazol) oder Lipid-formuliertem Amphothericin B, sekundär mit Echinocandinen.

Krankheitsfolgen: Prognose der invasiven Formen bei Risikopatienten schlecht.

Prophylaxe:
- Risikopatienten in Reinraum unterbringen.
- Antimykotische Prophylaxe für Hochrisikopatienten.
- Bei antibiotikaresistentem Fieber an Pilzinvasion denken (rechtzeitiger Beginn mit Therapie!).
- Kompost und Bioabfälle aus der Umgebung entfernen.
- Bei Baumaßnahmen in kontaminierten Gebäuden, die die Konzentration von Schimmelpilzsporen – wie Aspergillus fumigatus – in der Umgebungsluft signifikant erhöhen können, sollten Staubschutzvorrichtungen eingesetzt werden, sofern die Maßnahmen in räumlicher Nähe zu immunsupprimierten Patienten stattfinden.

Penicillium (Pinselschimmel)

Steckbrief:
- Ubiquitär verbreitet in der Umwelt
- Nutzung zur Produktion des Antibiotikums Penicillin und zur Herstellung von Käse
- Typisches Merkmal sind pinselartige Konidienträger.
- Medizinische Bedeutung als Auslöser von **Allergien** und Bildner von **Mykotoxinen**.

Klinik: Allergien in Form von Rhinitis, Bronchitis, Alveolitis.

Pathogenese:
- Penicillium hat keine Fähigkeit zur Invasion und kann deshalb keine Organmykosen auslösen.
- Die Mykotoxine gelangen beim Verzehr verdorbener Nahrungsmittel in den Körper und können Vergiftungen auslösen (s. **Tab. 12.1**).
- Einatmung von Penicillium-Sporen kann allergische Reaktionen auslösen bzw. für solche sensibilisieren.

Nachweis: Erfolgt kulturell, anschließend mikroskopische Identifizierung.

Therapie: Selten nötig. Bei seltener Infektion mit Penicillium marneffei mit Amphotericin B in Kombination mit Fluorocytosin.

12.2.4 Pneumocystis jirovecii (Pneumocystis carinii)

Steckbrief:
- weltweit verbreitet, saprophytisch lebend
- kein typischer Pilz (zeigt in bestimmten Entwicklungsstadien Analogien zu Protozoen)
- Enthält **kein** Ergosterin in seiner Zellmembran und ist deshalb **resistent** gegen Antimykotika wie Azole und Polyene.

Klinik: Bei immunsupprimierten Patienten: atypische, interstitielle Pneumonie.

Nachweis: Mikroskopisch im Trachealsekret, BAL (bronchoalveoläre Lavage) oder Lungenbiopsat. DFT (direkte Immunfluoreszenztest), quantitative PCR.

Therapie: Therapie der Wahl ist die hochdosierte Gabe von **Cotrimoxazol** über 3 Wochen.

> **PRÜFUNGSHIGHLIGHTS**
>
> – ! **Aflatoxine** sind **karzinogen**.
> – ! **Candida krusei ist empfindlich gegen** Echinocandine **(Caspofungin).**
> – ! **Nekrosen bei** invasiver Aspergillenpneumonie **lassen sich** histologisch **mit der HE-Färbung nachweisen.**
> – ! Für die **Diagnosestellung** einer i**nvasiven Aspergillose** ist der **histologische** oder **bildgebende Befund** in Kombination mit einer entsprechenden **Symptomatik** erforderlich.
> – !! Aspergillus fumigatus **wird hauptsächlich über die Luft, somit durch die Inhalation von Sporen (Konidien), übertragen.**
> – ! **Aspergillus-fumigatus-Sporen werden u. a. bei** Baumaßnahmen **in die Umgebungsluft freigesetzt** → Staubschutzvorrichtungen **senken das Risiko einer Infektion bei immunsupprimierten Patienten.**
> – ! Eine **Pneumocystis jirovecii-Pneumonie** kommt vorallem bei immunsupprimierten Patienten vor und ist eine atypische, interstitielle Pneumonie.
> – ! Therapie der Wahl bei allen Patienten mit gesicherter **Pneumocystis-jirovecii-Pneumonie** ist die hochdosierte Gabe von **Cotrimoxazol** über 3 Wochen.
> – ! Die Prophylaxe der Aspergillus- oder Candida-Infektion bei akuter myeloischer Leukämie erfolgt z. B. mit Posaconazol.

13 Parasitologie

13.1 Allgemeines

Unter dem Begriff der Parasiten werden in der Medizin die einzelligen Protozoen, Würmer (Helminthen) sowie einige Arten der Gliederfüßer (Arthropoden) zusammengefasst.

DEFINITION Ein Parasit ist ein Organismus, der auf Kosten seines Wirts lebt und pathogene Eigenschaften hat. Er ernährt sich von der Körpersubstanz, den Körpersäften oder dem Darminhalt seines Wirts.

13.2 Protozoen

DEFINITION Protozoen sind frei oder parasitisch lebende einzellige Eukaryoten.

Sie können sich geschlechtlich oder ungeschlechtlich fortpflanzen. In der Regel werden sie von Arthropoden (Spinnentiere, Insekten) übertragen, in denen sie einen Entwicklungszyklus durchlaufen, der mit einem infektiösen und für den Menschen pathogenen Stadium endet.

Klassifikation: Protozoen werden anhand ihrer Art, sich fortzubewegen, in 4 Gruppen eingeteilt (**Tab. 13.1**).

13.2.1 Flagellaten

Steckbrief: Flagellaten haben eine oder mehrere Geißeln, mit denen sie sich fortbewegen.

Klassifikation: Es gibt 4 humanmedizinisch relevante Gattungen:
- Trichomonas (extraintestinale Flagellaten)
- Giardia (intestinale Flagellaten)
- Trypanosoma (Blut- und Gewebeflagellaten)
- Leishmania (Blut- und Gewebeflagellaten).

Trichomonas vaginalis

Steckbrief:
- Flagellat mit 5 Geißeln am vorderen Pol. Vier davon sind frei, die fünfte bildet eine undulierende Membran. Am entgegengesetzten Zellpol tritt ein Achsenstab aus (**Abb. 13.1**).
- Trichomonas besitzt statt Mitochondrien Hydrogenosomen, mit denen es anaerob H_2, CO_2 und ATP produzieren kann.
- Es vermehrt sich durch Teilung.

Tab. 13.1 Klassifikation der Protozoen*

Gruppe	Art der Fortbewegung
Flagellaten (Geißeltierchen)	mittels Geißeln
Rhizopoden (Wurzelfüßer, Amöben)	mittels Scheinfüßchen, ständige Gestaltveränderung
Sporozoen (Sporentierchen)	schlängelnd und gleitend
Ziliaten (Wimpertierchen)	mittels Flimmerhärchen, die die gesamte Zelloberfläche bedecken

* (nach Hof, Dörries, Duale Reihe Mikrobiologie, Thieme 2009)

Tab. 13.2 Medizinisch relevante Trichomonasarten*

Art	Standort
Trichomonas vaginalis	Urogenitalbereich
Pentatrichomonas (Trichomonas) hominis	Darm, apathogen
Trichomonas tenax	Mundhöhle, apathogen

* (nach Hof, Dörries, Duale Reihe Mikrobiologie, Thieme 2009)

Klassifikation: Es gibt 3 bekannte Trichomonasarten (**Tab. 13.2**). Nur **Trichomonas vaginalis** ist tatsächlich pathogen, während die anderen beiden Arten apathogen sind, aber möglicherweise an pathologischen Prozessen beteiligt sein können.

Klinik: Urogenitalinfektionen (**Trichomonadenkolpitis**).
- akute Vulvovaginitis
- Dysplasien der Vaginalschleimhaut (3-mal häufiger als bei nichtinfizierten Frauen)
- beim Mann i. d. R. inapparenter Verlauf
- T. vaginalis Infektionen erleichtern eine HIV-Transmission und -Akquisition.

Nachweis: In der **akuten Phase** mikroskopisch aus Genitalsekret. In der **chronischen Phase** evtl. noch durch Anzüchtung möglich oder PCR.

Therapie: Mittel der Wahl: Nitroimidazole (**Metronidazol**). Sexualpartner mitbehandeln!

Epidemiologie: Die Übertragung erfolgt fast immer von Mensch zu Mensch durch Geschlechtsverkehr. Einziges Reservoir ist der Mensch.

Prophylaxe: Safer Sex.

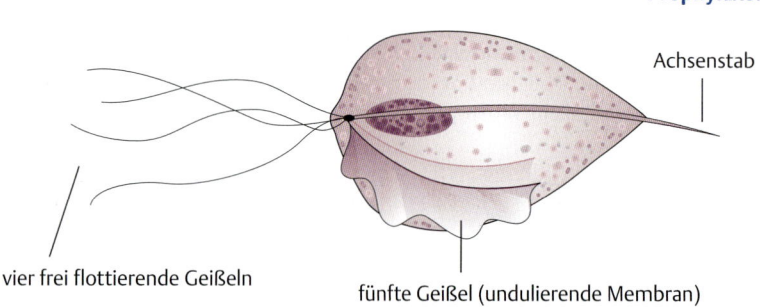

Abb. 13.1 Trichomonas vaginalis. [aus Hof, Dörries, Duale Reihe Mikrobiologie, Thieme 2009]

vier frei flottierende Geißeln — fünfte Geißel (undulierende Membran) — Achsenstab

Giardia duodenalis

Steckbrief:
- Synonyme: Giardia lamblia, Giardia intestinalis, Lamblia intestinalis
- Die vegetative Form besitzt 8 Geißeln und auf der ventralen Seite eine Saugscheibe, mit der sie sich an die Dünndarmwand anheftet (Abb. 13.2).
- Zählt zu den urtümlichen Eukaryoten.
- Der Trophozoit hat 2 Kerne und vier Geißelpaare, die Zyste hat vier Kerne und keine Geißeln.
- Besitzt keine Mitochondrien und betreibt einen anaeroben Stoffwechsel.

Entwicklungszyklus: Giardia wird als **Zyste** oral aufgenommen. Im **Dünndarm** schlüpft der **Trophozoit**, die vegetative Form, die nur im Dünndarmmilieu des Menschen überleben kann. Dort vermehrt er sich massiv durch Zweiteilung. Nimmt die Konzentration von Gallensalzen im Darm zu, entstehen wieder Zysten mit dicker Zellwand, die mit dem Stuhl ausgeschieden werden.

Klinik:
- Übelkeit, Diarrhö, Malabsorption, Steatorrhö, uncharakteristische Abdominalbeschwerden
- hauptsächlich bei Kindern.

Pathogenese:
- Auf der Oberfläche der Dünndarmschleimhaut entsteht eine Schicht von konfluierenden Trophozoiten, was zur **Malabsorption** und zur **Steatorrhö** führt.
- Mit seiner Saugscheibe kann sich der Trophozoit an die Dünndarmschleimhaut anheften. Dies führt zu einer Atrophie der Mikrovilli. Die **Malabsorption** verstärkt sich.
- Trophozoiten leben von konjugierten Gallensalzen. Dies führt zu einem Mangel an diesen Verbindungen und damit zu einer fehlenden Emulgation der Fettsäuren. Die **Steatorrhö** verstärkt sich.
- Durch die Milieuveränderungen nimmt die Darmflora überhand („**bacterial overgrowth**").
- Ein partieller Schutz wird durch eine **Immunreaktion** hervorgerufen, die aber gleichzeitig zu einer **Entzündung** der Dünndarmschleimhaut führt.

Nachweis: Mikroskopisch: Zysten im Stuhl. Trophozoiten sind mikroskopisch nachweisbar im Dünndarmsekret und im diarrhöischen Stuhl (mehrfache Untersuchungen). Antigennachweis im Stuhl (EIA). PCR.

Therapie: Nitroimidazole: Metronidazol, Ornidazol, Tinidazol.

Epidemiologie: Giardia duodenalis kommt weltweit vor. Die Infektion erfolgt über Zysten in kontaminiertem Wasser und Nahrungsmitteln. Bei schlechtem Hygienestandard besteht hohes Infektionsrisiko, v.a. Kleinkinder sind betroffen. Es reichen etwa 1000 Erreger, um eine Infektion hervorzurufen.

Prophylaxe:
- auf Lebensmittelhygiene achten (sauberes Trinkwasser, kein kopfgedüngtes Gemüse)
- evtl. Trinkwasseranlagen sanieren.

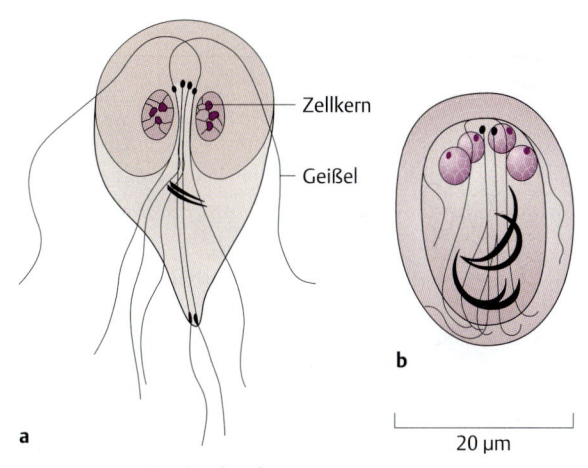

Abb. 13.2 **Giardia duodenalis.** [aus Hof, Dörries, Duale Reihe Mikrobiologie, Thieme 2009]

Trypanosoma

Steckbrief:
- Trypanosomen haben eine **einzelne Geißel**, die an einem Basalkörper (Kinetoplast) entspringt. Sie ist am Zellkörper anliegend und vermittelt den Eindruck einer undulierenden Membran.
- Während des Entwicklungszyklus treten **4 verschiedene Formen** auf (Abb. 13.3).

Trypanosoma brucei

Klassifikation: Für den Menschen pathogen sind **Trypanosoma brucei rhodesiense** und **Trypanosoma brucei gambiense**. Andere Spezies sind für den Menschen ungefährlich, da sie von seinem Immunsystem neutralisiert werden. Sie sind aber für Haustiere infektiös.

Entwicklungszyklus: Überträger ist die Tsetse-Fliege (Glossina). Sie nimmt beim Stechen ihres Opfers den Erreger aus dessen Blut auf. Dort durchläuft dieser einen Entwicklungszyklus, der mit einer infektiösen Form des Erregers endet. Diese wandert in die Speicheldrüsen der Fliege und gelangt von dort aus in den Menschen. Dort vermehrt sich der Erreger zuerst an der Einstichstelle (Trypanosomenschanker) und wird dann über das Blut und die Lymphe gestreut und gelangt schließlich ins ZNS.

Der Erreger persistiert oft jahrelang im Blut, indem er das Immunsystem des Wirts unterläuft.

Klinik: Trypanosomiasis (Schlafkrankheit).

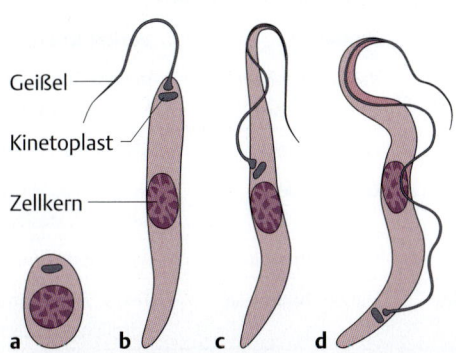

Abb. 13.3 **Entwicklungsformen der Trypanosomatidae (Trypanosoma und Leishmania).** [aus Hof, Dörries, Duale Reihe Mikrobiologie, Thieme 2009]

Mikrobiologie | 13 Parasitologie

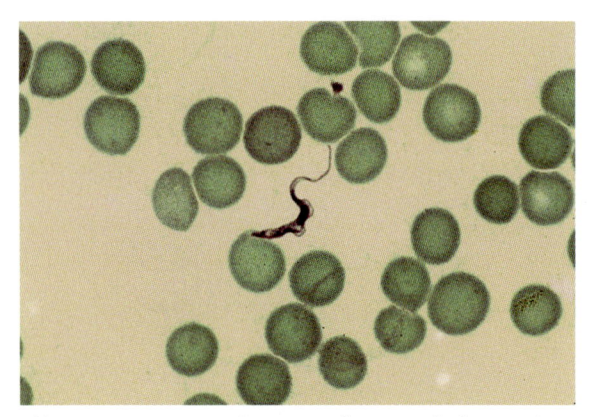

Abb. 13.4 Trypanosoma brucei im Blutausstrich. [aus Löscher, Burchard, Tropenmedizin in Klinik und Praxis, Thieme 2010]

Nachweis: Erfolgt direkt mikroskopisch im Blut (in der hämolymphatischen Phase im Ausstrich, dicker Tropfen), Lymphknotenpunktat oder Liquor (**Abb. 13.4**).

Therapie:
- **T. b. rhodesiense**: Suramin (hämolymphatisches Stadium) und Melarsoprol (CNS Erkrankung).
- **T. b. gambiense**: Pentamidine (hämolymphatisches Stadium) und Eflornithine (CNS Erkrankung).

Epidemiologie: Trypanosomen kommen überwiegend in West- und Zentralafrika (T. brucei gambiense) und Ostafrika (T. brucei rhodiense) vor. Überträger ist die Tsetse-Fliege (Glossina, tagaktiv!). Reservoir ist der kranke Mensch. Es gibt Isolate aus Tieren, deren epidemiologische Bedeutung aber umstritten ist. Die Infektionen mit Trypanosomen haben laut WHO 2014 mit 3 796 neuen Fällen den niedrigsten Stand seit Beginn der Datenerfassung erreicht.

Prophylaxe:
- Insektenrepellents verwenden
- Haut durch Kleidung abdecken
- Autoinnenräume evtl. mit Desinfektionsmitteln aussprühen
- Die Tsetse-Fliege wird bekämpft, indem man sie in farblich und olfaktorisch attraktiven Gefäßen fängt und außerdem mit niedrigdosierten Insektiziden sprüht.

Trypanosoma cruzi

Entwicklungszyklus: Der Erreger wird durch **Raubwanzen** übertragen, die ihn bei der Blutmahlzeit aufnehmen. Reservoir sind Haus- und Wildtiere. In der Raubwanze entwickelt sich der Erreger zu einer infektiösen Form, die mit dem **Kot der Wanze** ausgeschieden wird. Sie gelangen über **Mikroläsionen der Haut** (Kratzeffekte nach Wanzenstich) in das Blut des Menschen. Von dort aus befallen sie (ohne vorherige Vermehrung) Zellen der **glatten Muskulatur**, des **retikuloendothelialen Systems** und der **Neuroglia**. Dort wandeln sie sich in eine amastigote Form um und vermehren sich. Nach einer Rückumwandlung in die infektiöse Form befallen sie weitere Körperzellen.

Klinik: Chagas-Krankheit.

Nachweis:
- im akuten Stadium mikroskopisch im gefärbten Blutausstrich, dicker Tropfen
- **Xenotest:** Steril gezüchtete Raubwanzen werden mit dem Blut des Patienten „gefüttert". Können nach ca. 3 Wochen die Erreger im Kot der Wanze nachgewiesen werden, können diese nur vom Patienten stammen (anwendbar besonders bei geringer Parasitämie).
- serologische Verfahren in chronischer Phase (EIA). **Cave:** falsch positive Ergebnisse
- PCR.

Therapie: Nifurtimox (Lampit), Benznidazol.

Epidemiologie: Verbreitung vom Süden der USA bis Argentinien und Chile. Besonders gefährdet sind Kinder in Slumgebieten, die auf dem Boden schlafen.

Prophylaxe: Einzige Möglichkeit ist die **Bekämpfung** der Raubwanze.

Leishmania

Steckbrief: Leishmanien sind ovale Zellen mit einem Kern und einem Kinetoplasten. Sie besitzen eine Geißel, ein einzelnes Mitochondrium und andere Organellen. Im Endwirt (Mensch, Tier) liegen sie obligat intrazellulär und unbegeißelt vor.

Klassifikation: Leishmanienarten sind morphologisch nicht voneinander zu unterscheiden. Sie werden durch Isoenzym- oder DNA-Analyse und unter Berücksichtigung des klinischen Bildes und epidemiologischer Aspekte identifiziert. Man kennt verschiedene humanpathogene Arten (**Tab. 13.3**).

Tab. 13.3 Humanmedizinisch relevante Leishmanien

Art	Krankheit	Vorkommen	Reservoir	Übertragung
L.-donovani-Komplex	Kala-Azar (viszerale Leishmaniose)	Indien, China, Afrika und Mittelmeerraum	streunende Hunde	Mückenstich (Phlebotomus)
L.-tropica-Komplex	Orientbeule	Mittelmeerländer	Mensch	Mückenstich (Phlebotomus)
L.-major-Komplex	Orientbeule	Nordafrika, Mittlerer Osten, Sahel, Westasien	Nagetiere	Mückenstich (Phlebotomus)
L. aethiopica	Hautleishmaniose	Äthiopien, Kenia	Klipp- und Buschschliefer	Mückenstich (Phlebotomus)
L.-mexicana-Komplex	Hautleishmaniose	Texas, Zentralamerika, nördliches Südamerika	Waldnager, Faultier, Opossum	(Mückenstich) Lutzomyia
L. (Vivannia) brasiliensis-Komplex	Espundia (mukokutan)	Zentral- und Südamerika	Waldnager, Faultier, Opossum	(Mückenstich) Lutzomyia
L. (Vivannia) peruviana (L.-brasiliensis-Komplex)	Uta (kutan)	Peru (Anden)	Hund	(Mückenstich) Lutzomyia

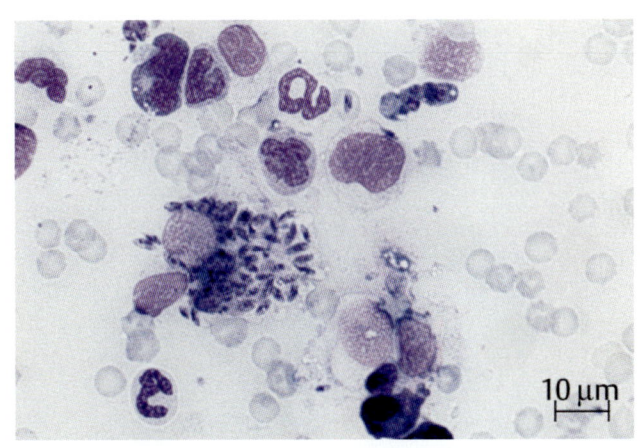

Abb. 13.5 **Leishmanien im Knochenmarkausstrich.** Leishmania infantum in einem Makrophagen. Giemsa-Färbung.

Entwicklungszyklus: Der Erreger vermehrt sich im Vektor (nachtaktive **Sand-** und **Schmetterlingsfliegen**). Beim **Stich** der Mücke (oder durch **Mikroläsionen** der Haut beim Zerdrücken der Mücke) gelangen die Erreger in den Menschen. Dort werden sie von **Makrophagen** aufgenommen. Sie vermehren sich (**Abb. 13.5**) und zerstören dadurch die Wirtszelle. Die dabei freigesetzten Erreger befallen neue Makrophagen.

Klinik: Viszerale und kutane Leishmaniose siehe **Tab. 13.3**.

Nachweis: Direkter mikroskopischer Nachweis im histologischen Organpräparat (Randwall der Ulzera oder Stanzbiopsie, bei Kalar-Azar Milz, Knochenmark,) oder Blutausstrich (**Abb. 13.5**). Evtl. Anzucht, PCR oder Einsatz serologischer Methoden.

Therapie: Amphotericin B, 5-wertiges Antimon, Pentamidin. Bei viszeraler Leishmaniose **Miltefosin**.

Epidemiologie: Siehe Tab. 13.3.

Prophylaxe: Einzige Möglichkeit ist die **Bekämpfung der Vektoren**.

13.2.2 Rhizopoden (Amöben)

Steckbrief:
- Rhizopoden sind Amöben.
- Sie haben keine Mitochondrien.
- Sie verändern ihre Form ständig und bilden plötzlich lange Ausläufer. Die Zelle folgt diesen Ausläufern dann mit amöboiden Bewegungen.

Klassifikation: Es gibt pathogene **Darmamöben** und **freilebende** pathogene Amöben, wobei im Folgenden nur die Darmamöben besprochen werden.

Pathogene Darmamöben
Die wichtigste pathogene Darmamöbe ist Entabmoeba histolytica.

Entamoeba histolytica
Steckbrief:
- Entamoeba histolytica ist die einzige bekannte pathogene Darmamöbe.
- Sie existiert in 3 Formen:
  - **vierkernige Zyste:** Entsteht aus der Magnaform und ist die infektiöse Form von E. histolytica

- **Minutaform:** kommensaler Trophozoit (harmlos), kann sich in die Magnaform unwandeln
- **Magnaform:** kann in das Gewebe eindringen und sich dort vermehren.

Entwicklungszyklus: Aus der Zyste, die i. d. R. oral aufgenommen wird, entwickelt sich im Dickdarm zunächst die Minutaform, aus der die Magnaform hervorgehen kann. Diese vermehrt sich, dringt in das Gewebe ein und kann es lysieren (**Abb. 13.6**). Es kommt zu Diarrhö mit schleimig-blutigen Beimengungen. Durch hämatogene Streuung können auch andere Organe befallen werden. Magnaformen, die so ins Blut gelangen, phagozytieren Erythrozyten und sind mikroskopisch erkennbar. Gleichzeitig entstehen im Dickdarm aus der Magnaform wieder 4-kernige Zysten.

Klinik: Amöbenruhr (Amöbisiasis).
- **intestinal:** Diarrhö, Kolitis
- **extraintestinal:** Leberabszesse, Peritonitis.

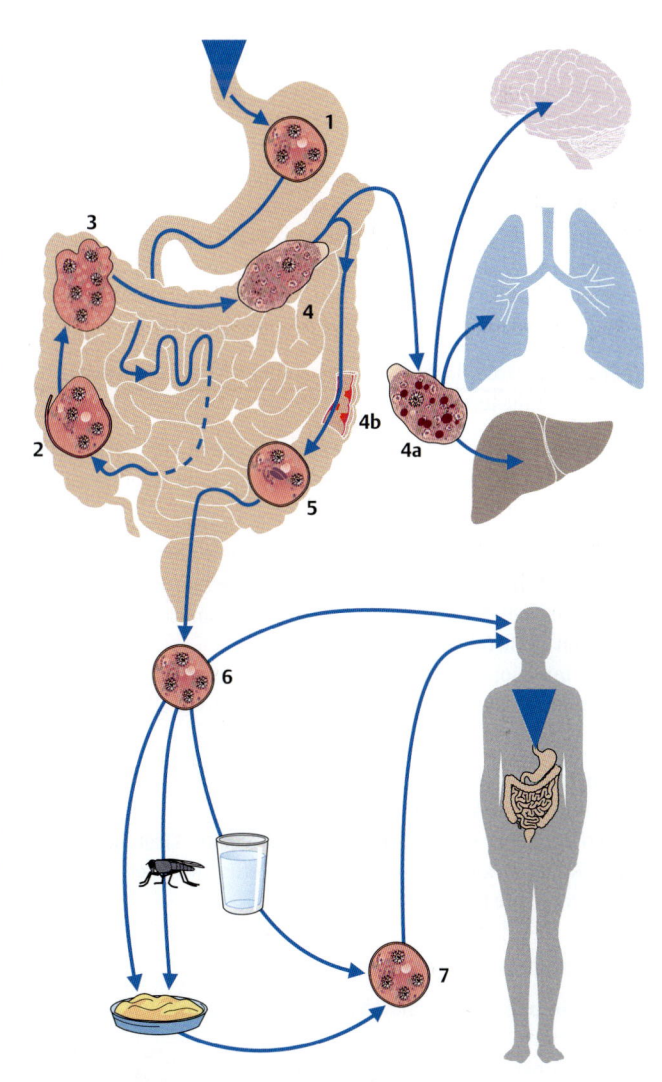

Abb. 13.6 **Entwicklungszyklus von Entamoeba histolytica.** (1) Oral aufgenommene Zyste im Magen. (2) Schlüpfen der Amöbe. (3) Teilungsstadium der Amöbe. (4) Magnaform im Darm. (4a) Invasives Stadium mit phagozytierten Erythrozyten. (4b) Läsionen an der Darmwand. (5) Zystenbildung. (6) Ausscheidung und Übertragung der Zysten. (7) Orale Aufnahme der Zysten. [aus Kayser et al., Taschenlehrbuch Medizinische Mikrobiologie, Thieme 2010]

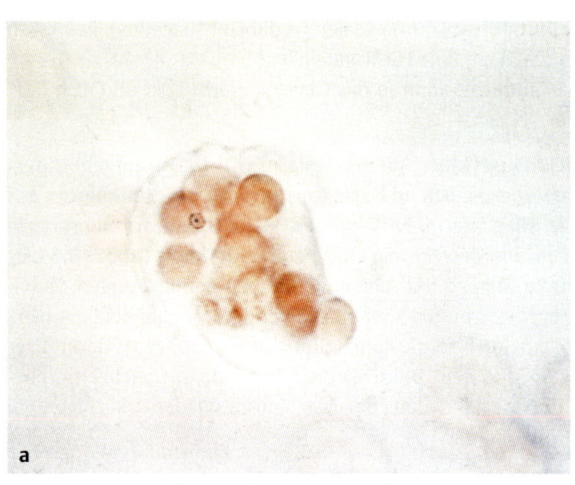

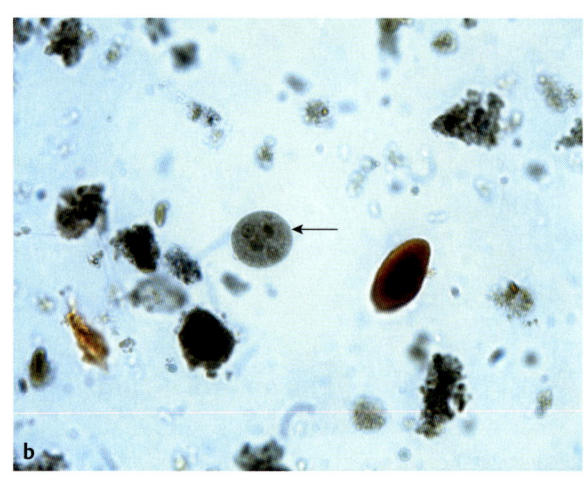

Abb. 13.7 Entamoeba histolytica. a Magnaform mit phagozytierten Erythrozyten. **b** Mehrkernige Zyste (Pfeil). [a: aus Lang, Löscher, Tropenmedizin in Klinik und Praxis, Thieme 2000, b: aus Hof, Dörries, Duale Reihe Mikrobiologie, Thieme 2009]

Nachweis:
- Bei **intraintestinaler Infektion** direkter mikroskopischer Nachweis der **Magnaform** im körperwarmen Stuhl. Die Magnaform phagozytiert Erythrozyten und ist leicht erkennbar (**Abb. 13.7a**). PCR.
- Bei **nichtinvasiven** Erkrankungen findet man nur **Zysten** (Minutaform, **Abb. 13.7b**).
- Bei **extraintestinalen Infektionen** serologischer Nachweis von **Antikörpern**.
- E. dispar als apathogene Form ist durch zusätzlichen Koproantigennachweis (ELISA-Tests) oder PCR von E. histolytica zu unterscheiden.
- **Endoskopie** mit Erregernachweis im Biopsiematerial.

Therapie: Metronidazol, Nachbehandlung mit Paromomycin oder Diloxanid-furoat.

Krankheitsfolgen: Wird ein Leberabszess durch extraintestinale Infektion nicht rechtzeitig erkannt, besteht eine hohe Letalität (Abszessruptur).

Epidemiologie: Entamoeba histolytica kommt weltweit vor, besonders häufig in tropischen und subtropischen Regionen. Pro Jahr verursacht der Erreger ca. 450 Mio. Darminfektionen, davon verlaufen ca. 40 000 tödlich.
Die Infektion erfolgt fäkal-oral, i. d. R. über kontaminiertes Wasser und Lebensmittel. Erregerreservoir ist vor allem der infizierte Mensch.

Prophylaxe:
- Trinkwasser abkochen
- kein Speiseeis, keinen Salat, kein ungeschältes Obst, keine eisgekühlten Drinks in tropischen Ländern: „Koch es, schäl es oder vergiss es."

Freilebende pathogene Amöben

Klassifizierung: Dazu gehören Amöben der Gattung:
- Naegleria
- Balamuthia
- Acanthamoeba

Klinik:
- Sklerosierende Keratitis durch Acanthamoeba
- Primäre Amöbenmeningoenzephalitis (**PAM**, meist vormals gesunde Jugendliche betroffen nach „freiem Baden") mit häufig tödlichem Ausgang, wird durch Naegleria verursacht.
- Subakute und chronische Amöbenenzephalitiden (granulomatöse Amöbenenzephalitis, **GAE**) durch Acanthamoeba oder Balmuthia.

Nachweis:
- Direkter Erregernachweis oder Kultur (Abstrich, Ulkusmaterial). Bei Meningoenzephalitis Nachweis der Trophozoiten in purulentem Liquor.
- IFT, PCR.

Therapie:
- **Meningoenzephalitis:** keine kausale Therapie, evtl. Versuch mit Amphotericin B in Kombinationen mit Miconazol, Rifampicin und Miltefosin oder Pentamidin (i. v.) in Kombinationen mit Azolen und Amphotericin B.
- **Keratitis:** Lokale Antiseptika Chlorhexidin, Polyhexamethylen-Biguanid (PHMB) und Propamidin-Isethionate.

Epidemiologie: Amöben kommen weltweit vor in feuchter Erde und im Wasser (als Biofilm in alten Wasserleitungen, in Teichen und Schwimmbädern). Sie verursachen nur selten Infektionen, meist bei immungeschwächten Personen oder bei vorliegenden Mikrotraumata (Auge). Zysten von Acanthamoeba können sehr lange in Staub überleben und so übertragen werden.
Die Amöbenform dient als Reservoir für Legionellen, da diese sich intrazellulär in der Amöbe vermehren.

> **PRÜFUNGSHIGHLIGHTS**
>
> Auch die Parasitologie ist nur ein sehr peripher geprüftes Gebiet. Folgende Tatsachen sollte man sich merken:
> - ! Die **Zyste** von **Giardia duodenalis** (= Giardia lamblia) erkennt man an ihren **4 Zellkernen**. Sie hat keine Geißeln.
> - !! **Trypanosoma cruzi** ist der Erreger der **Chagas-Krankheit**. Diese tritt v. a. in **Südamerika** auf.
> - ! **Leishmania donovani** ist der Erreger von **Kala-Azar** (viszerale Leishmaniose) und kommt v. a. in **Asien** und **Afrika** vor.
> - !! **Entamoeba histolytica** ist die einzige bekannte **pathogene Darmamöbe**. Bei einer **intraintestinalen Infektion** mit E. histolytica erfolgt der Nachweis der **Magnaform** des Erregers im noch **körperwarmen Stuhl**.

13.2.3 Sporozoen

Steckbrief:
- Humanpathogene Sporozoen leben ausschließlich als Parasiten im **Blut** und **Gewebe**.
- Sie bewegen sich schlängelnd durch Rückstoß fort.
- Innerhalb ihrer Entwicklung wechseln sie zwischen geschlechtlicher und ungeschlechtlicher Vermehrung. Die infektiöse Form der Sporozoen ist der Sporozoit.

Toxoplasma gondii

Entwicklungszyklus: Der Mensch fungiert als Zwischenwirt, Endwirt ist die Katze. Es lassen sich 3 Entwicklungsphasen unterscheiden (Abb. 13.8):

Enteroepitheliale Phase: Ungeschlechtliche und geschlechtliche Vermehrung in den Darmepithelzellen der Katze. Die daraus resultierenden unsporulierten **Oozysten** gelangen mit dem Kot in die Umwelt.

Exogene Phase: Die Oozysten sporulieren und bilden je 2 **Sporozysten**, die in feuchter Umgebung bis zu 5 Jahre infektiös bleiben können.

Extraintestinale Phase: Orozysten und Sporozysten gelangen in den **Zwischenwirt** (Mensch oder andere Säugetiere). Dort vermehren sie sich vorzugsweise im **retikulohistiozytären System**, in den **Muskeln** und im **ZNS**. Es entstehen u. a. sogenannte Pseudozysten mit Überdauerungsformen, die jahrzehntelang im Gewebe persistieren können, ohne den Wirt zu schädigen. Infektiöse Stadien aus den Zysten können durch Verzehr von infiziertem Fleisch in andere Zwischenwirte wie Hund oder Mensch, aber auch in den Endwirt Katze gelangen.

Klinik: Toxoplasmose mit 3 Manifestationen:
- **postnatale Toxoplasmose:** i. d. R. inapparenter Verlauf, kann grippeähnliche Symptome zeigen.
- **reaktivierte Toxoplasmose:** Bei immungeschwächten Patienten können die Pseudozysten reaktiviert werden und es kommt zu einer neuen Infektion.
- **konnatale Toxoplasmose:** führt zu Abort oder zu schweren Fetopathien. Bei Kindern, die pränatal infiziert, aber gesund geboren werden, kommen Entwicklungsstörungen vor.

Nachweis:
- Nachweis von **Antikörpern**. Bei akuter Infektion kann **IgM** und **IgG** im Immunfluoreszenztest oder Enzymimmunoassay nachgewiesen werden.
- **PCR**.
- Erregeranzucht in Zellkultur oder Tierversuch nur in spezialisierten Laboren.

Therapie: **Pyrimethamin** in Kombination mit **Sulfonamiden**. Alternative während einer Schwangerschaft (bis zur 16. SSW): **Spiramycin**.

Epidemiologie:
- Übertragung durch kontaminierte Salate oder Gemüse oder infiziertes rohes Fleisch, z. B. Hackfleisch, Mett
- Exposition ist bei uns häufig. Mehr als 50 % aller Erwachsenen sind infiziert.
- Etwa 20–40 % der gebärfähigen Frauen sind infiziert.
- Nur die Erstinfektion während der Schwangerschaft bedingt eine konnatale Toxoplasmose.
- Bei 50 % der Erstinfektionen während einer Schwangerschaft wird auch der Fetus in utero infiziert.

Prophylaxe:
- Schwangere und Immunsupprimierte sollten kein rohes Fleisch oder ungewaschenes Gemüse und Salate verzehren.
- Insbesondere Schwangere sollten einen bewusst hygienischen Umgang mit Katzen pflegen (Reinigung der Katzentoilette delegieren bzw. nur mit Handschuhen durchführen etc.).

Meldepflicht: Der direkte oder indirekte Nachweis von Toxoplasma gondii bei konnatalen Infektionen ist nichtnamentlich meldepflichtig (ergänzende Verordnungen in Sachsen).

Plasmodium

Steckbrief und Klassifikation

Steckbrief: Plasmodium ist der Erreger der **Malaria**. Er wird von der Anophelesmücke übertragen.

Klassifikation: Man kennt 5 humanpathogene Arten von Plasmodium (Tab. 13.4).

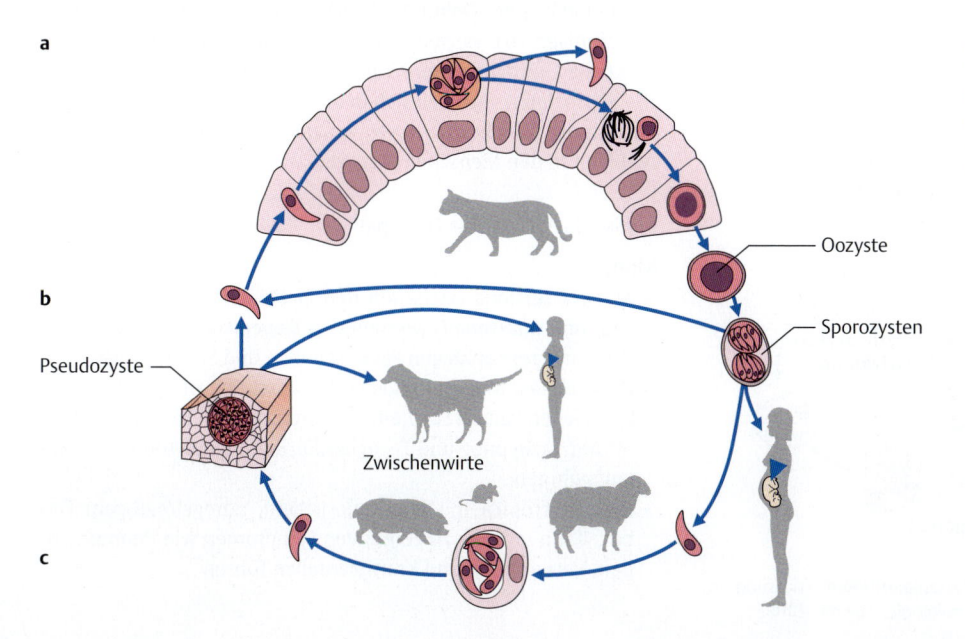

Abb. 13.8 Entwicklungszyklus von Toxoplasma gondii. a Enteroepitheliale Phase, b Exogene Phase, c Extraintestinale Phase. [nach Kayser et al., Taschenlehrbuch Medizinische Mikrobiologie, Thieme 2010]

Tab. 13.4 Humanpathogene Arten von Plasmodium

Art	Krankheit	Fieberanfall	Inkubationszeit
Plasmodium falciparum	Malaria tropica	unregelmäßig	8–30 Tage
Plasmodium vivax	Malaria tertiana	alle 48 h	10–20 Tage bis 3 Jahre
Plasmodium ovale	Malaria tertiana	alle 48 h	10–20 Tage bis 3 Jahre
Plasmodium malariae	Malaria quartana	alle 72 h	21–40 Tage bis 3 Jahre
Plasmodium knowlesi	P.-knowlesi-Malaria	jeden Tag	12 Tage bis ?

Entwicklungszyklus

Der Entwicklungszyklus der Malariaplasmodien ist mit einem Generationswechsel und einem obligaten (Anopheles → Mensch → Anopheles) Wirtswechsel verbunden. Die asexuelle Vermehrung des Parasiten erfolgt im Menschen, die sexuelle Fortpflanzung in der Mücke (Abb. 13.9).

Asexuelle Vermehrung im Menschen: Die ungeschlechtliche Vermehrung der Plasmodien im Menschen lässt sich in 2 Stadien einteilen (Abb. 13.9):
- Vermehrung in der Leber und
- Vermehrung in den Erythrozyten.

Eine weibliche infizierte Anophelesmücke entlässt beim Stich infektiöse **Sporozoiten** in das Blut des Menschen (1). Innerhalb von 45 min gelangen die Sporozoiten in die Leber und dringen in die Hepatozyten ein (**exoerythrozytäre Vermehrung**). Dort vermehren sie sich durch Teilung und entwickeln sich dabei zu vielkernigen großen **Schizonten** (2). Die Schizonten zerfallen in bis zu mehrere Tausend **Merozoiten**. Je nach Plasmodiumart verlassen die Merozoiten die Leber nach 1–6 Wochen und dringen in Erythrozyten ein (3). Dort werden sie in eine Vakuole eingeschlossen. Von nun an werden sie als **Trophozoiten** bezeichnet. In dieser Phase (**erythrozytäre Vermehrung**) treten die verschiedenen Plasmodiumarten in unterschiedlichen morphologischen Formen in Erscheinung und können im Blutausstrich identifiziert und diagnostiziert werden (Abb. 13.10). Aus den Trophozoiten entwickeln sich Schizonten, die wiederum zu Merozoiten (6–36 pro Schizont, je nach Plasmodiumart) zerfallen (**Schizogonie**). Die synchrone Freisetzung reifer Merozoiten aus den infizierten Erythrozyten äußert sich klinisch als **Fieber**. Die Merozoiten befallen wiederum Erythrozyten und durchlaufen den erythrozytären Zyklus ein weiteres Mal.

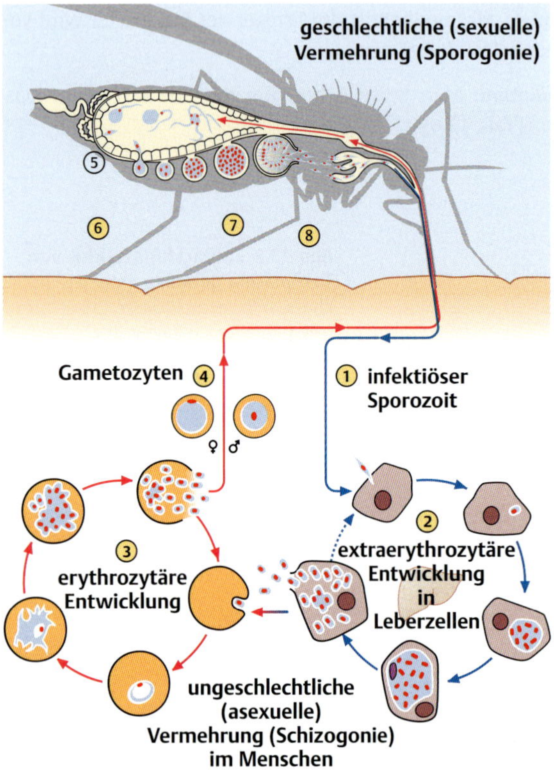

Die **Schizogoniezyklen** synchronisieren sich in Pl. malariae in einem **72-h-Rhythmus**, bei Pl. ovale und Pl. vivax in einem **48-h-Rhythmus** und bei Pl. knowlesi in einem **24-h-Rhythmus**. Da bei der massiven Zerstörung von Erythrozyten Fieber entsteht, treten bei Pl. malariae alle 3 Tage (Malaria quartana), bei Pl. ovale und Pl. vivax alle 2 Tage (Malaria tertiana) bzw. bei Pl. knowlesi einmal am Tag heftige **Fieberschübe** auf, die charakteristisch für Malaria sind. Bei Pl. falciparum (Malaria tropica) erfolgt keine Synchronisation, deshalb besteht das Fieber **kontinuierlich**.

Nach mehreren Schizogoniezyklen bilden sich aus einigen Plasmodien geschlechtliche Formen, die **Makrogametozyten** und **Mikrogametozyten** (4). Sie können im Menschen allerdings nicht überleben. Werden sie von einem Anophelesweibchen aufgenommen, durchlaufen sie in der Mücke einen sexuellen Zyklus.

Sexuelle Fortpflanzung in der Mücke: Die Gametozyten gelangen mit dem Blut in den Mitteldarm der Mücke (Abb. 13.9). Dort entstehen aus jedem Mikrogametozyten mehrere begeißelte **Mikrogameten**, aus den Makrogametozyten je ein **Makrogamet**, der dann von einem Mikrogameten befruchtet wird (5). Es entsteht eine Zygote (**Ookinet**), die sich in der Magenwand der Mücke einnistet (6). Sie reift zur **Oozyste** heran, in der sich durch asexuelle Teilung mehrere Tausend **Sporozoiten** entwickeln (7). Die Sporozoiten verteilen sich in der ganzen Mücke und gelangen auch in die Speicheldrüse, von wo aus sie bei der nächsten Blutmahlzeit in den Menschen gelangen (8).

Klinik, Nachweis und Therapie
Klinik:
- **Malaria tertiana** (zwischen den Fieberschüben 1 fieberfreier Tag) und **quartana** (zwischen den Fieberschüben 2 fieberfreie Tage) mit regelmäßigen Fieberschüben und Schüttelfrost.
- **Pl. knowlesi Malaria**: tägliche Fieberschübe mit Kopfschmerzen, Fieber, kaltem Schweiß, Schüttelfrost, Übelkeit, Erbrechen, oft mit Tachypnoe und Tachykardie. Kann einen tödlichen Verlauf nehmen.
- **Malaria tropica** mit kontinuierlichem, unregelmäßigem Fieber. Kann in Folge zu zerebralen Symptomen wie Benommenheit, Verwirrtheit und Krampfanfällen führen.

Abb. 13.9 **Entwicklungszyklus der Malariaplasmodien.** Erklärung im Text. [aus Hof, Dörries, Duale Reihe Mikrobiologie, Thieme 2009]

Bestimmte genetische Dispositionen schützen vor Malaria:
- **Sichelzellanämie** verleiht einen gewissen Schutz gegen Pl. falciparum.
- **Glukose-6-Phosphat-Dehydrogenase-Mangel** schützt vor Malaria tropica.
- Das fehlende „**Duffy**"-Blutgruppenantigen (der Rezeptor für Pl. vivax) macht resistent gegen Pl. vivax.

Nachweis:
- mikroskopisch im Giemsa-gefärbten Blutausstrich (**Abb. 13.10**) oder dem sog. **dicken Tropfen**, am besten vor dem Fieberschub, wenn die kleinen Merozoiten zu finden sind. Bei Malaria tropica ist der Zeitpunkt unerheblich.
- **Antigennachweis** (auch als Schnelltests): z.B. Nachweis von Pl.-falciparum-spezifischem histidinreichem Protein 2 (HRP2) oder LDH sowie einem allgemeinen Malariaantigen (Aldolase oder LDH)

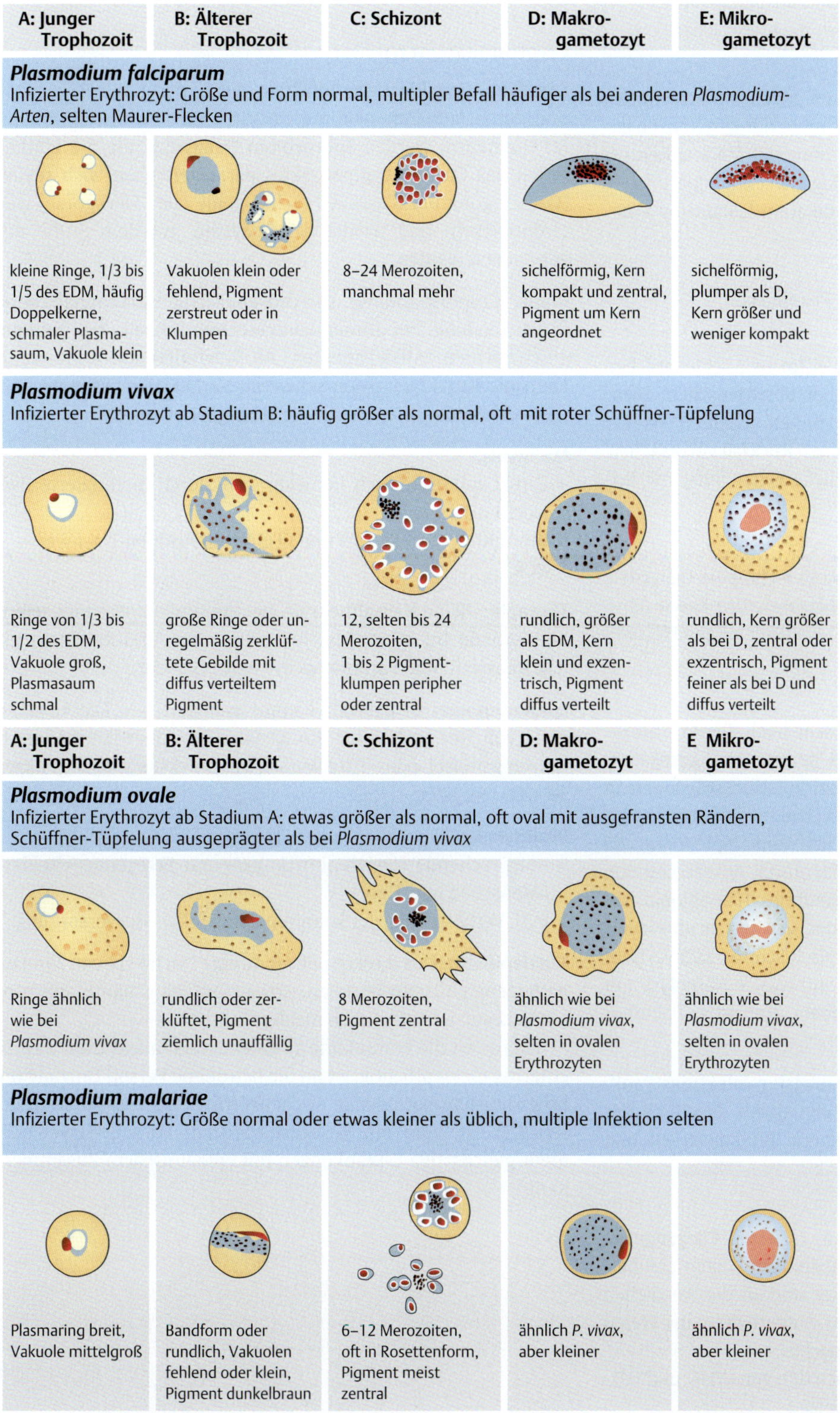

Abb. 13.10 **Erscheinungsformen der verschiedenen Plasmodiumarten im Blutausstrich.** Pl. knowlesi ist nicht gezeigt. [aus Kayser et al., Taschenlehrbuch Medizinische Mikrobiologie, Thieme 2010]

A: Junger Trophozoit	B: Älterer Trophozoit	C: Schizont	D: Makrogametozyt	E: Mikrogametozyt
Plasmodium falciparum — Infizierter Erythrozyt: Größe und Form normal, multipler Befall häufiger als bei anderen *Plasmodium*-Arten, selten Maurer-Flecken					
kleine Ringe, 1/3 bis 1/5 des EDM, häufig Doppelkerne, schmaler Plasmasaum, Vakuole klein	Vakuolen klein oder fehlend, Pigment zerstreut oder in Klumpen	8–24 Merozoiten, manchmal mehr	sichelförmig, Kern kompakt und zentral, Pigment um Kern angeordnet	sichelförmig, plumper als D, Kern größer und weniger kompakt
Plasmodium vivax — Infizierter Erythrozyt ab Stadium B: häufig größer als normal, oft mit roter Schüffner-Tüpfelung					
Ringe von 1/3 bis 1/2 des EDM, Vakuole groß, Plasmasaum schmal	große Ringe oder unregelmäßig zerklüftete Gebilde mit diffus verteiltem Pigment	12, selten bis 24 Merozoiten, 1 bis 2 Pigmentklumpen peripher oder zentral	rundlich, größer als EDM, Kern klein und exzentrisch, Pigment diffus verteilt	rundlich, Kern größer als bei D, zentral oder exzentrisch, Pigment feiner als bei D und diffus verteilt

A: Junger Trophozoit	B: Älterer Trophozoit	C: Schizont	D: Makrogametozyt	E Mikrogametozyt
Plasmodium ovale — Infizierter Erythrozyt ab Stadium A: etwas größer als normal, oft oval mit ausgefransten Rändern, Schüffner-Tüpfelung ausgeprägter als bei *Plasmodium vivax*					
Ringe ähnlich wie bei *Plasmodium vivax*	rundlich oder zerklüftet, Pigment ziemlich unauffällig	8 Merozoiten, Pigment zentral	ähnlich wie bei *Plasmodium vivax*, selten in ovalen Erythrozyten	ähnlich wie bei *Plasmodium vivax*, selten in ovalen Erythrozyten
Plasmodium malariae — Infizierter Erythrozyt: Größe normal oder etwas kleiner als üblich, multiple Infektion selten					
Plasmaring breit, Vakuole mittelgroß	Bandform oder rundlich, Vakuolen fehlend oder klein, Pigment dunkelbraun	6–12 Merozoiten, oft in Rosettenform, Pigment meist zentral	ähnlich *P. vivax*, aber kleiner	ähnlich *P. vivax*, aber kleiner

- PCR
- Bei chronischer Form serologischer Nachweis (ungeeignet bei akuter Infektion, da erst ca. 6–10 Tage nach Krankheitsbeginn der Test positiv reagiert). Sinnvoll ist die Anwendung auch bei epidemiologischen Fragestellungen, z. B. hinsichtlich des Durchseuchungsgrads einer Bevölkerung.

> **LERNTIPP**
>
> Die Erscheinungsformen der einzelnen Stadien der Plasmodienarten sind ein wichtiges Erkennungsmerkmal beim Nachweis des Erregers. Schauen Sie sich **Abb. 13.10** genau an und versuchen Sie die Arten an ihren Erscheinungsformen zu unterscheiden.

Therapie: Die Therapeutika richten sich gegen die Schizonten, da diese die Symptome verursachen. Es muss mit Resistenzen gerechnet werden. Ausführliche Beschreibung der Malariatherapie im Skript 5 "Immunsystem, Rheumatologie, Infektiologie".

Bei Verdacht evtl. Notfall-Selbstmedikation („Stand-by"-Therapie).

Krankheitsfolgen, Epidemiologie und Prophylaxe

Krankheitsfolgen:
- Bei **Pl. vivax** und **Pl. ovale** verbleiben im ungeschlechtlichen Zyklus sog. **Hypnozoiten** in der Leber des Menschen. Diese normalerweise inaktiven Formen können jederzeit wieder aufleben und oft nach Jahren noch einen **Rückfall** verursachen. Rückfälle können durch eine zusätzliche Behandlung mit Primaquin verhindert werden.

> **PRAXIS Cave:** Primaquin kann bei Glukose-6-Phosphat-Dehydrogenase-Mangel zu lebensbedrohlichen hämolytischen Krisen führen. Daher sollte dies vor einer Therapie unbedingt ausgeschlossen werden.

- Bei **Malaria tropica** ist die **Letalität** sehr hoch. Die Erythrozyten verändern ihre Oberfläche und neigen zur Aggregatbildung. Dadurch kommt es zu **Mikrozirkulationsstörungen** in den inneren Organen, die u. a. zu petechialen Einblutungen ins Hirngewebe, einer Hepatomegalie und einer Splenomegalie führen können. Zudem kann die Milz durch Ablagerung von Malariapigment (Hämozoin, ein eisenfreies Hämoglobin-Abbauprodukt aus dem Stoffwechsel der sich intraerythrozytär entwickelnden Parasiten) makroskopisch schwärzlich verfärbt sein. Weitere Komplikationen sind intravasale Hämolyse mit Hämoglobinurie (**Schwarzwasserfieber**), Hepatitis, Pneumonie.

Epidemiologie: Malaria ist eine der häufigsten Infektionskrankheiten der Erde. Die Übertragung erfolgt durch den Stich der Anophelesmücke, evtl. durch Fixerbesteck. Blutkonserven und andere Blutprodukte werden getestet.

Prophylaxe:
- Die **Expositionsprophylaxe** steht an 1. Stelle: Fliegengitter, Moskitonetze, Gebrauch von Repellents (am besten „einheimische" Repellents, die oft wirksamer sind als die westlichen Industriepräparate). Vermeiden von Aufenthalten im Freien nach Einbruch der Dunkelheit oder nachts.
- Eine **Chemoprophylaxe** erfolgt je nach den von WHO und DTG definierten Risikogebieten differenziert.
- Es gibt noch **keine Impfung** gegen Malaria.

Meldepflicht: In Deutschland ist Malaria **meldepflichtig** (nichtnamentlich).

Cryptosporidium

Steckbrief: Ist ein obligat intrazellulärer Schleimhautparasit.

Klassifikation: Der wichtigste Vertreter ist **Cryptosporidium parvum**, das von Tieren übertragen wird. Ein weiterer bedeutender Vertreter ist Cryptosporidium hominis, das überwiegend beim Menschen vorkommt. Die Übertragung erfolgt meistens durch kontaminiertes Wasser.

Cryptosporidium parvum

Entwicklungszyklus: Die Infektion mit C. parvum erfolgt fäkal-oral durch Aufnahme von mit Oozysten verunreinigtem Wasser. Im Dünndarm werden **Sporozoiten** freigesetzt, die die Epithelzellen des Gastrointestinaltraktes parasitieren und sich sexuell (Gametogonie) und asexuell (Schizogonie oder Merogonie) weiterentwickeln und wieder als **Oozysten** mit dem Stuhl ausgeschieden werden.

Klinik: Cryptosporidiose: **Diarrhö**, kolikartike **Abdominalkrämpfe**. Ausheilung bei Immunkompetenten schnell, bei Immungeschwächten (AIDS-Patienten, AIDS-definierende Erkrankung) kann die Krankheit einen schweren Verlauf über Monate nehmen. Charakteristisch sind hohe **Flüssigkeitsverluste**.

Nachweis:
- Direkt mikroskopisch im Stuhl (z. B. durch modifizierte Ziel-Neelsen-Färbung)
- Immunfluoreszenztests und ELISA zum **Antigen**-Nachweis
- PCR.

Therapie: Keine Kausaltherapie, bei Immunkompetenten selbstlimitierende Infektion. Als Heilversuch bei AIDS-Pateinten gilt u. a. Rifaximin und Paromomycin + Azithromycin.

Epidemiologie: C. parvum kommt weltweit vor. Die Übertragung von Tier zu Mensch erfolgt fäkal-oral über kontaminierte Nahrungsmittel oder Trinkwasser. Als Infektionsdosis genügen 30–100 Oozysten.

Prophylaxe:
- entsprechende Hygiene im Umgang mit Erregerausscheidern (Menschen und Tiere)
- evtl. Verbesserung der kommunalen Trinkwasserversorgung.

Meldepflicht: Der direkte oder indirekte Nachweis von humanpathogenen Cryptosporidien, soweit auf eine akute Infektion hinweisend, ist namentlich meldepflichtig.

Ebenso ist die Erkrankung an einer akuten infektiösen Gastroenteritis meldepflichtig, wenn die betroffene Person Umgang mit Lebensmitteln hat oder in Küchenbetrieben oder Gaststätten beschäftigt ist, oder ein Ausbruchsverdacht vorliegt (zwei oder mehr gleichartige Erkrankungen mit epidemischem Zusammenhang).

> **PRÜFUNGSHIGHLIGHTS**
>
> **Toxoplasmose:**
> - ! **Toxoplasma gondii**, der Erreger der **Toxoplasmose**, wird durch **infiziertes rohes Fleisch** (wie z. B. Hackfleisch) übertragen.
> - ! Eine **Erstinfektion** während einer **Schwangerschaft** kann allerdings eine **konnatale Toxoplasmose** hervorrufen.
>
> **Malaria:**
> - ! Die **Inkubationszeit** liegt bei mindestens **8 Tagen**.
> - ! Bei Malaria tropica (Erreger Pl. falciparum) können sich neben unregelmäßigen **Fieberschüben** auch **zerebrale Symptome** sowie **Mikrozirkulationsstörungen** in den inneren Organen (u. a. Hepatomegalie, Splenomegalie, petechiale Einblutungen in das Hirngewebe) zeigen.
> - !! Den Nachweis führt man mit Blutausstrich und dem **„dicken Tropfen"**. Wichtig sind dabei die **verschiedenen Erscheinungsformen** der unterschiedlichen Stadien bei den einzelnen Arten. Diese sollte man erkennen können. Ein serologischer Nachweis ist nur bei epidemiologischen Studien sinnvoll, da eine Serokonversion frühestens 6–10 Tage nach Krankheitsbeginn erfolgt.
> - ! Bei Malaria tertiana (Erreger Pl. vivax und Pl. ovale) können **Rückfälle** durch eine Behandlung **mit Primaquin verhindert** werden.
> - ! Als Prophylaxe für Malaria steht die **Expositionsprophylaxe** an erster Stelle: **Fliegengitter, Moskitonetze, kein Aufenthalt im Freien** nach Einbruch der Dunkelheit, Einsatz von **Repellents**.

13.3 Helminthen

DEFINITION Helminthen sind parasitisch lebende Würmer. Würmer sind mehrzellig und gehören zum Tierreich.

Klassifikation: Zu den humanpathogenen Helminthen zählt man:
- **Plathelminthes:** Trematoden (Saugwürmer, Egel) und Zestoden (Bandwürmer)
- **Nemathelminthes:** Nematoden (Fadenwürmer).

Begriffsdefinitionen:
- Einige Autoren bezeichnen einen Wurmbefall als **Infestation** und das Eindringen des Parasiten in den Wirt als **Invasion**.
- Unter **Präpatenzzeit** versteht man die Zeit, die zwischen der Infektion und der Geschlechtsreife des Wurmes vergeht. Sie ist nicht gleichzusetzen mit der Inkubationszeit, da auch die noch nicht geschlechtsreifen Formen der Würmer Krankheitserscheinungen hervorrufen können.

Lebenszyklen: Alle Würmer durchlaufen während ihrer Vermehrung verschiedene Stadien in unterschiedlichen Wirten. Die Zyklen sind teilweise sehr komplex.

Man unterscheidet folgende Wirtsformen, die sich manchmal auch überschneiden können (ein Wirt kann z. B. End- und Hauptwirt sein):
- **Endwirt:** Hier findet man den geschlechtsreifen, adulten Wurm.
- **Zwischenwirt:** Hier vermehrt sich der Parasit ungeschlechtlich. Man findet Zwischen- oder Larvenstadien.
- **Hauptwirt:** In diesem Wirt ist der Parasit optimal adaptiert.
- **Nebenwirt:** Hier kann der Parasit leben, findet aber nicht die optimalen Bedingungen.
- **Fehlwirt:** In diesem Wirt findet keine vollständige Entwicklung statt.

Nachweis: Erfolgt anhand der vollständigen Würmer, von Teilen davon oder auch Larven oder Eiern. Einzelheiten s. bei den einzelnen Organismen.

13.3.1 Trematoden (Saugwürmer, Egel)

Steckbrief:
- Trematoden besitzen einen **Saugnapf** mit einer Mundöffnung, die in ein blind endendes Darmsystem mündet. Bei manchen Arten ist ein zusätzlicher Bauchsaugnapf vorhanden.
- Trematoden sind **Zwitter** (außer Schistosoma).
- Sie haben außer dem Endwirt mindestens einen Zwischenwirt (Ausnahme: Schistosoma).

Klassifikation: Humanpathogene Trematoden sind in **Tab. 13.5** aufgeführt.

Entwicklungszyklus: Aus den Eiern entwickeln sich (i. d. R. im Wasser) Wimpernlarven (**Mirazidien**), die den Zwischenwirt (Wasserschnecke) infizieren. Dort vermehren sie sich ungeschlechtlich und werden zu Ruderschwanzlarven (**Zerkarien**). Zerkarien können entweder direkt in den Endwirt eindringen oder einen weiteren Zwischenwirt infizieren. In diesem Fall kapseln sie sich ein und werden zu **Metazerkarien**. Der Endwirt infiziert sich durch orale Aufnahme des zweiten Zwischenwirts.

Schistosomatidae

Steckbrief:
- Schistosomen sind getrenntgeschlechtlich.
- Das längere, dünne Weibchen wird vom kürzeren, dickeren Männchen in einer ventralen Rinne seines Körpers beherbergt (**Pärchenegel**).

Tab. 13.5 Humanpathogene Trematoden*

Familie	Gattung	Manifestation	Überträger
Schistosomatidae	Schistosoma	Mesenterial-, Becken-, Blasenvenen	Süßwasserschnecken
Ophoistorchiidae	Ophistorchis	Leber	Fische
	Clonorchis	Leber	Fische
Dicrocoeliidae	Dicrocoelium	Leber	Ameisen
Fasciolidae	Fasciola	Leber	Wasserpflanzen
	Fasciolopsis	Darm	Wasserpflanzen
Paragonimidae	Paragonimus	Lunge	Schalentiere, Krabben, Krebse

* (nach Hof, Dörries, Duale Reihe Mikrobiologie, Thieme 2009)

Tab. 13.6 **Humanpathogene Schistosomaarten**

Art	Vorkommen	Klinik	Präpatenzzeit	Nachweis
Schistosoma haematobium	Gesamtafrika, Vorderer Orient, Indien, Korsika*	urogenitale Schistosomiasis (Blasenbilharziose)	ca. 12 Wochen	Eier im Urin, im Stuhl oder in Biopsaten (Urogenitaltrakt, Rektum)
Schistosoma mansoni	Gesamtafrika, Vorderer Orient, Zentral- und Südamerika	hepatolienale Schistosomiasis (asiatische Darmbilharziose)	ca. 7 Wochen	Eier im Stuhl
Schistosoma japonicum	Ostasien		ca. 10 Wochen	Eier im Stuhl
Schistosoma mekongi	Südostasien	intestinale Schistosomiasis (afrikanische Darmbilharziose)	ca. 10 Wochen	Eier im Stuhl, seltener in Biopsaten
Schistosoma intercalatum	Zentralafrika		ca. 7 Wochen	Eier im Stuhl, seltener in Biopsaten

* Frischwasser-Schwimmbäder am Cavu-Fluss enthalten die Schnecke Bulinus truncatus, die als Wirt für die S.-haematobium-Gruppe fungiert. Molekulare Daten sprechen für einen Import der Schistosomen durch Erkrankte aus Westafrika bzw. dem Senegal nach Korsika.

- Das Männchen ist je nach Art ca. 0,4–1 mm dick und bis zu 20 mm lang.
  Das Weibchen ist je nach Art ca. 0,25 mm dick und bis zu 25 mm lang.
- Die Lebenserwartung des einzelnen Pärchens liegt bei 20–30 Jahren.

Klassifikation: Die 5 wichtigsten Schistosomaarten sind in **Tab. 13.6** wiedergegeben.

Entwicklungszyklus: Die Eier, die vom Endwirt ausgeschieden werden, entwickeln sich im Wasser zu **Mirazidien** (**Abb. 13.11a**). Diese dringen in den Zwischenwirt Wasserschnecke ein und vermehren sich dort ungeschlechtlich. Als **Gabelschwanzzerkarien** verlassen sie die Schnecke. Innerhalb kürzester Zeit können sie unter Abwurf ihres Gabelschwanzes als **Schistosomulum** die menschliche Epidermis durchdringen und gelangen über eine Vene in das Pfortadersystem. Dort reifen sie heran und paaren sich, indem ein Weibchen sich in die Bauchfalte des Männchens einnistet (**Abb. 13.11b**). Diese **Paarung** hält ein Leben lang an (Pärchenegel!). Von der Pfortader aus wandern die Würmer in ihre Zielorgane, wo sie endgültig geschlechtsreif werden. Zur Eiablage verlässt das Weibchen die Bauchfalte des Männchens und kriecht in die Endkapillaren, z. B. der A. mesenterica inferior, die Mastdarm und Blase versorgt. Die abgelegten Eier sind das eigentlich pathogene Agens und können dann mit Kot oder Urin ausgeschieden werden.

Klinik: Schistosomiasis (Bilharziose). Näheres siehe **Tab. 13.6**.

Nachweis: Siehe **Tab. 13.6**. Bei diskontinuierlicher oder spärlicher Ausscheidung: Quetschpräparat aus Rektumbiopsie. Sehr sensitiv ist der Mirazidien-Schlüpfversuch. Möglich ist auch ein Antikörper-Nachweis. Außerdem PCR.

Therapie: Praziquantel. Ausnahme in der Frühphase (Katayamasyndrom), hier nur unzureichend wirksam (da juvenile Schistosomen) und ggf. Verschlechterung des Zustandes der Patienten.

Epidemiologie: Siehe **Tab. 13.6**.

Prophylaxe:
- Verzicht auf Baden in natürlichen Gewässern von Schistosoma-Endemiegebieten
- strenge Trinkwasserhygiene (Abkochen)
- Verhindern der Kontamination von Gewässern mit Schistosoma-Eiern (Strenge Hygiene, Bau von Toiletten und Kanalisation etc.)

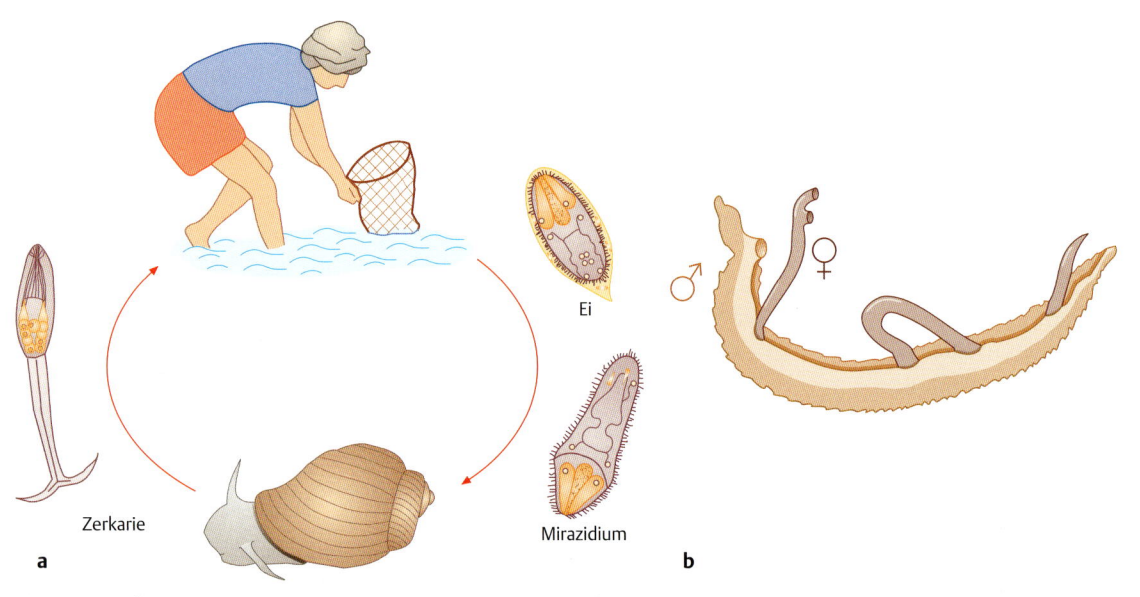

Abb. 13.11 **Schistosoma. a** Entwicklungszyklus. Erklärung siehe Text. **b** Das Weibchen nistet sich in die Bauchfalte des Männchens ein. [aus Hof, Dörries, Duale Reihe Mikrobiologie, Thieme 2009]

- **Bekämpfung der Wasserschnecke** ist sehr wirksam, aber ökologisch nicht vertretbar, da dabei auch andere Wasserbewohner zugrunde gehen.

Andere Trematoden
Leberegel

- **Steckbrief:** Die Gruppe der Leberegel ist inhomogen. Sie alle befallen Leber und Gallenwege.
- **Klassifikation:** Die wichtigsten Vertreter findet man in den Familien der Ophistorchiidae, Dicrocoeliidae und Fasciolidae.
- **Klinik:** Die Klinik ist i. d. R. unbedeutend, da Symptome nur bei massivem Befall auftreten. **Fasciola hepatica** (Großer Leberegel) kann einen **Verschlussikterus** verursachen. Zur Übertragung s. **Tab. 13.5**.
- **Nachweis:** Eier im Stuhl, Gallensekret oder Duodenalsaft. Ggf. Antikörpernachweis
- **Therapie: Praziquantel**. Bei Fasciola hepatica **Triclabendazol**
- **Prophylaxe:** kein roher Fisch, keine rohe Leber, keine ungekochte Wasserkresse.

Darmegel (Fasciolopsis buski)

- **Steckbrief:** größter humanpathogener Egel (7,5 cm lang), kommt nur in Südostasien vor
- **Klinik:** befällt das **Duodenum** und verursacht Diarrhö, Hämorrhagien und Schleimhautulzera, sekundäre Effekte durch ausgeschiedene Toxine sind Allergien (Gesichtsödeme, Aszites und starke Abdominalschmerzen), bei starkem Befall kann der Tod eintreten.
- **Nachweis:** Eier im Stuhl und klinische Symptome. Antikörpernachweis (EIA)
- **Therapie:** Praziquantel.

Lungenegel (Paragonimus westermani)

- **Vorkommen:** in Ost-Südostasien
- **Übertragung:** durch rohes Fleisch von Süßwasserkrabben und -krebsen (zweiter Zwischenwirt)
- **Klinik:**
  - Lungenbefall: Tbc-ähnliche Symptome
  - Darmbefall: Diarrhö, Tenesmen
  - ZNS-Befall: Meningitis, Enzephalitis, epileptische Anfälle, spinale Paragonimiasis
  - Herzbefall: oft tödlich
  - Hautbefall: subkutane Granulome

- **Nachweis:** über Eier in Sputum und serologisch (IFT, EIA)
- **Therapie:** Praziquantel, alternativ Triclabendazol
- **Prophylaxe:** kein rohes Krabben- und Krebsfleisch.

Blutegel (Hirudo medicinalis)

Blutegel werden seit dem Altertum zur Behandlung verschiedener Leiden eingesetzt. Sie können den Menschen äußerlich und innerlich befallen und dabei Blutungen in Mund und Nase auslösen.

13.3.2 Zestoden (Bandwürmer)
Steckbrief:
- Zestoden besiedeln den menschlichen Darm. Sie leben endoparasitär, d. h., sie haben keinen eigenen Darm, sondern nehmen Nährstoffe über ihre Körperoberfläche auf.
- Sie haben einen Kopf mit Saugnäpfen (**Skolex**) und evtl. einem Hakenkranz (**Rostellum**), mit dem sie sich in der Darmwand des Wirts verankern.
- Ihr Körper besteht aus einer Reihe von Bandwurmgliedern (**Proglottiden**), die eine Kette (**Strobila**) bilden. Jedes Bandwurmglied enthält einen Uterus, der im geschlechtsreifen Wurm mit reifen Eiern gefüllt ist.
- Bandwürmer können bis zu 20 m lang werden.
- Sie sind **Zwitter**.
- Sie benötigen für ihre Entwicklung mindestens einen **Zwischenwirt**.

Klassifikation: Zestoden werden in niedere und höhere Formen eingeteilt (Tab. 13.7).

Diphyllobothrium (Fischbandwurm)

- **Steckbrief:** größter Parasit des Menschen (bis zu 20 m lang)
- **Übertragung:** durch rohen Süßwasserfisch. Infektionen sind in Mitteleuropa selten.
- **Klinik:** Die meisten Infektionen bleiben symptomlos. Bei 2 % der Befallenen entwickelt sich eine Vitamin-B_{12}-Mangelanämie.
- **Nachweis:** Eier bzw. Proglottiden im Stuhl
- **Therapie:** Praziquantel, alternativ Niclosamid
- **Prophylaxe:** Fisch bei –18 °C über 24 h einfrieren oder garen.

Tab. 13.7 Die wichtigsten humanpathogenen Zestodenarten*

Art	Vorkommen	Länge	Überträger
Pseudophyllidae (niedere Cestoda)			
Diphyllobothrium latum	weltweit	bis zu 20 m	Fische
andere Diphyllobothrium sp.	weltweit	divers	divers
Cyclophyllidae (höhere Cestoda)			
Taenia solium	weltweit	2–7 m	Schwein
Taenia saginata	weltweit	6–10 m	Rind
Echinococcus granulosus	weltweit	ca. 5 mm	Hund
Echinococcus multilocularis	Europa	ca. 2 mm	Fuchs
Hymenolepsis nana	weltweit	ca. 4 cm	Insekten
Hymenolepis diminuta	weltweit	ca. 50 cm	Insekten

* (nach Hof, Dörries, Duale Reihe Mikrobiologie, Thieme 2009)

Taenia saginata (Rinderbandwurm)

Steckbrief:
- kann bis zu 20 Jahre alt werden
- Er hat einen Kopf mit 4 Saugnäpfen und keinen Hakenkranz.
- Endwirt ist der Mensch, in dem der Wurm 6–10 m (in Ausnahmefällen bis zu 25 m) lang werden kann.
- Man schätzt, dass es weltweit ca. 50 Mio. Infestationen mit Taenia saginata gibt.

Entwicklungszyklus: Die vom Menschen mit dem Stuhl ausgeschiedenen Eier werden vom **Rind** als **Zwischenwirt** oral aufgenommen. Im Darm des Rindes entwickeln sich aus den Eiern die **Sechshakenlarven** (Onkosphären), die die Darmwand durchdringen und sich in der quergestreiften Muskulatur zur infektiösen **Finne** oder **Blasenlarve** (**Cysticercus bovis**) entwickeln. Die Blasenlarve ist ein Bandwurmkopf, der in das Innere der Blase eingestülpt ist. Durch Verzehr von befallenem Rindfleisch gelangt die Blasenlarve in den Dünndarm des Menschen, wo sich der Kopf ausstülpt, in der Darmwand festhakt und der Wurm zu wachsen beginnt. Nach 9 Wochen werden die ersten reifen Proglottiden mit Eiern (**Abb. 13.12**) abgegeben.

Klinik: In der Regel symptomlos. Während der Wurm wächst, kommt es beim Menschen zu starkem Hungergefühl, Gewichtsverlust und Diarrhö. Hat der Wurm seine Geschlechtsreife erreicht, verschwinden die Symptome.

Nachweis: Eier im Stuhl bedeuten lediglich eine Infestation mit Taenia, da sich die Eier der verschiedenen Taenia-Arten morphologisch gleichen. Eine Speziesdiagnose kann nur durch mikroskopische Untersuchung der Proglottiden erfolgen: Der Uterus von Taenia saginata hat viele Ausstülpungen (**Abb. 13.12**), im Gegensatz zu Taenia solium mit wenigen Ausstülpungen (s. u.). PCR, Serologie.

Therapie: Praziquantel oder Niclosamid.

Prophylaxe: Kein rohes Fleisch. Tieffrieren (–20 °C, 24 h) oder Garen von Fleisch macht die Finnen unschädlich.

Taenia solium (Schweinebandwurm)

Steckbrief:
- kann bis zu 20 Jahre alt werden
- Er hat einen Kopf mit 4 Saugnäpfen und einem Hakenkranz.
- Er wird im Darm des Menschen ca. 3–7 m lang.
- Der Mensch kann auch als **Zwischenwirt** dienen!

Entwicklungszyklus: Der Entwicklungszyklus läuft grundsätzlich nach demselben Schema ab wie bei Taenia saginata, mit dem Schwein statt dem Rind als Zwischenwirt. Allerdings entwickelt sich die Larve im Ei, das im Darm des Menschen aus den Proglottiden freigesetzt wird, sehr schnell, sodass sie bereits im Menschen schlüpfen kann und es zu einer endogenen Autoinfektion kommt, bei der der Mensch nicht als Endwirt, sondern als **Zwischenwirt** fungiert. Etwa innerhalb von 2 Monaten nach Aufnahme der Bandwurmeier sind die Larven dann gewandert und haben sich als Finnen im Körper eingenistet.

Klinik: Der Bandwurmbefall bleibt i. d. R. symptomlos.
Fungiert der Mensch als Zwischenwirt, kommt es zur **Zystizerkose**.
- **Cysticercus cellulosus:** Es bilden sich erbsengroße Finnenbläschen, die sich in Haut, Muskulatur, Auge oder ZNS niederlassen. Sie sterben nach einigen Jahren ab und verkalken.

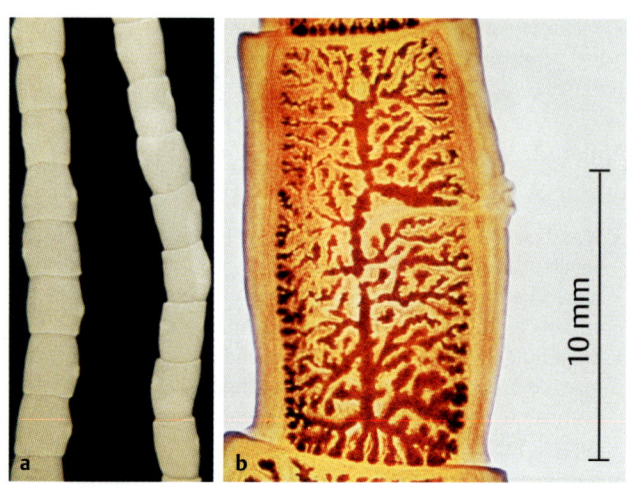

Abb. 13.12 Taenia saginata. a Gliederkette. **b** Proglottide. Der Uterus ist stark verzweigt. [aus Kayser et al., Taschenlehrbuch Medizinische Mikrobiologie, Thieme 2010]

- **Cysticercus racemosus:** Hier bilden sich traubenähnliche Ansammlungen von Finnen, die bis zu 60 ml Volumen haben können. Sie finden sich meist im ZNS.

Es gibt 3 Arten der Infestation:
- **Bandwurmbefall** nach Verzehr von finnenhaltigem Schweinefleisch
- **Zystizerkose ohne Bandwurmbefall:** Durch orale Aufnahme von Bandwurmeiern entsteht eine Infektion durch schlüpfende Larven.
- **Zystizerkose bei bestehendem Bandwurmbefall:** Durch frühzeitige Reifung der Eier im Dünndarm kommt es zu einer endogenen Autoinfektion noch im Endwirt Mensch.

Nachweis: Nachweis der Proglottiden (Uterus mit wenigen Verzweigungen). Bildgebende Verfahren weisen die Finnen nach.

PRAXIS Wichtig ist die Differenzialdiagnose von Taenia saginata und Taenia solium, da bei Infestation mit Taenia solium die Spätfolge Zystizerkose auftreten kann. Eine Zystizerkose mit Cysticercus racemosus endet oft tödlich.

Therapie: Praziquantel und Albendazol in Kombination mit Kortikosteroiden bei Neurozystizerkose.

Prophylaxe: Kein rohes Fleisch. Tieffrieren (–20 °C, 24 h) oder Garen von Fleisch macht die Finnen unschädlich.

Echinococcus granulosus (Hundebandwurm)

Steckbrief:
- Er ist sehr klein (bis zu 6 mm).
- Er besitzt 4 Saugnäpfe und einen Hakenkranz (**Abb. 13.13a**).
- Er hat nur 3–4 Proglottiden.
- Im Endwirt Hund (seltener Katze) kommt er in sehr großer Zahl vor (bis zu 100 000 und mehr).
- Der Mensch dient in seltenen Fällen als **Zwischenwirt**, nie als Endwirt.
- In Europa kommt der Hundebandwurm nur in Griechenland und Dalmatien vor.

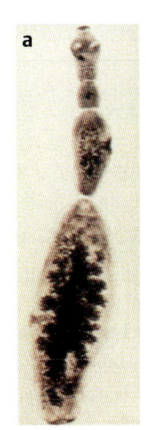

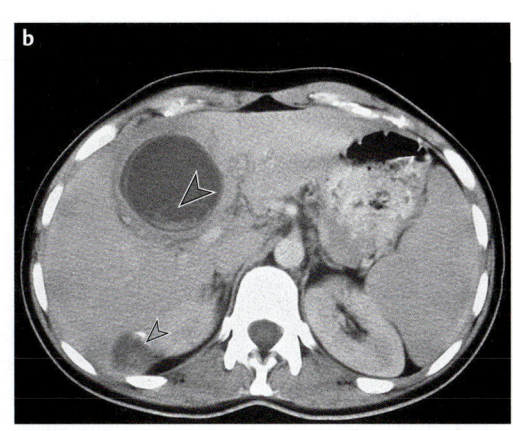

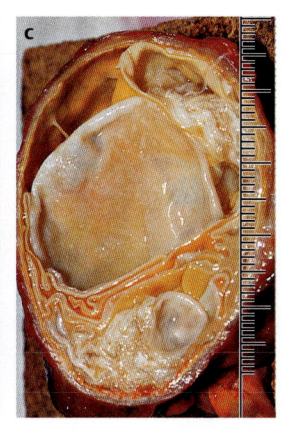

Abb. 13.13 Echinococcus granulosus. a adulter Wurm. **b** CT einer Echinokokkose: Zyste von E. granulosus in der Leber (Pfeil). **c** Operativ entfernte und eröffnete Zyste.

Entwicklungszyklus: Reguläre Zwischenwirte für den Hundebandwurm sind Hufnutztiere des Menschen, deren Innereien als Schlachtabfälle von Hunden gefressen werden. Im Hund entwickelt sich der Wurm, der mit dem Kot die reifen Eier ausscheidet. Gelangen diese in den Zwischenwirt, entwickelt sich in dessen Dünndarm eine 6-Haken-Larve, die über die Mesenterialgefäße in verschiedene Organe vordringt. Dort entwickelt sie sich zu einer großen flüssigkeitsgefüllten Blase (**Hydatide**), die das umgebende Gewebe verdrängt (**Abb. 13.13b, c**). Sie ist mit einer Keimschicht ausgekleidet, aus der sich die eigentlichen Finnen (**Protoscolices**) bilden.

Infiziert sich der Mensch (durch orale Aufnahme der Eier), entwickeln sich die Hydatiden zu 60 % in der Leber, zu 30 % in der Lunge und zu 5 % im Peritoneum. Auch Milz, Nieren, Muskulatur, Knochen und ZNS können befallen werden.

Klinik: Bei der **zystischen Echinokokkose** sind kaum klinische Symptome vorhanden, da sich die Hydatiden nur sehr langsam über viele Jahre entwickeln. Oft sterben die Parasiten ab und die Blase verkalkt.

Bei Ruptur der Hydatide kann es durch die austretende Flüssigkeit zum anaphylaktischen Schock und in Folge zum Tode kommen. Die Finnen werden ausgeschwemmt und es bilden sich zahlreiche neue Hydatiden.

Nachweis: Durch bildgebende Verfahren können die Echinococcusblasen nachgewiesen werden (**Abb. 13.13b**). IHA, ELISA, IFT und Western Blot; ein negatives serologisches Ergebnis schließt eine Erkrankung allerdings nicht aus.

Therapie: Watch-and-wait bei inaktiven Zysten, chirurgische Entfernung der Hydatide. Punktion-Aspiration-Injektion-Reaspiration (PAIR) mit 95 %-igem Alkohol unter Albendazolschutz.

Prophylaxe:
- Füttern von Haustieren nur mit gegartem Fleisch (oder vorher einfrieren, mindestens 3 Tage bei −18 °C)
- regelmäßige Wurmkuren für Hunde und Katzen
- Echinococcuseier sind sehr widerstandsfähig und können nur durch Austrocknung oder Erhitzen (75 °C) unschädlich gemacht werden. Herkömmliche Desinfektionsmittel sind unwirksam.

Meldepflicht: Ein direkter oder indirekter Nachweis von Echinococcus granulosus ist nach Infektionsschutzgesetz **nichtnamentlich meldepflichtig**.

Echinococcus multilocularis (Fuchsbandwurm)

Steckbrief:
- kleiner Bandwurm (3–5 Proglottiden)
- Sein Vorkommen ist beschränkt auf die nördliche Hemisphäre.
- In Deutschland nimmt die Durchseuchung der Füchse ständig zu. Besonders häufig vertreten im Schwarzwald, der Rhön und südlich des Mains. Außerdem findet man ihn in Ostfrankreich, der Schweiz und Teilen Österreichs.

Entwicklungszyklus: Wie bei Echinococcus granulosus. Als Endwirt dient der Fuchs. Als Zwischenwirt kommen Mäuse und andere kleine Nager vor. Der Mensch infiziert sich durch kontaminierte Waldbeeren.

Klinik: Es kommt zu einer **alveolären Echinokokkose**. Anders als beim Hundebandwurm entsteht im Zwischenwirt Mensch keine Blase, sondern ein schlauchförmiges, alveoläres Gebilde, das das befallene Organ durchdringt und zerstört und auf Nachbarorgane übergreifen kann. Das klinische Bild gleicht einem langsam wachsenden Karzinom, das auch „Metastasen" in anderen Organen bilden kann.

Nachweis und Therapie: Wie beim Hundebandwurm, allerdings ist häufig keine radikale chirurgische Therapie möglich. Benzimidazole (Mebendazol, Albendazol) bei diesen inoperablen Fällen lebenslang, bei kurativ resezierbaren Befunden Benzimidazoltherapie über mindestens 2 Jahre.

Prophylaxe: Der Bandwurm kann (experimentell) in Fuchspopulationen durch Auslegen von Ködern mit Praziquantel im Zaum gehalten werden.
Ansonsten:
- Früchte und Gemüse gründlich waschen
- Hände nach Kontakt mit Erde, Gras oder Hunden waschen
- Füchse von Siedlungen fernhalten; Fuchskot verbrennen
- Hunde, die Kleinsäuger jagen, regelmäßig mit Praziquantel behandeln.

Weitere Bandwurmarten

Hymenolepis nana (Zwergbandwurm)

- **Steckbrief:** mit 9 cm der kleinste Bandwurm des Menschen.
- **Entwicklungszyklus:** Läuft im Darm und in den Darmzotten ab. Der Mensch kann sowohl als Endwirt als auch als Zwischenwirt dienen. Natürlicher Zwischenwirt sind Insekten (Ameisen, Flöhe, Mehlwürmer).
- **Klinik:** unauffällig mit uncharakteristischen gastrointestinalen Beschwerden.

- **Therapie:** Praziquantel, alternativ Niclosamid und Nitazoxanid.
- **Prophylaxe:** nicht möglich.

Hymenolepis diminuta (Rattenbandwurm)

Natürlicher Endwirt sind Ratten und Mäuse, natürlicher Zwischenwirt Insekten. Der Mensch infiziert sich über die Eier aus den Zwischenwirten.

Klinik, Therapie und Nachweis wie bei Hymenolepis nana.

13.3.3 Nematoden (Fadenwürmer)

Steckbrief:
- Nematoden sind langgestreckte, runde Würmer, die sich schlängelnd fortbewegen.
- Sie können bis zu 1 m lang werden.
- Sie sind getrenntgeschlechtlich.
- Nematoden haben einen vollständig ausgebildeten Intestinaltrakt und ein Nervensystem.
- Während des Entwicklungszyklus muss nicht notwendigerweise ein Wirtswechsel stattfinden.

Klassifikation: Tab. 13.8 gibt einen Überblick über die wichtigsten humanpathogenen Nematodenarten.

Enterobius vermicularis (Madenwurm)

Steckbrief:
- einer der häufigsten Verursacher von Infektionskrankheiten, auch in Industrienationen
- **Größe:** Männchen 2–5 mm, Weibchen 9–12 mm
- **Lebenserwartung:** ca. 100 Tage
- **Präpatenzzeit:** ca. 2 Wochen
- **Eier:** ca. 50 µm lang.

Entwicklungszyklus: Die Eier werden oral aufgenommen und entwickeln sich im Darm des Menschen (End- und Hauptwirt) durch mehrfache Häutung zum geschlechtsreifen Wurm, der auf der Dickdarmschleimhaut parasitiert. Die befruchteten Weibchen wandern zum Anus und überwinden nachts den Sphinkter. Sie legen die Eier ab, in denen sich infektiöse Zweitlarven entwickeln. Diese werden wiederum oral aufgenommen und entwickeln sich im Darm zum adulten Wurm (Autoinfektion).

Klinik: Enterobiose, im Regelfall harmlos. Bei starkem Befall Entzündungen der (weiblichen) Geschlechtsorgane, Darmentzündungen, Appendizitis, Peritonitis. Durch Analpruritus können bei Kleinkindern Gedeih- und Verhaltensstörungen auftreten.

Nachweis: Eosinophilie im Blutausstrich und Erhöhung des IgE weisen auf Wurmbefall hin. Nachweis der Wurmeier auf der Perianalhaut durch **Klebestreifenabklatsch** oder Wattewischermethode.

Therapie: Mebendazol, Albendazol, Pyrantel. Wirkung nur auf adulte Würmer, Rezidive sind möglich. Familienmitglieder sollten mitbehandelt werden.

Epidemiologie: Der Madenwurm kommt weltweit und sehr häufig vor. Schätzungsweise sind 400 Mio. Menschen betroffen.

Übertragung: Die eierablegenden Würmer verursachen einen Pruritus auf der Perianalschleimhaut, der zu unbewusstem Kratzen im Schlaf führt. Bei Kleinkindern erfolgt die Übertragung der Eier sofort durch Fingerlutschen, bei älteren Menschen durch Kontaktinfektion (Spielzeug, Gegenstände des täglichen Gebrauchs).

Prophylaxe: Bei Befall innerhalb einer Familie oder in Kindergärten und Schulklassen sind besondere Hygienemaßnahmen zu ergreifen:
- Reinigung von Spielzeug und anderen kontaminierten Gegenständen mit heißem Wasser
- Auskochen von Unterwäsche, Bettwäsche, Handtüchern usw.
- strengste Handhygiene (Waschen, Kurzhalten der Fingernägel)
- Tragen enger Unterhosen (um nächtliches Kratzen zu vermeiden)
- Behandlung von Analhaut und Vaginalhaut mit Skinsept mucosa.

Ascaris lumbricoides (Spulwurm)

Steckbrief:
- **Größe:** Männchen 25 cm lang, 6 mm dick, Weibchen 40 cm lang, 6 mm dick
- **Lebenserwartung:** 1–1,5 Jahre
- **Präpatenzzeit:** ca. 3 Monate
- **Eier:** ca. 60 µm lang.

Entwicklungszyklus: Die bleistiftdicken adulten Spulwürmer (Abb. 13.14) leben im **Dünndarm** des Menschen. In den in die Umwelt gelangten Eiern entwickelt sich eine Larve, die nach oraler Aufnahme im oberen Dünndarm schlüpft. Sie durchdringt die Darmwand, findet Anschluss ans Gefäßsystem und gelangt über die **Leber** in die **Lunge** (Entstehung eines eosinophilen Lungeninfiltrates). Dort häuten sich die Larven, wandern über die **Alveolen** in die **Trachea** und gelangen durch Verschlucken wiederum in den **Dünndarm**. Dort reifen sie zum adulten Wurm.

Tab. 13.8 **Die wichtigsten humanpathogenen Nematoden**

Art	Vorkommen
Nematoden mit Darminfestationen	
Enterobius vermicularis (Madenwurm)	weltweit
Ascaris lumbricoides	weltweit
Ancylostoma duodenale	Tropen und Subtropen
Necator americanus	Tropen und Subtropen
Strongyloides stercoralis	weltweit
Nematoden mit extraintestinalen Infestationen	
Trichinella spiralis	weltweit, besonders in gemäßigtem Klima
Filarien	Asien, Afrika, Mittel- und Südamerika

13.3 Helminthen

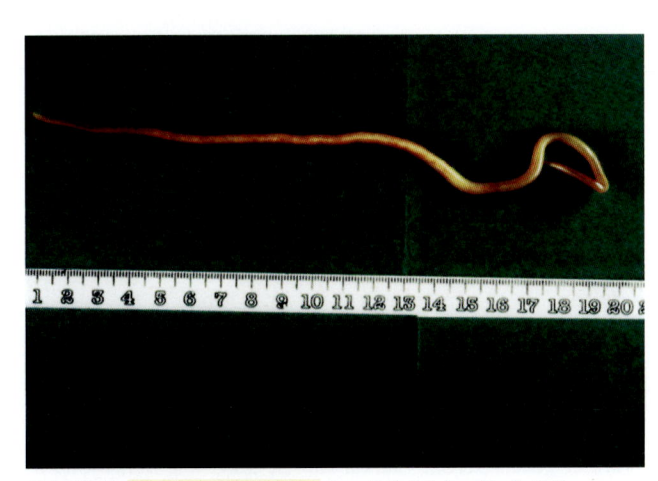

Abb. 13.14 **Ascaris lumbricoides.** [aus Hof, Dörries, Duale Reihe Mikrobiologie, Thieme 2009]

Klinik: Askariose, verläuft meist latent:
- Manchmal treten uncharakteristische abdominelle Beschwerden (kolikartige Bauchschmerzen) auf.
- Larven in der **Lunge** können zu Husten, Dyspnoe und leichtem Fieber führen (Löffler-Infiltrat).
- Bei Kindern kann es aufgrund von Malabsorption zu Gedeihstörungen kommen.
- Mehrere Würmer im Dünndarm können Konglomerate bilden und zum Verschluss führen (**Wurmileus**).
- Wandern die Würmer in andere Organe (Galle, Pankreas, Magen), können entsprechende Blockaden entstehen (Ductus choledochus, Ductus pancreaticus).

Nachweis:
- **Eosinophilie** im Blutausstrich und Erhöhung des IgE weisen auf Wurmbefall hin.
- Nachweis der Wurmeier im **Stuhl**.
- Auch ein **Abgang** des ganzen Wurmes ist möglich.
- Nicht selten werden Askariosen „zufällig" durch **Röntgenbilder** oder **Endoskopien** entdeckt.

Therapie:
- Albendazol, Mebendazol, Ivermectin oder Pyrantel. Wiederholung der Gabe nach 3 Wochen, da beide Medikamente nur darmwirksam sind und die Larven in Leber und Lunge nicht erfasst werden.
- Bei Ikterus oder anderen Lumenverlegungen chirurgische Intervention.

Epidemiologie: A. lumbricoides ist weltweit verbreitet, besonders in Entwicklungsländern (dort mit hoher **Letalität** vor allem durch Befall der Lunge), in Mitteleuropa rückgängig.
   Übertragung: klassisch durch Salat, der mit fäkalienhaltiger Jauche oder Oberflächenwasser gedüngt (begossen) wurde. Die sehr widerstandsfähigen Eier kleben an der Blattoberfläche und werden durch normales Waschen **nicht** entfernt.

Prophylaxe:
- Salate, Obst, Gemüse sorgfältig reinigen
- Besondere Vorsicht ist in Gegenden angezeigt, in denen „biologisch" gedüngt wird.

Ancylostoma duodenale (Hakenwurm)

Steckbrief:
- **Größe:** Männchen 8–10 mm lang, Weibchen 10–12 mm lang
- **Lebenserwartung:** 4–7 Jahre
- **Präpatenzzeit:** ca. 6 Wochen
- **Eier:** ca. 60 µm lang.

Entwicklungszyklus: Aus den mit den Fäzes in die Umgebung abgegebenen Eiern schlüpfen in feuchter und warmer Umgebung **erste Larven**, die sich über eine Zwischenhäutung (**zweite Larve**) zu einer **infektionsfähigen dritten Larve** entwickeln. Diese kann im feuchtwarmen Milieu etwa 1 Monat überleben. Sie dringt **perkutan** in den menschlichen Körper ein, gelangt über Lymph- und Blutgefäßsystem in die **Lunge**, verlässt das Gefäßsystem und folgt den Luftwegen zum **Pharynx**. Von dort aus erreicht sie nach Verschlucken den **Dünndarm**, wo sie zum adulten, geschlechtsreifen Wurm heranreift.

Klinik: Ancylostomatidose (Hakenwurmerkrankung).
- Juckreiz, Hautefloreszenzen und Rötungen an der Eintrittsstelle der Larven
- Bauchschmerzen, Blähungen, Appetitlosigkeit, Gewichtsverlust
- **Eisenmangelanämie** (durch Blutsaugen der Würmer an der Darmwand).

Nachweis: Eier im Stuhl.

Therapie: Albendazol, Mebendazol oder Pyrantel.

Epidemiologie:
- Vorkommen in tropischen und subtropischen Regionen
- Schätzungsweise 500–900 Mio. Menschen sind befallen.
- Eindringen der Würmer erfolgt meist über die Füße (Arbeiten auf Reisfeldern, Barfußgehen über kontaminierte Flächen).

Prophylaxe:
- individuelles hygienisches Verhalten
- Tragen von festen Schuhen (Gummistiefeln etc.).

Andere Ancylostomatidae

Für verschiedene tierpathogene Hakenwürmer kann der Mensch als Fehlwirt fungieren. Die Larven dieser Würmer dringen perkutan ein und bohren dann wochenlang Gänge in die Haut, die sich entzünden und einen starken Juckreiz verursachen. Die älteren Gänge verkrusten und trocknen ein (**Larva migrans cutanea**, am häufigsten durch A. braziliense and A. caninum). Weitere Manifestationen: Larva migrans ocularis, Larva migrans visceralis.
   Die **Diagnose** wird klinisch gestellt. Eine kutane Larva migrans ist selbstlimitierend und endet nach 1–3 Monaten (Tod und Resorption der Larve). Lokaltherapie mit Albendazol und/oder systemische Therapie (Ivermectin, Albendazol).
   Expositionsprophylaxe (z. B. möglicherweise befallene Strände und Böden mit festen Sohlen betreten).

Strongyloides stercoralis (Zwergfadenwurm)

Steckbrief:
- **Größe:** Weibchen 2–2,5 mm lang
- **Präpatenzzeit:** weniger als 17 Tage
- **Eier:** ca. 50 µm lang
- Die Larven können zeitweise auch **saprophytär** im Freien leben.

LERNPAKET 2

Entwicklungszyklus: Die Larven von Strongyloides stercoralis können sowohl frei als auch parasitär leben. Sie dringen perkutan in den Wirt ein, bohren sich sehr schnell durch das Gewebe, gelangen über Blut- und Lymphgefäßsystem in die Lunge. Von dort erreichen sie über die Alveolen den Pharynx, werden verschluckt und landen im Dünndarm. Dort entwickeln sich ausschließlich weibliche Würmer, die parthenogenetisch täglich ca. 1000 Eier abgeben. Bereits im Darm schlüpft dann die erste neue Larvengeneration. Sie kann 2 Entwicklungswege einschlagen:

- **Autoinvasion:** Durch Häutung entsteht eine infektionsfähige Larve, die sich entweder über die Darmwand (Endo-Autoinvasion) oder nach Verlassen des Darms über die Analschleimhaut oder angrenzende Regionen (Exo-Invasion) wieder ins Gewebe des Wirts einbohrt.
- **Entwicklung im Freien:** Die Larven verlassen den Darm und entwickeln sich im Freien zu getrenntgeschlechtlichen (wesentlich kleineren) Würmern. Die befruchteten Eier dieser Würmer können wiederum infektionsfähige Larven bilden.

Klinik:
- Larva-currens-Symptomatik (die Larve bohrt sich mit einer Geschwindigkeit von 10 cm/h durch das Gewebe, → „racing larva")
- Bei massivem Befall verursacht die Lungenpassage **Pneumonie, chronische Bronchitis** oder **akute Atemnotanfälle**.
- Bei **immunschwachen Personen** kann der **Darmbefall** heftig sein und eine Autoinvasion auch andere Organe in Mitleidenschaft ziehen (chronische Strongiloidiasis) bzw. besteht die Gefahr eines Hyperinfektions-Syndroms und disseminierter Strongyloidiasis mit hoher Letalität.

Nachweis: Mikroskopischer Direktnachweis der Larven in Körpersekreten oder Stuhl (Untersucher auf klinischen Verdacht hinweisen).

Therapie: Ivermectin (relative Kontraindikation wahrscheinlich oder bestätigte Koinfektion mit Loa loa durch Risiko fataler enzephalitischer Reaktion), Albendazol.

Epidemiologie: Vorkommen hauptsächlich in feuchtwarmen Gebieten der Erde. Ca. 80 Mio. Menschen sind befallen.

Prophylaxe:
- individuelles hygienisches Verhalten
- Tragen von festen Schuhen (Gummistiefeln etc.)
- Bei Personen, die sich längere Zeiten in den Tropen aufgehalten haben und einer immunsuppressiven Maßnahme unterzogen werden müssen, sollte vorher abgeklärt werden, ob nicht eine latente Infestation mit Strongyloides vorhanden ist.

Trichinella spiralis

Steckbrief:
- **Größe:** Männchen 1,2–1,6 mm lang, Weibchen 2–3,5 mm lang (Abb. 13.15a). Das Weibchen ist vivipar („lebendgebärend"), d. h., es legt keine Eier, sondern gibt bereits entwickelte Larven ab.
- **Lebenserwartung:** 1 Monat
- **Präpatenzzeit:** 2 Tage
- **Larven:** ca. 100 µm lang
- **Zysten:** bis 0,5 mm, **Lebenszeit** bis zu 30 Jahre.

Entwicklungszyklus: Oral aufgenommene, eingekapselte, infektiöse Larven werden während der Verdauung freigesetzt und besiedeln das Dünndarmepithel. Dort wachsen sie zum geschlechtsreifen Wurm heran (**Darmtrichinen**). Die weiblichen Würmer geben „fertige" Larven ab, die durch die Darmwand in das Blut- und Lymphsystem gelangen. Sie erreichen die quergestreifte Muskulatur und dringen dort in die Muskelzellen ein. Die Muskelzellen kapseln die Larven durch hyaline und fibrilläre Ablagerungen ein (**Muskeltrichinen**, Abb. 13.15b). Die Kapsel verkalkt, die Larve bleibt aber bis zu 30 Jahre darin am Leben. Wird auf diese Weise kontaminiertes Fleisch verzehrt, beginnt der Zyklus von Neuem.

Klinik:
- **Trichinose** (Trichinellose): Symptome einer Lebensmittelvergiftung, Fieber, Durchfall, Gesichtsödem, Schwellung der Augenlider, Konjunktivitis, Myalgien. Die Inkubationszeit beträgt je nach Anzahl der aufgenommenen Larven 6–40 Tage.
- **Komplikationen:** letale Myokarditis, Pneumonie, Enzephalitis, Meningitis
- **chronischer Verlauf:** mit rheumatoiden Beschwerden.

Nachweis:
- **histologischer Nachweis** der Muskeltrichinen in Biopsiematerial
- **Eosinophilie** und erhöhtes **IgE** weisen auf Parasitenbefall.
- Daneben gibt es eine Reihe **biochemischer Marker:** Kreatinurie, Kreatinphosphokinase, Laktatdehydrogenase.

Therapie: Albendazol oder Mebendazol. Ggf. zusätzlich Kortikosteroide in der akuten Phase zur Coupierung hypererger Reaktionen und Analgetika zur Schmerzbekämpfung.

Epidemiologie:
- Vorkommen weltweit, bevorzugt jedoch in **gemäßigten Zonen**
- **breites Wirtsspektrum:** Fleischfresser, aber auch Rinder, Kamele, Pferde, Rehe, Hirsche
- Der Mensch infiziert sich hauptsächlich durch kontaminiertes **Schweinefleisch**.

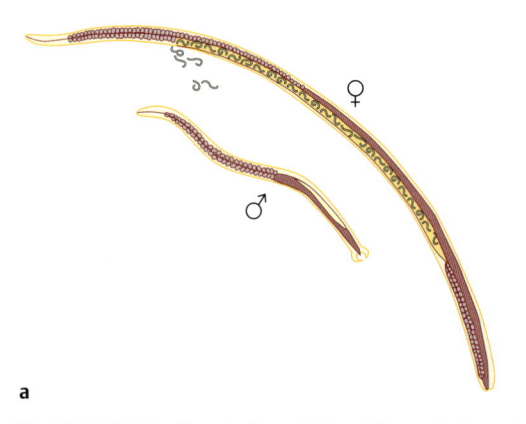

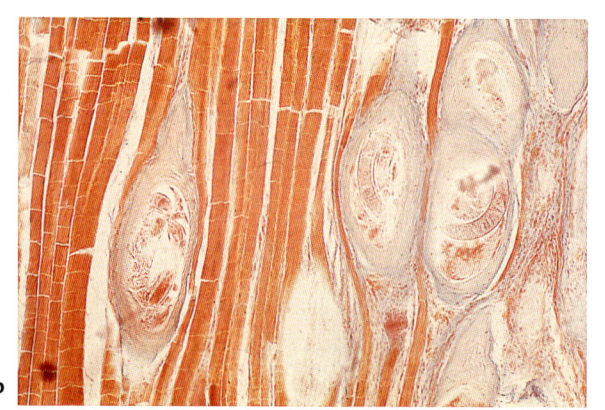

Abb. 13.15 **Trichinella spiralis. a** Adulte Würmer. **b** Zysten in der Herzmuskulatur.

Tab. 13.9 Übersicht über die wichtigsten medizinisch relevanten Filarien

Art	Vorkommen	Klinik	Überträger	Lokalisation Makro-/ Mikrofilarie	Periodizität
Wuchereria bancrofti	Asien, Afrika, Pazifik, Mittel- und Südamerika	Elephantiasis, Lymphangitis/-adenitis	Culex, Anopheles, Aedes	Lymphsystem/Blut	überwiegend nachtperiodisch
Brugia malayi	Südostasien	Elephantiasis, Lymphangitis/-adenitis	Anopheles, Aedes, Mansonia	Lymphsystem/Blut	nachtperiodisch
Brugia timori	Indonesien	Elephantiasis, Lymphangitis/-adenitis	Anopheles	Lymphsystem/Blut	nachtperiodisch
Loa loa	West- und Zentralafrika	Konjunktivitis, Hautschwellungen	Chrysops („Bremse")	subkutanes Bindegewebe/Blut	tagperiodisch
Onchocerca volvulus	Afrika, Mittel- und Südamerika	„Flussblindheit", Hautknoten, Dermatitis	Simulium („Kriebelmücke")	Auge, subkutanes Bindegewebe/Blut	keine Periodizität

- Seit es in Europa die **amtliche Fleischbeschau** gibt (seit 1877), sind die Erkrankungen drastisch zurückgegangen (nicht so in den USA, wo es keine Fleischbeschau gibt – dort sind ca. 4 % der Bevölkerung infiziert!).

Prophylaxe: Garen von Fleisch bei über 60 °C tötet die Muskeltrichinen zuverlässig ab.

Meldepflicht: Der direkte oder indirekte Nachweis von Trichinella spiralis ist namentlich **meldepflichtig**.

Filarien

Steckbrief:
- Filarien sind dünne Fadenwürmer (Makrofilarien), die sog. **Mikrofilarien** als Larven bilden.
- Die Mikrofilarien werden i.d.R. von Arthropoden (Stechmücken) übertragen.
- Manche Mikrofilarien haben sich tageszeitlich an die Stechaktivitätsphasen ihrer Überträger angenommen und tauchen periodisch am Tag (**tagesperiodisch**) oder in der Nacht (**nachtperiodisch**) im Blut des Infizierten auf.
- Die Würmer leben **symbiontisch** mit Bakterien, auf deren Stoffwechselprodukte sie angewiesen sind.

Klassifikation: Siehe Tab. 13.9.

Nachweis: Wichtige Kriterien sind:
- klinisches Bild
- Eosinophilie
- Nachweis der Mikrofilarien
- Periodizität
- Lokalisation der Mikrofilarien
- Unterscheidung zwischen „gescheideten" und „nichtgescheideten" Mikrofilarien (mit oder ohne Reste von Eihäuten).

Epidemiologie: Siehe Tab. 13.9.

Prophylaxe: Expositionsprophylaktische Maßnahmen:
- Moskitonetz
- Insektenrepellents
- hautbedeckende Kleidung
- Die Einnahme von Doxycyclin als Malaria-Chemoprophylaxe bietet einen Schutz vor der Onchozerkose.

Wuchereria bancrofti, Brugia malayi, Brugia timori

Steckbrief: Siehe Tab. 13.10.

Entwicklungszyklus: Die **Mikrofilarien** gelangen durch einen Mückenstich ins Blut. Vom Blut gelangen die Mikrofilarien ins Lymphsystem, wo sie sich zum adulten Wurm entwickeln. Ein geschlechtsreifes Weibchen gibt ständig Mikrofilarien ab, die wieder ins Blut gelangen, dort (periodisch) zirkulieren und wieder von einer Mücke aufgenommen werden können.

Klinik:
- akute **Adenolymphangitis**
- **allergische Reaktionen** mit Fieber, Kopfschmerzen, Gelenkschmerzen
- **Lymphstau** durch Verstopfung der Lymphgefäße durch adulte Würmer, die dort Knäuel bilden
- In fortgeschrittenen Fällen kommt es zur **Elephantiasis**, die durch bakterielle Superinfektionen kompliziert werden kann.
- Bei W. bancrofti ist eine genitale Beteiligung häufig (Hydrozelenbildung)

Nachweis: Siehe oben bei Filarien (S. 89).

Therapie: Diethylcarbamazin (DEC, makro- und mikrofilarizid) oder Ivermectin. Eine gleichzeitige Onchozerkose ist Kontraindikation für DEC (Gefahr der hyperergen Reaktion).

Epidemiologie: Siehe Tab. 13.10.

Prophylaxe: Expositionsprophylaktische Maßnahmen:

Tab. 13.10 Steckbriefe von Wuchereria bancrofti, Brugia malayi und Brugia timori

	Wuchereria bancrofti	Brugia malayi, Brugia timori
Größe	♂: bis 4 cm; ♀: bis 10 cm	♂: bis 2,5 cm; ♀: bis 6 cm
Lebenserwartung	8 Jahre	8 Jahre
Präpatenzzeit	ca. 9 Monate	ca. 9 Monate
Mikrofilarien	250–300 µm, gescheidet	180–240 µm, gescheidet

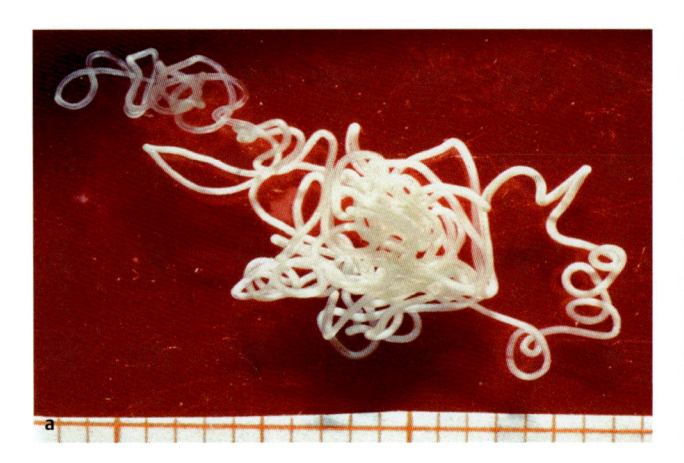

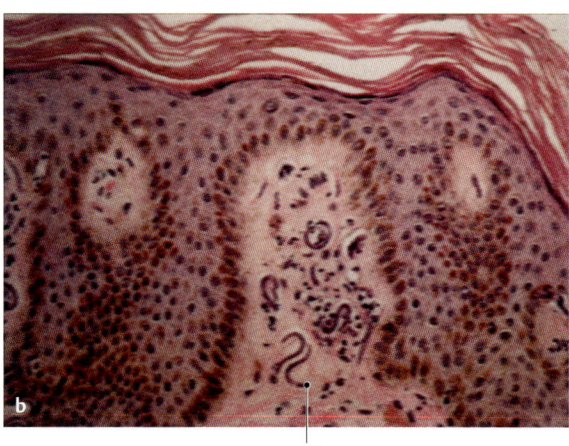

Abb. 13.16 Onchocerca volvulus. a Adulte Würmer aus Onchozerkom. **b** Mikrofilarien im Hautbioptat. [aus Löscher, Burchard, Tropenmedizin in Klinik und Praxis, Thieme 2010]

- Moskitonetz
- Insektenrepellents
- hautbedeckende Kleidung
- in Hochendemiegebieten jährliche Gabe von Ivermectin.

Loa loa (Afrikanischer Augenwurm)

Steckbrief:
- **Größe:** Männchen 30–35 mm lang, Weibchen 40–70 mm lang
- **Lebenserwartung:** 17 Jahre
- **Präpatenzzeit:** ca. 6 Monate
- **Mikrofilarien:** 220–300 µm, gescheidet.

Entwicklungszyklus: Die Filarien werden durch einen Mückenstich (Chrysops) übertragen und gelangen ins Unterhautbindegewebe. Die Mikrofilarien sind tagperiodisch (Maximum zwischen 12 und 14 Uhr) und werden nach 6 Monaten geschlechtsreif. Die adulten Würmer leben und wandern zeitlebens im Unterhautbindegewebe.

Klinik. Loiasis, Kalabarschwellung, Kamerunbeule. Durch das Wandern der Würmer kommt es zu Beulen in der Haut. Wandert der Wurm durch die Sklera oder die Konjunktiva, wird er sichtbar („Augenwurm").

Nachweis: Siehe oben bei Filarien (S. 89).

Therapie:
- am Auge chirurgische Entfernung des Wurms
- Chemotherapie mit Diethylcarbamazin, alternativ Albendazol. Bei allergischer Reaktion Kortikoide.

Epidemiologie: Siehe Tab. 13.9.

Prophylaxe: Expositionsprophylaktische Maßnahmen:
- Moskitonetz
- Insektenrepellents
- hautbedeckende Kleidung
- Diethylcarbamazin (DEC) als Prophylaktikum möglich.

Onchocerca volvulus

Steckbrief:
- **Größe:** Männchen 2–4,5 cm lang, Weibchen 23–50 cm lang
- **Lebenserwartung:** 18 Jahre (durchschnittlich 9 Jahre)
- **Präpatenzzeit:** 1–3 Jahre
- **Mikrofilarien:** 220–360 µm, ungescheidet.

Entwicklungszyklus: Die Mikrofilarien haben keine Periodizität. Sie werden nach 1–3 Jahren geschlechtsreif. Die adulten Würmer leben im subkutanen Bindegewebe, wo sie sich in Knäueln ansammeln (**Abb. 13.16a**) und in großen Mengen Mikrofilarien freisetzen. Die Mikrofilarien dringen in die **Kutis** ein.

Klinik:
- **schmerzlose Knoten** in der Subkutis (Onchozerkom)
- **Dermatitiden** an den Stellen, an denen die Würmer Entzündungen verursachen, Juckreiz
- **Greisenhaut** durch Zerstörung des elastischen Bindegewebes und allergische Reaktionen
- „**Flussblindheit**" bei Manifestation am Auge (häufiges Auftreten entlang von Flussläufen)
- **Lymphadenopathie**, „hanging groins" (v. a. im Bereich der Leiste hängende Hautfalten mit Lymphknotenpaketen)
- **Eosinophilie** als Hinweis auf parasitäre Erkrankung.

Nachweis:
- Diagnose wird **klinisch** gestellt.
- **Histologischer Nachweis** der adulten Würmer in Operationspräparaten, Nachweis der Mikrofilarien im Hautbioptat („skin snips", **Abb. 13.16b**) oder direkt mit der Spaltlampe am Auge
- **Mazzotti-Test** (Provokationstest): 15–90 min nach oraler DEC-Einnahme entwickelt sich bei positivem Test Juckreiz. Wegen möglicher Komplikationen keine routinemäßige Anwendung.

Therapie:
- chirurgische Entfernung der Hautknoten
- Ivermectin (Kontraindikationen beachten)
- Doxycyclin: tötet die endosymbiontischen Bakterien (Wolbachia) und beendet damit die Infektion.

Empidemiologie: Siehe Tab. 13.9.

Prophylaxe: Expositionsprophylaktische Maßnahmen:
- Moskitonetz
- Insektenrepellents
- hautbedeckende Kleidung
- Massenbehandlung mit Ivermectin zur Unterbrechung der Übertragung.

Dracunculus medinensis (Medinawurm)

Steckbrief:
- gehört zu den **Spiruridae**
- **Größe:** Männchen 2–4 cm lang, Weibchen 70–120 cm lang
- **Lebenserwartung:** Weibchen 1 Jahr, Männchen stirbt nach Begattung
- **Präpatenzzeit:** ca. 1 Jahr
- **Larven:** ca. 650 µm lang.

Entwicklungszyklus: Wenn der Wirt im Wasser steht, entsteht ein Kältereiz. Auf diesen hin penetriert das im **subkutanen Bindegewebe** der Beine wandernde Weibchen die Haut des Wirts und legt bis zu 2 Mio. Larven in das Gewässer ab. Diese infizieren den **Flohkrebs Cyclops** als Zwischenwirt und entwickeln sich in ihm weiter. Die Infektion des Menschen erfolgt über die Aufnahme des Zwischenwirts, z. B. über Trinkwasser. Die Larven durchbrechen die Wand des **Duodenums** und beginnen ihre Körperwanderung, die Geschlechtsreife wird mit etwa 1 Jahr erreicht. Nach der Begattung stirbt das Männchen. Das Weibchen wandert durch das subkutane Bindegewebe der Beine und stirbt nach Freisetzung der Larven, woraufhin es im Körper des Wirts verkalken kann.

Klinik: Erreger der Drakunkulose:
- zunächst Bläschenbildung, ggf. mit Erythem und Hypersensibilität an der Stelle der späteren Penetration
- später **Ulkus**, in dem nach einigen Tagen der Wurm makroskopisch sichtbar wird (Gefahr der Sekundärinfektion)
- Gefahr der bakteriellen Superinfektion, **Tetanusinfektion** (selten).

Nachweis: Sichtbarer Wurm. Serologische Tests sind in einigen Laboren möglich.

Therapie: Entfernung des Wurms durch langsames (über Tage) Aufrollen des Wurms auf ein Holzstäbchen. Keine kurative anthelminthische Therapie verfügbar. Bei sehr oberflächlich liegenden Würmern ist eine chirurgische Extraktion möglich.

Epidemiologie: Der Medinawurm kommt hauptsächlich im Südsudan vor. Im Jahr 2012 waren weltweit nur noch ca. 542 Infektionen bekannt, von Januar bis Mai 2013 waren es nur noch 67.

Prophylaxe: Trinkwasser abkochen bzw. filtern.

> **PRÜFUNGSHIGHLIGHTS** ✗
>
> Bei den Wurmerkrankungen spielen für das IMPP offensichtlich nur zwei Parasiten eine Rolle, die beide zu den Nematoden gehören:
> - Symptome der **Askariose:**
>   - ! verläuft meist latent, evtl. **unspezifische abdominelle Beschwerden**
>   - ! Larven in der Lunge können zu **Husten, Dyspnoe** und **leichtem Fieber** führen.
>   - ! **Bei Kindern** können durch Malabsorption **Gedeihstörungen** auftreten.
>   - ! Oft ist der **Abgang des ganzen Wurms** das einzige Symptom.
>   - !! Abbildung von **Ascaris lumbricoides**.

13.4 Arthropoden

13.4.1 Allgemeines

Steckbrief: Arthropoden (**Gliederfüßler**) gehören zum Stamm der Articulata, der **Gliedertiere**, die alle ein Außenskelett tragen. Unter ihnen sind die artenreichsten Klassen die **Arachnida** (**Spinnentiere**) und die **Hexapoda** (**Insekten**).

Entwicklungszyklus: Alle Arthropoden durchlaufen während ihres Entwicklungszyklus vom **Ei** über die **Larve** zum erwachsenen Tier (**Imago**) mehrere Häutungen. Verschiedene Entwicklungsgänge werden unterschieden:
- **holometabole Entwicklung** bei **Insekten**: Ei → Larve (Raupe) → Puppe → Imago
- **hemimetabole Entwicklung** bei **Insekten**: Ei → Larve (Nymphe, ähnelt der Imago, ist i. d. R. ohne Flügel) → Imago
- **hemimetabole Entwicklung** bei **Spinnentieren**: Ei → Larve (mit 3 Beinpaaren) → Nymphe (mit 4 Beinpaaren) → Imago.

In der Regel werden mehrere Larven- und Nymphenstadien durchlaufen.

Medizinische Bedeutung: Der Mensch kann durch die parasitäre Lebensweise der Arthropoden entweder direkt oder indirekt geschädigt werden.
- **Direkte Schädigung:**
  - durch **Gift:** Spinnen, Skorpione, Hautflügler (Bienen, Wespen, Hornissen)
  - durch **parasitäre Lebensweise:** temporär (wie z. B. Stechmücken), stationär (z. B. Kopflaus)
- **Indirekte Schädigung:** Viele Infektionskrankheiten werden durch Arthropoden übertragen. Sie fungieren dabei als **Vektor** (z. B. Zecken als Überträger der Erreger von Borreliose oder FSME).

Klinik:
- **allergische Reaktionen:** z. B. akuter anaphylaktischer Schock bei Bienenstich oder chronische Allergien bei Hausstaubmilben
- **psychische Reaktionen:** Entomophobie (Angst vor Spinnen oder Insekten), **Parasitenwahn**
- **unterschiedliche Erkrankungen** durch einen von einem Vektor übertragenen Erreger.

Prophylaxe:
- Moskitonetze
- helle, geschlossene, nicht eng anliegende Kleidung
- Repellents
- Insektizide.

13.4.2 Arachnida (Spinnentiere)

Die Klasse Arachnida enthält 10 Ordnungen, wobei der Ordnung Acari (**Zecken** und **Milben**) mit 40 000 Arten aufgrund ihrer Lebensweise die größte medizinische Bedeutung zukommt. **Echte Spinnen** (Araneae) und **Skorpione** (Scorpiones) leben grundsätzlich räuberisch und kommen mit dem Menschen weniger in Berührung. Hier werden nur die wichtigsten Zecken und Milben besprochen.

Schildzecken (Gemeiner Holzbock, Ixodes ricinus)

Steckbrief: In unseren Breiten ist der **Gemeiner Holzbock** (**Ixodes ricinus**) der wichtigste Überträger von **FSME** und **Borreliose**. Das **Infektionsrisiko** ist am höchsten in den Monaten Mai/Juni und September/Oktober (höchste Aktivität von I. ricinus).

Vorkommen: Weg-, Waldränder, Wiesen, Flussufer, Hecken.

Therapie und Prophylaxe: Entfernung der Zecke, in Hochrisikogebieten für FSME steht eine Schutzimpfung zur Verfügung.

Grabmilbe (Krätzmilbe, Sarcoptes scabiei)

Pathogenese: Direkte Schädigung durch Eiablage des Weibchens in Grabgängen unter der Haut (**Skabies**, Krätze) und indirekte Schädigung durch allergische Reaktionen.

Klinik: Skabies (Krätze). Dispositionsstellen sind zwischen den Fingern, die Streckseiten der Handgelenke, unter den Achseln, um den Bauchnabel und das Genitale. Typische Symptomatik ist ein wärmeabhängiger **Juckreiz**. Skabies führt zu einer partiellen Immunität.

Nachweis: Direkter Nachweis der Milbe in der Haut (nur aus Milbengang möglich).

Therapie: Permethrin, Benzylbenzoat, Crotamiton. Bei generalisierter Krätze (Scabies norvegica) und Patienten mit schlechter Compliance auch Ivermectin.

Übertragung: Durch gravide Weibchen, meistens in der Bettwärme. Eine hohe Parasitenzahl bedeutet eine hohe Ansteckungsgefahr.

Meldepflicht: Skabies ist **weder** nach §6 **noch** §7 IfSG meldepflichtig. Aber Leiter von Gemeinschaftseinrichtungen haben gemäß §34 IfSG das zuständige Gesundheitsamt unverzüglich zu benachrichtigen, wenn betreute oder betreuende Personen an Skabies erkrankt oder dessen verdächtig sind.

Staubmilbe (Hausstaubmilbe, Dermatophagoides pteronyssinus)

Pathogenese: Indirekt durch Auslösung von Allergien gegen Exkremente und Teile der Milbe.

Vorkommen: Weltweit, gedeihen besonders gut im **feuchten Raumklima** (Wintermonate). Sie leben von Pilzen, die auf Hautschuppen wachsen. Die Hautschuppen finden sich in **Teppichen**, **Matratzen**, **Polstermöbeln** etc.

Klinik: Hausstauballergie: allergische Rhinitis, Dermatitis und Asthma bronchiale.

Nachweis: Nachweis der Allergieempfänglichkeit durch Pricktest, Nachweis spezifischer IgE Antikörper. Nasaler Provokationstest zum Nachweis der Sensibilisierung mit allergischen Beschwerden.

Therapie:
- Hyposensibilisierung
- Hygienemaßnahmen zu Reduktion der Milben- und Antigenbelastung (Benzylbenzoat-Schaum für Polstermöbel und Matratzen).

Prophylaxe: Keine Teppichböden. Andere Reservoire möglichst gering halten.

13.4.3 Hexapoda (Insekten)

Wanzen

Medizinisch relevant sind Raubwanzen und Bettwanzen.

Raubwanzen

Sie spielen eine wichtige Rolle als Überträger von Trypanosoma cruzi, dem Erreger der Chagas-Krankheit (S. 74).

Bettwanzen

Verursachen Juckreiz durch Stiche. Die Stiche sind meist linear angeordnet. Die Bettwanze ist nachtaktiv und lebt tagsüber in Spalten und Ritzen. Übertragung von Krankheitserregern ist nicht bekannt.

Flöhe

Steckbrief:
- Flöhe haben keine Flügel.
- Ihr Körper ist abgeflacht.
- Sie sind temporäre obligate Ektoparasiten.
- Ihre holometabole Entwicklung findet nicht auf dem Wirt statt.
- Die Wirtsspezifität ist gering.

Hundefloh, Katzenfloh (Ctenocephalis)

Steckbrief: Ctenocephalis canis bzw. felis sind in Europa die am häufigsten beim Menschen auftretenden Flöhe.

Klinik: Juckreiz und Hautreaktionen durch Stiche. Die Stiche finden sich oft mehrfach in asymmetrischen Gruppierungen. Exkoriationen und Sekundärinfektionen durch Kratzen.

Therapie: Crotamiton, wenn nötig. Desinfektion ganzer Räume durch Verneblung geeigneter Insektizide. Antibiotika bei Superinfektionen.

Prophylaxe: Behandlung der Haustiere (Hunde, Katzen), ggf. Anwendung von Sprays oder Verneblern zur Abtötung der Flöhe auch in Teppichen, Polstermöbeln etc.

Pestfloh (Xenopsylla cheopis)

Xenopsylla cheopis befällt die **Wanderratte** (Rattus rattus). Menschen werden dann befallen, wenn Ratten das Gebäude verseuchen. Kommt in Europa selten vor. Xenopsylla cheopis ist der Hauptüberträger der Pest, deren Erreger Yersinia pestis (S. 45) ist.

Prophylaxe: Populationskontrolle von Mäusen und Ratten.

Läuse

Steckbrief:
- Läuse haben keine Flügel.
- Sie sind stationäre obligate Ektoparasiten (ihr hemimetaboler Entwicklungszyklus findet komplett auf dem Wirt statt).
- hohe Wirtsspezifität (Tierläuse befallen den Menschen nur äußerst selten).

Klinik: Siehe unten.

Therapie und Prophylaxe:
- Kopflaus- und Filzlausbefall mit Allethrin, Pyrethrum, Permethrin oder Dimeticon behandeln.
- Handtücher, Bettwäsche, Schlafanzüge und Leibwäsche wechseln.
- Andere mit den Läusen evtl. in Kontakt gekommene Kleidungsstücke und Gegenstände entweder desinfizieren oder 3 Tage in einer gut verschlossenen Plastiktüte aufbewahren.
- Behandlung nach 8–10 Tagen wiederholen.
- Kontaktpersonen mitbehandeln.

Meldepflicht: Läuse sind **weder** nach § 6 **noch** § 7 IfSG meldepflichtig. Aber Leiter von Gemeinschaftseinrichtungen haben gemäß § 34 IfSG das zuständige Gesundheitsamt unverzüglich zu benachrichtigen, wenn betreute oder betreuende Personen an Kopflausbefall erkrankt sind.

Kopflaus (Pediculus humanus capitis)

Vorkommen: Häufiges epidemisches Auftreten in Schulen und Kindergärten.

Klinik: Befällt das Kopfhaar, führt zu Juckreiz, Kratzen und Sekundärinfektionen können zu Ekzemen und Lymphangitis führen.

Therapie und Prophylaxe: Siehe oben Therapie und Prophylaxe der Läuse (S. 93).

Epidemiologie: Übertragung erfolgt aktiv (Körperkontakt) oder passiv (gemeinsames Benutzen von Kämmen o. Ä.).

Kleiderlaus (Pediculus humanus corporis)

Vorkommen: Heute selten. Lebt in Falten, Nähten und Säumen von Kleidern.

Klinik: Führt zu Juckreiz an den Stichstellen.

Therapie und Prophylaxe: Siehe oben Therapie und Prophylaxe der Läuse (S. 93).

Epidemiologie: Übertragung erfolgt aktiv (Körperkontakt) oder passiv (gemeinsames Benutzen von Kleidungsstücken).
Die Kleiderlaus ist **Überträger** für **Rickettsia prowazekii** (S. 65) und **Borrelia recurrentis** (S. 63). Durch Kratzen an den Stichstellen gelangt der Erreger, der mit dem Kot der Laus ausgeschieden wird, in den Körper.

Filzlaus (Phritis pubis)

Vorkommen bevorzugt im **Schambereich** und in den **Augenbrauen**. Die Übertragung erfolgt beim Geschlechtsverkehr. Siehe oben Therapie und Prophylaxe der Läuse (S. 93).

Diptera

Diptera sind Zweiflügler. Sie haben als Vektoren verschiedener Erreger und Parasiten eine wichtige medizinische Bedeutung (**Tab. 13.11**).

> **LERNTIPP** !
>
> Die Arthropoden sind bisher noch nie direkt abgefragt worden. Da sie allerdings eine wichtige Rolle bei der **Übertragung schwerer Erkrankungen** wie Malaria, Schlafkrankheit oder auch Pest eine Rolle spielen, sollte man sie sich wenigstens in diesem Zusammenhang einmal angeschaut haben.

Tab. 13.11 Diptera als Überträger verschiedener Erreger

Art	Vorkommen	Überträger von	Prophylaxe
Sandfliegen (Phlebotominae)	Tropen, Subtropen	Leishmania (S. 74), Phlebovirus: Pappataci-Fieber	Spezialnetze
Stechmücken (Culicidae)	weltweit, infiziert in den Tropen	Plasmodium-Arten (S. 77), Wuchereria bancrofti (S. 89), Brugia malaya (S. 89)	Moskitonetze, Repellents, geschlossene Kleidung nach Einbruch der Dämmerung.
Kriebelmücken (Simuliidae)	weltweit, infiziert in Afrika	Onchocerca volvulus (S. 90): „Flussblindheit"	Moskitonetze, Repellents, geschlossene Kleidung nach Einbruch der Dämmerung.
Bremsen (Tabanidae)	weltweit	Chrysops-Arten in Afrika: Loa loa (S. 90)	Moskitonetze, Repellents, geschlossene Kleidung nach Einbruch der Dämmerung.
Tsetse-Fliegen (Glossinidae)	tropisches Afrika (infiziert)	Trypanosoma brucei (S. 73): Schlafkrankheit	Repellents
Echte Fliegen (Muscidae)	weltweit	Myiasis (Madenfraß): Geschwüre, Hautmaulwurf	–

14 Allgemeine Virologie

14.1 Virus und Virion

DEFINITION Ein Virus ist die kleinste bekannte infektiöse Einheit. Es besteht aus Nukleinsäure, Proteinen und manchmal auch Lipiden. Zusammen bilden diese Bausteine das sog. **Virion**, also das extrazelluläre, **morphologisch** charakterisierte Partikel.

Der Begriff **Virus** schließt zusätzlich noch das **infektiöse Prinzip** dieses Virions mit ein.
Wichtige charakteristische Merkmale von Viren sind:
- Ein Viruspartikel enthält entweder RNA oder DNA als Erbinformation.
- Viren können sich nicht selbst vermehren. Sie benötigen dazu eine Wirtszelle mit ihren Syntheseleistungen.
- Viren haben keinen eigenen Stoffwechsel.

14.2 Struktur

Kapsid und Nukleoid: Die Grundstruktur eines Virus besteht aus einer (oft symmetrischen) Proteinhülle, dem **Kapsid,** das aus vielen einzelnen Proteinmonomeren (**Kapsomere**) zusammengesetzt ist. Innerhalb der Hülle befindet sich das **Nukleoid**, das aus Nukleinsäure besteht (**Abb. 14.1**). Diese kann als RNA oder DNA, einzelsträngig oder doppelsträngig vorliegen.

Nukleokapsid und Envelope: Nukleoid und Kapsid bilden zusammen das **Nukleokapsid**. Dieses ist oft noch von einer weiteren Hülle, dem **Envelope**, umgeben. Der Envelope besteht aus Kohlenhydraten, Proteinen und Lipiden in variabler Zusammensetzung. Der Lipidgehalt kann bis zu 40 % betragen. Die Lipide und manche der Proteine stammen aus der Membran der Wirtszelle, die das Virus bei der Freisetzung „mitgenommen" hat.

Spikes: Glykoproteinfortsätze des Envelopes (**Spikes**) helfen dem Virus bei der Anheftung an die Wirtszelle, bei der Penetration und der Freisetzung des Genoms in die Wirtszelle. Auch Hämagglutination und Hämolyse können von ihnen verursacht werden. Manche haben enzymatische Funktion (z. B. Neuraminidaseaktivität).

Die Antigenität eines Virus wird durch die Proteine seines Kapsids bzw. seines Envelopes bestimmt. Über diese Proteine können die Viren identifiziert und in verschiedene Serotypen eingeteilt werden.

Defekte Viren: Nach mehreren Zellpassagen können defekte Viren auftreten. Ihnen fehlt ein Teil ihres Genoms, weshalb sie nicht mehr selbst einen Infektionszyklus beginnen können. Sie benötigen ein sog. **Helfervirus**, mit dem zusammen sie die Wirtszelle befallen und das dann die ihnen fehlenden Funktionen für die Infektion beisteuert (z. B. Hepatitis-D-Virus) (S. 96).

14.3 Klassifikation und Virusfamilien

Viren werden nach folgenden Merkmalen klassifiziert:
- Nukleinsäure: **DNA oder RNA**
- Nukleinsäure: **Einzelstrang** (positive (+) / negative (-) Polarität) oder **Doppelstrang**
- Hülle: **Envelope** vorhanden oder nicht.

DNA liegt meistens doppelsträngig, RNA i. d. R. einzelsträngig vor. Bei einzelsträngiger Nukleinsäure muss unterschieden werden, ob der codierende oder nichtcodierende Strang im Virus vorhanden ist (**Polarität**). Liegt der nichtcodierende Strang vor, wird entweder eine virale oder eine wirtseigene Transkriptase zur Herstellung der mRNA benötigt.

Einen Überblick über die humanmedizinisch wichtigsten Virusfamilien gibt **Tab. 14.1**.

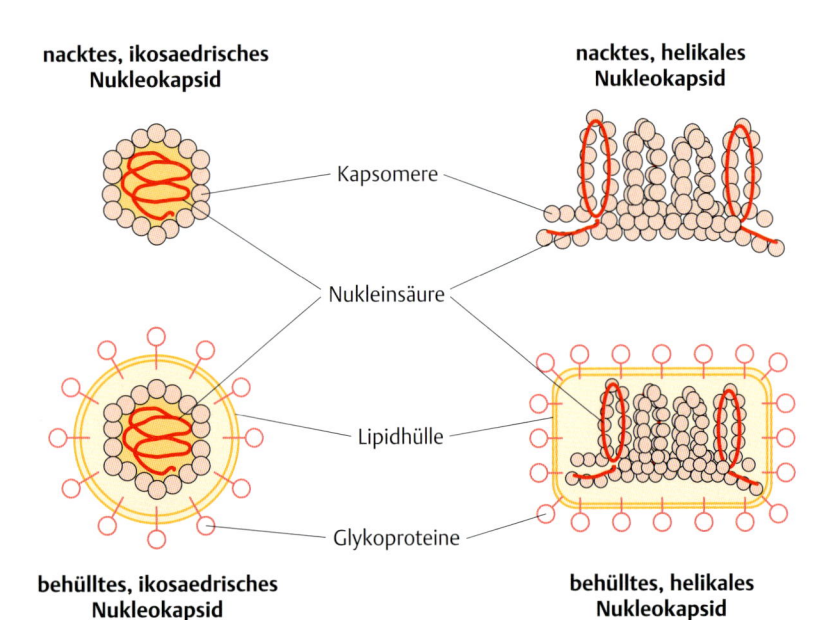

Abb. 14.1 Struktur von Viruspartikeln. Die meisten Viren haben entweder eine ikosaedrische oder eine helikale Form. [aus Hof, Dörries, Duale Reihe Mikrobiologie, Thieme 2009]

Tab. 14.1 Überblick über die wichtigsten Virusfamilien

Familie	ss/ds[1]	Hülle[2]	Größe	Form	Beispiel
RNA-Viren					
Picornaviridae	ss	(–)	24–30 nm	kubisch	Schnupfen (Rhinovirus), Polio, Hepatitis A
Caliciviridae	ss	(–)	35–40 nm	kubisch	Gastroenteritis (Norovirus)
Hepeviridae	ss	(–)	27–30 nm	kubisch	Hepatitis E
Filoviridae	ss	(–)	bis 14 000 nm	helikal	Ebolavirus
Coronaviridae	ss	(+)	80–220 nm	helikal	SARS, MERS; 229E, NL 63, OC 43, HKU1
Togaviridae	ss	(+)	60–70 nm	kubisch	Röteln
Orthomyxoviridae	ss	(–)	80–120 nm	helikal	Influenza
Paramyxoviridae	ss	(+)	150–300 nm	helikal	Mumps, Masern
Rhabdoviridae	ss	(+)	60–180 nm	helikal	Tollwut
Arenaviridae	ss	(+/–)	50–300 nm	komplex	Lassafieber
Bunyaviridae	ss	(+)	100 nm	helikal	California-Enzephalitis-Gruppe (La Crosse Virus u. a.), Hantavirus
Retroviridae	ss	(+)	100 nm	komplex	HIV, HTLV
Flaviviridae	ss	(+)	40 nm	kubisch	FSME, Gelbfieber, Hepatitis C
Reoviridae	ds	(–)	60–80 nm	kubisch	Colorado-Zeckenfieber
DNA-Viren					
Parvoviridae	ss	(–)	19–25 nm	kubisch	Parvovirus B19 (Erythema infectiosum)
Adenoviridae	ds	(–)	70–90 nm	kubisch	Adenoviren
Papillomaviridae	ds	(–)	45/55 nm	kubisch	Warzen, Tumor (Gebärmutterhalskrebs u. a.)
Polyomaviridae	ds	(–)	45/55 nm	kubisch	Warzen, JC Virus (progressiv multifokale Leukenzephalopathie)
Herpesviridae	ds	(+)	100/200 nm	kubisch	Herpes simplex, Varizella Zoster, Epstein-Barr, Cytomegalovirus
Poxviridae	ds	(+)	230–350 nm	komplex	Vaccinia
Hepadnaviridae	ds	(+)	43 nm	kubisch	Hepatitis B

[1] ss = Einzelstrang; ds = Doppelstrang; [2] (+) = mit Hülle, (–) = ohne Hülle (nackt)

14.4 Replikation

Viren sind **obligate Zellparasiten** und benutzen den Syntheseapparat ihrer Wirtszelle, um sich zu vermehren. Die typische Infektion einer Zelle mit anschließender Vermehrung des Virus in der Zelle verläuft in mehreren Schritten:

- **Adsorption:** Das Viruspartikel heftet an die Oberfläche seiner Wirtszelle an.
- **Penetration:** Es dringt in die Wirtszelle ein, indem es entweder phagozytotisch aufgenommen wird oder sein Genom durch die Zellmembran in die Wirtszelle injiziert.
- **Uncoating:** Freisetzung des Virusgenoms aus dem Viruspartikel in das Zytoplasma der Wirtszelle
- **Biosynthese:** Die Wirtszelle wird durch das virale Genom umprogrammiert und synthetisiert große Mengen an viraler DNA und viralen Proteinen.
- **Maturation:** Virale DNA und virale Proteine assemblieren sich innerhalb der Wirtszelle zu vollständigen Viruspartikeln.
- **Freisetzung:** Die reifen Viruspartikel werden freigesetzt. Dies geschieht entweder durch **Lyse** der Zelle oder durch sog. **Budding** (Ausknospen). Beim Budding werden die viralen Hüllproteine über den Golgi-Apparat in die Zellmembran der Wirtszelle transportiert. Die viralen Nukleokapside heften sich von innen an ihre Hüllproteine und schnüren sich dann durch Ausstülpung der Zellmembran nach außen ab.

Beim Befall von Viren, die durch Budding freigesetzt werden, erwirbt die Zellmembran der Wirtszelle virale Eigenschaften (durch Einbau von viralen Hüllproteinen), welche zur Hämadsorption oder auch zur Bindung infizierter Zellen an benachbarte nichtinfizierte Zellen führen kann. Dadurch wird die Verbreitung des Virus noch beschleunigt.

Im Folgenden werden die verschiedenen Vermehrungszyklen an einigen Beispielen gezeigt.

14.4.1 Poliovirus

Das Poliovirus (S. 99) gelangt über **rezeptorvermittelte Endozytose** in die Wirtszelle. Dort wird das Genom als **mRNA** freigesetzt und vom Wirt direkt in ein virales Gesamtprotein translatiert. Dieses wird in die viralen Einzelkomponenten zerlegt. Die Proteasen dafür stammen aus dem Virusgenom. Während der Virussynthese ist die zelluläre Protein- und DNA-Synthese abgeschaltet.

Für das Virusgenom wird aus der mRNA zuerst ein Anti-mRNA-Strang synthetisiert, zu dem dann der komplementäre Strang gebildet wird, der wiederum als Genom in die Viruspartikel eingebaut wird. Virus-RNA und Virusproteine werden gleichzeitig gebildet und sofort zum reifen Partikel assembliert. Die Freisetzung erfolgt durch **Zelllyse**. Polioviren werden sehr schnell freigesetzt: in vitro ca. 100 neue Partikel pro halbe Stunde und Zelle.

14.4.2 Influenza-A-Virus

Influenzaviren (S. 102) heften sich mit Spikes an die Zellmembran des Wirts und fusionieren mit dieser. Dadurch gelangt das Genom direkt in das Zytoplasma. Das Genom besteht aus ca. 8 nichtcodierenden (−)-RNA-Molekülen, die von einer viralen Polymerase in einen codierenden (+)-Strang transkribiert werden. Dieser dient als mRNA für die virale Proteinsynthese, aber auch als Matrize zur Herstellung weiterer nichtcodierender Stränge, die als Genom für die neu entstehenden Viruspartikel benötigt werden.

An die Transkription schließt sich die Produktion viraler Proteine an, wobei die Hüllproteine über den Golgi-Apparat in die Zellmembran transportiert werden. Das im Zytoplasma assemblierte Nukleokapsid heftet sich an seine Hüllproteine in der Zellmembran und wird über Budding (s. o.) freigesetzt.

14.4.3 HIV

HIV (S. 106) gelangt über Bindung an den CD4-Rezeptor (und die sog. Corezeptoren, Chemokinrezeptor 5 oder Chemokinrezeptor 4) und Fusion mit der Zellmembran in die Wirtszelle. Als **Retrovirus** besitzt HIV eine einzelsträngige RNA als Genom, welche in der Wirtszelle durch eine virale **reverse Transkriptase** in einen DNA-Strang umgeschrieben wird. Dieser wird zum Doppelstrang vervollständigt (**Provirus**) und in das Wirtsgenom eingebaut. Zelluläre Polymerasen synthetisieren dann zuerst virale RNA, die anschließend in virale Proteine umgeschrieben wird. Die neuen Viren werden durch Budding freigesetzt.

Weitere virale Enzyme sind z. B. Integrasen oder Proteasen. Die viralen Enzyme sind der Ansatzpunkt für antivirale Therapien.

14.4.4 Hepatitis-B-Virus

Das Hepatitis-B-Virus (S. 114), kurz HBV, gelangt über **rezeptorvermittelte Endozytose** in seine Wirtszelle (menschliche Leberzellen). Als Genom trägt es eine **teilweise doppelsträngige ringförmige DNA**, deren (+)-Strang inkomplett ist. Eine Viruspolymerase komplettiert im Kern den inkompletten Strang. Der (−)-Strang dient als Template zur Transkription durch eine Zellpolymerase. Als lineares Molekül dient es als mRNA, in ringförmigem Zustand als Template für den (+)-Strang des neuen viralen Genoms. Nach Abbau des RNA-Templates synthetisiert eine reverse Transkriptase dazu den komplementären (−)-Strang. Im Zytoplasma werden dann die Nukleokapside zusammengesetzt, die im ER und im Golgi ihre Hülle erhalten und dann durch **Exozytose** freigesetzt werden. Die sog. HBV-cccDNA (covalently closed circular DNA) im Zellkern der Hepatozyten entspricht einem viralen Minichromosom und ist für die virale Persistenz verantwortlich.

14.4.5 Hepatitis-Delta-Virus

Das Hepatitis-D-Virus (S. 115), kurz HDV, besteht nur aus einem **einzelsträngigen RNA-Molekül**, an das 2 **Proteine** assoziiert sind. Es kann nicht eigenständig eine Zelle infizieren, sondern braucht die Hilfe der Hüllmembran des HBV. Nur in Verbindung mit diesem kann es sich zu einem infektiösen Partikel entwickeln. Enthält eine Wirtszelle gleichzeitig beide Viren, wird die Produktion des HBV-Genoms unterdrückt und die neu gebildeten Viren enthalten das HDV-Genom in einer Hülle mit Strukturproteinen des HBV. Diese HBV-Proteine verleihen dem HDV die Fähigkeit, an Wirtszellen zu adsorbieren und sie so zu infizieren. HDV wird manchmal auch als Satellitenvirus des HBV bezeichnet.

14.5 Genetik von Viren

14.5.1 Mutationen

Bei allen Viren kommen Mutationen vor. Es gibt **Punktmutationen** und Mutationen größerer **Genomabschnitte**. Sie können spontan erfolgen oder physikalisch-chemisch induziert werden. Wird die Virulenz eines Virus durch eine Mutation beeinträchtigt, spricht man von **Attenuierung**. Durch Attenuierung geschwächte Viren werden oft als **Lebendimpfstoff** eingesetzt.

14.5.2 Rekombination

Viren, die dieselbe Zelle infiziert haben, können untereinander Erbmaterial austauschen und dabei ihr Genom neu kombinieren. Dabei entstehen neue veränderte Viren.

Reassortment: Bei einem segmentiert vorliegenden Genom können ganze Segmente des Genoms besonders einfach ausgetauscht werden. Dieser Austausch kann bis zu 20 % des Genoms betreffen. Oft kommt es dabei auch zur Rekombination von humanen und animalen Viren und es entstehen neue Viren, mit erheblichen Konsequenzen für das Immunsystem des Wirtsorganismus. Man spricht dann auch von **Antigenshift**. Antigenshift ist die Ursache für die immer wieder auftretenden Pandemien.

Ein Beispiel dafür ist das seit 2003 auf den Menschen übergehende aviäre Influenzavirus A H5N1. Bei einer Doppelinfektion mit einer beim Menschen verbreiteten Variante (H1N1 oder H3N2) kann es zu einem Reassortment und damit einer ganz neuen (möglicherweise sehr gefährlichen) Virusvariante kommen. Das aktuell bekannteste Beispiel eines Reassortments ist die Influenzapandemie durch Influenza A(H1N1)pdm09 im Jahr 2009 (Pandemische Influenza H1N1 2009). Das Virus entstand durch ein Reassortment mit genetischen Abschnitten von Influenzaviren von Vögeln, Schweinen und Menschen.

Antigendrift: Bei der Antigendrift sind nur kleine Teile des Genoms betroffen. In der Regel handelt es sich um Punktmutationen, die ein einzelnes Antigen nur leicht variieren. Das variierte Antigen kann dann das Immunsystem des Wirtsorganismus unterlaufen.

> **LERNTIPP**
>
> **Reassortment** kommt besonders häufig bei Influenza A-Viren vor:
> – **Antigenshift** ist für die großen Grippepandemien im Abstand von 10–20 Jahren verantwortlich.
> – **Antigendrift** verursacht kleinere Grippeepidemien alle 2–3 Jahre.

14.5.3 Übertragung von Onkogenen durch Retroviren

Onkogene Viren sind Viren, die das Potenzial haben, in der infizierten Zelle Krebs auszulösen. Dabei muss man zwischen Viren mit exogener und solchen mit endogener onkogener Aktivität unterscheiden.

Exogen aktive Onkoviren: Diese tragen in ihrem Genom anstelle eigener Virussequenzen Onkogene, mit denen sie die infizierte Zelle in eine Krebszelle transformieren. Sie können deshalb auch eine Zelle nicht mehr aus eigener Kraft befallen, sondern benötigen dazu ein Helfervirus. Dazu gehört z. B. das Rous-Sarkom-Virus, das bei Hühnern Tumorbildung auslöst.

Endogen aktivierende Onkoviren: Diese Viren besitzen keine eigenen Onkogene. Sie können aber nach Infektion einer Zelle die im Wirtsgenom vorhandenen Proto-Onkogene aktivieren und dadurch die befallene Zelle in eine Krebszelle transformieren.

Zu den menschlichen Onkoviren im weiteren Sinne zählen:
- Humanes T-Zell-lymphotropes Virus Typ I
- Hepatitis-B-Virus
- Hepatitis-C-Virus
- Epstein-Barr-Virus
- die humanen Papillomviren
- das humane Herpesvirus Typ 8 (HHV-8)
- das Merkelzell-Polyomavirus.

> **PRÜFUNGSHIGHLIGHTS**
>
> – ! **Antigendrift:** In der Regel handelt es sich um **Punktmutationen**, die ein einzelnes Antigen nur leicht variieren.

14.6 Pathogenese

Infektion durch Viren: Siehe Infektion durch Bakteriophagen (S. 33).

Immunpathogenese: Unter Immunpathogenese versteht man die Tatsache, dass die Pathogenität eines Virus erst durch die Reaktion des **Immunsystems** seines Wirtes zum Tragen kommt. Zum Beispiel werden bei einer Infektion von Leberzellen mit dem Hepatitis-B-Virus die Zellen nicht durch die Vermehrung der Viren per se zerstört, sondern erst durch die zellgebundene Immunantwort des Wirts auf die durch das Virus verursachte Veränderung der Zelloberfläche.

Onkogene Transformation: Siehe Kap. Übertragung von Onkogenen durch Retroviren (S. 96).

Tropismus von Viren: Als Tropismus bezeichnet man die Eigenschaft eines Virus, nur ganz **bestimmte Gewebe** innerhalb eines Wirts zu befallen. Verantwortlich dafür sind bestimmte Rezeptoren auf der Zelloberfläche dieser Zellen. Der Rezeptor für das Poliovirus z. B. besteht aus Lipiden und Glykoproteinen, die auf Zellen des Nervensystems vorkommen: Das **Poliovirus** befällt hauptsächlich Zellen des Vorderhorns des Rückenmarks und ist damit **neurotrop**. Allerdings konnte vor Kurzem gezeigt werden, dass das Poliovirus begrenzt auch andere Gewebe wie die Schleimhäute des Intestinaltrakts oder lymphatisches Gewebe infizieren kann.

> **LERNTIPP**
>
> Die allgemeine Virologie ist zwar ein spannendes Thema, hat aber für die Prüfung wenig Relevanz. Ab und zu fragt das IMPP nach dem Begriff **Antigendrift**. Darunter versteht man die Veränderung eines Antigens, i. d. R. durch eine **Punktmutation** des entsprechenden Gens. Das Antigen wird dadurch zwar nur leicht verändert, kann aber so die Immunantwort des Wirts unterlaufen.

15 Spezielle Virologie

Tab. 15.1 gibt einen Überblick über die klinischen Manifestationen wichtiger Virusinfektionen.

**Tab. 15.1 Klinische Manifestationen viraler Infektionen*

Klinische Manifestationen	Virusgattung/-spezies	Nukleinsäure	Klinische Proben
Myokarditis, Perikarditis	Enterovirus	RNA	Rachensekret, Rektalabstrich, Stuhl
	Adenovirus	DNA	Nasopharynxsekret, Rachensekret
Enzephalitis, Meningitis	Alphavirus	RNA	Serum, Liquor
	Flavivirus	RNA	Serum, Liquor
	Enterovirus	RNA	Rachensekret, Fäzes, Liquor
	Rubulavirus	RNA	Rachensekret, Liquor, Urin
	Lentivirus	RNA	Liquor, Blut
	Herpes-simplex-Virus	DNA	Rachensekret, Liquor
	Lyssavirus	RNA	Speichel, Hirnautopsie
	Polyomavirus	DNA	Liquor, Hirnbiopsie
	Arenavirus	RNA	Liquor, Serum

Tab. 15.1 Fortsetzung

Klinische Manifestationen	Virusgattung/-spezies	Nukleinsäure	Klinische Proben
prä- und perinatale Komplikationen	Zytomegalievirus	DNA	Blut, Rachensekret, Urin
	Herpes-simplex-Virus	DNA	Blut, Rachensekret, Hautvesikelflüssigkeit, Liquor
	Enterovirus	RNA	Blut, Rachensekret, Rektalabstrich, Stuhl
	Hepatitis-B-Virus	DNA	Blut
	Erythrovirus	DNA	Blut
	Rubivirus	RNA	Rachensekret, Urin, Liquor
Konjunktivitis	Adenovirus	DNA	Konjunktivalabstriche
	Herpes-simplex-Virus	DNA	Konjunktivalabstriche
vesikuläre Hautläsionen	Herpes-simplex-Virus	DNA	Vesikelflüssigkeit
	Enterovirus	RNA	Vesikelflüssigkeit
makulopapulöse Hautläsionen	Varizellavirus	DNA	Vesikelflüssigkeit, Blut
	Roseolovirus	DNA	Blut
	Enterovirus	RNA	Rachensekret, Rektalabstrich, Stuhl
	Morbillivirus	RNA	Rachen- und respiratorische Sekrete, Urin
	Erythrovirus	DNA	Blut
	Rubivirus	RNA	Rachen- und respiratorische Sekrete, Urin
gastrointestinale Komplikationen	Mastadenovirus	DNA	Rektalabstrich, Stuhl
	Rotavirus	RNA	Stuhl
	Zytomegalievirus	DNA	Stuhl, Kolonbiopsie
genitale Läsionen und Warzen	Herpes-simplex-Virus	DNA	Vesikelinhalt
	Papillomavirus	DNA	Gewebeprobe
Hepatitis	Hepatovirus	RNA	Blut
	Hepatitis-B-Virus	DNA	Blut
	Hepacivirus	RNA	Blut
	Hepatitis-E-Virus	RNA	Blut
Parotitis, Orchitis	Rubulavirus	RNA	Speichel, Rachensekret, Urin
respiratorische Komplikationen	Influenzavirus	RNA	Rachen- und Nasopharynxsekret
	Mastadenovirus	DNA	Rachen- und Nasopharynxsekret
	Zytomegalievirus	DNA	Bronchoalveolarlavage
	Paramyxovirus	RNA	Rachen- und Nasopharynxsekret
	Rubulavirus	RNA	Rachen- und Nasopharynxsekret
	Pneumovirus	RNA	Rachen- und Nasopharynxsekret
	Rhinovirus	RNA	Rachen- und Nasopharynxsekret
undifferenziertes Fieber	Zytomegalievirus	DNA	Blut, Urin
	Lymphocryptovirus	DNA	Blut
	Lentivirus	RNA	Blut
	Enterovirus	RNA	Blut, Rachensekret, Rektalabstrich, Stuhl
	Flavivirus	RNA	Blut
urologische Probleme	Mastadenovirus	DNA	Urin, Stuhl, Rektalabstriche
	Polyomavirus	DNA	Urin

* (nach Hof, Dörries, Duale Reihe Mikrobiologie, Thieme 2009)

15.1 RNA-Viren

15.1.1 Picornaviridae

Steckbrief: Viren mit linearer ss-RNA, kubisch, ohne Hülle.

Klassifikation: Zu den humanpathogen Arten siehe **Tab. 15.2**.

Enterovirus

Poliovirus

Klassifizierung: Es gibt 3 Serotypen des Poliovirus. Jeder einzelne kann Polio verursachen. Ein Schutz besteht erst, wenn gegen alle 3 Serotypen immunisiert wurde (es gibt keine Kreuzreaktion zwischen den Antikörpern).

Klinik: Poliomyelitis (Kinderlähmung).

Pathogenese: Nach oraler Infektion vermehrt sich das Virus in den Zellen des Oropharynx, des Intestinaltrakts und der mesenterialen Lymphknoten. Durch hämatogene Streuung erreicht es sein eigentliches Ziel: die motorischen Neuronen des ZNS, die es zytolytisch zerstört.

Nachweis:
- Virusisolierung in Zellkulturen aus Rachenspülwasser, Stuhl oder Liquor. Untersuchungsmaterial muss gekühlt und schnell ins Labor gebracht werden.
- Molekularer Nachweis durch **RT-PCR** aus Rachenspülwasser, Stuhl oder Liquor (Erregernachweis in den ersten 14 Tagen der Erkrankung zu ca. 80 %.)
- Nachweis neutralisierender Antikörper bzw. 4-facher Titeranstieg zwischen akuter und konvaleszenter Probe (ca. 3 Wochen später), soweit Patient nicht immunisiert.

Therapie: Nur symptomatisch möglich.

Krankheitsfolgen: Nach 2 Jahren ist der irreversible Lähmungszustand erreicht. Noch nach Jahren kann sich durch eine progressive **Post-Poliomyelitis-Atrophie** der Zustand verschlimmern oder ein **akuter Schub** mit weiterer Schädigung von Nerven und Muskulatur auftreten.

Epidemiologie: Die Infektion erfolgt oral durch kontaminiertes Trinkwasser oder Lebensmittel und gehäuft im August. Je besser der Hygienestandard einer Gesellschaft, desto höher ist das Lebensalter bei Erstinfektion. In Gebieten mit geringem Hygieneniveau infizieren sich Kleinkinder noch während ihres Nestschutzes (stille Feiung) und immunisieren sich dadurch selbst.

Tab. 15.2 Humanpathogene Picornaviren

Gattung	Art
Enterovirus (humane Enteroviren HEV-Gruppen A–G)	Poliovirus
	ECHO-Virus (gehören zur Gruppe HEV-B)
	Coxsackieviren A (bilden die Gruppen HEV-A und HEV-C) und Coxsackieviren B (gehören zur Gruppe HEV-B)
	Enterovirus-71 (Hand-Fuß-Mund-Krankheit), Enterovirus-D 68
Rhinovirus	Rhinovirus
Cardiovirus	–
Aphthovirus	Maul-und-Klauenseuche-Virus
Hepatovirus	Hepatitis A

Aufgrund massiver Impfkampagnen in den letzten Jahren stand das Poliovirus kurz vor dem Aussterben. Die Weltgesundheitsorganisation (WHO) hat angesichts der **erneuten internationalen Ausbreitung der Poliomyelitis** im Mai 2014 eine „Gesundheitliche Notlage mit internationaler Tragweite" erklärt. Polioinfizierte Länder sind nach WHO aktuell: Pakistan, Afghanistan, Nigeria, Kamerun, Syrien, Israel, Irak, Äquatorial Guinea, Äthiopien und Somalia. Einheimische und Personen, die sich mehr als 4 Wochen in einem dieser Länder aufgehalten haben, sofern ihre letzte Polio-Impfung mehr als 12 Monate zurückliegt sollten vor Ausreise aus einem dieser Länder gegen Polio geimpft werden.

Prophylaxe: Es gibt 2 Schutzimpfungen:
- Lebendimpfstoff (oral)
- Totimpfstoff (intramuskulär): seit 1998 von der STIKO empfohlen.

Bei einem Ausbruch von Poliomyelitis wird die Bevölkerung mit einer **aktiven Schutzimpfung** immunisiert (Ausnahme von der allgemeinen Impfregel).

Meldepflicht: Verdacht, Krankheit und Tod sind **meldepflichtig**.

ECHO-Viren, Coxsackie-Viren

Steckbrief:
- ECHO steht für „enteric cytopathogenic human orphan" und bezeichnet alle Enteroviren, die in Zellkulturen zytopathogen wirken. Als „orphan" werden humane Viren bezeichnet, die keiner Krankheit zugeordnet werden können.
- Coxsackie-Viren wurden zum ersten Mal in der Stadt Coxsackie (New York) isoliert. Es gibt 2 Gruppen: Coxsackie A und Coxsackie B.

Die genannten Viren können eine große Anzahl sehr unterschiedlicher Krankheiten auslösen. Die Nomenklatur ist deshalb auch fließend. Neue Isolate werden unter Enteroviren eingeordnet und durchnummeriert.

Klinik: Epidemische Myalgie, jugendlicher Diabetes mellitus, Infektionen des Respirationstrakts und Rachenraums, Hepatitis, Herpangina, Hand-Fuß-Mund-Exanthem, polyomyelitisähnliche Erkrankungen, „Sommergrippe", Orchitiden.
Coxsackie-B-Viren gelten als der häufigste virale Erreger der Myokarditis beim Immunkompetenten.
Coxsackie-B- und ECHO-Virus-Infektionen sind die häufigsten Enterovirus-Infektionen bei Neugeborenen.

Pathogenese: Das Virus erreicht nach Vermehrung im lymphatischen Gewebe des Oropharynx und Darms durch hämatogene Streuung seine Zielorgane.

Nachweis:
- Diagnose i. d. R. klinisch durch Ausschluss
- Anzucht aufwendig und nicht praktikabel
- Enteroviren können über **RT-PCR** aus Stuhlproben, Rachenabstriche und Bläscheninhalt, bei ZNS-Manifestation auch aus Liquor nachgewiesen werden. Aus Stuhl gelingt der Erregernachweis in den ersten ein bis zwei Erkrankungswochen zu ca. 80 %.

Therapie: Keine kausale Therapie.

Epidemiologie: Infektion geschieht fäkal-oral durch Schmierinfektion.

Prophylaxe: Nicht möglich.

Rhinovirus

Klinik: Schnupfen (Rhinitis).

Pathogenese: Das Virus ruft innerhalb von 48 h nach Eindringen fokale Zerstörungen des Schleimhautepithels hervor. Selten Abwanderung in tiefere Regionen (Bronchitis oder Bronchopneumonie bei Kindern). **Bakterielle Superinfektionen** häufig.

Nachweis: Wird nicht geführt.

Therapie: Symptomatisch.

Krankheitsfolgen: Immunität ist typenspezifisch. Bei 110 verschiedenen bekannten Typen ist eine Neuinfektion also durchaus möglich.

Epidemiologie:
- Übertragung durch Tröpfchen- oder Schmierinfektion von Mensch zu Mensch
- Vorkommen weltweit.

Prophylaxe: Nicht möglich.

Hepatitis-A-Virus (HAV)

Klinik: Hepatitis epidemica (Hepatitis A).

Pathogenese: Das Virus wird oral aufgenommen, wandert über den Gastrointestinaltrakt in die Leber und vermehrt sich in den Hepatozyten. Die neu gebildeten Virenpartikel erreichen über die Galle den Darm und werden im Stuhl ausgeschieden. In der Leber entstehen Nekrosen sowohl durch die zytotoxische Wirkung des Virus als auch durch die zelluläre Immunantwort des Wirts, der die befallenen Hepatozyten zerstört (Phagozytose durch Kupffer-Zellen).

Nachweis:
- Über Antikörper im Serum.
- HAV-Antigen im Stuhl (ELISA) oder HAV-RNA (**RT-PCR**) im Stuhl oder Blut ist möglich und beweist eine frische HAV-Infektion.

Therapie: Nicht möglich.

Epidemiologie: HAV ist weltweit verbreitet. Die Übertragung erfolgt durch kontaminiertes Wasser und Lebensmittel. Das Virus bleibt im Abwasser monatelang infektiös. Besonders häufig in Ländern mit niedrigem Hygienestandard.

Prophylaxe: Immunisierung durch **Totimpfstoff**.

Meldepflicht: Erkrankungsverdacht, Erkrankung und Tod sind **meldepflichtig**, ebenso der Virusnachweis.

15.1.2 Caliciviridae

Norovirus

Steckbrief: Virus mit linearer ss-RNA, kubisch, ohne Hülle.

Klinik: Gastroenteritis: Brechdurchfall mit gutartigem, ca. 48-stündigem Verlauf.

Pathogenese: Norovirus befällt die oberste Epithelschicht der Mukosa im Jejunum. Die Mikrovilli infizierter Zellen sind stark verkürzt und verbreitert. Minimale Infektionsdosis bei ca. 10–100 Viruspartikeln.

Nachweis: Elektronenmikroskopisch, per Antigennachweis oder RT-PCR im Stuhl. Anzucht nicht möglich.

Therapie: Symptomatisch. Ausgleich des Flüssigkeitsverlusts.

Krankheitsfolgen: Seltene Todesfälle bei sehr alten, sehr jungen oder geschwächten Personen.

Epidemiologie: Norovirus ist hochansteckend! Die Übertragung erfolgt fäkal-oral durch kontaminierte Lebensmittel oder verseuchtes Wasser, gehäuft im Winter.

Die Virenfreisetzung erfolgt mit den klinischen Symptomen und kann bis zu 2 Wochen danach anhalten.

Prophylaxe:
- Hohe Hygienestandards. Entsprechende Schutzmaßnahmen (Desinfektion, Tragen von Handschuhen etc.).
- Mehrere mit Noroviren infizierte Patienten können als **Kohorte** in einem Zimmer mit eigener Toilette isoliert und behandelt werden.
- Personal, das an Noroviren erkrankt ist, sollte sofort freigestellt werden.
- Gegen **Noroviren** gibt es keine Impfung.

Meldepflicht: Der Virusnachweis ist **meldepflichtig**.

> **PRÜFUNGSHIGHLIGHTS**
> - !! **Coxsackie-Viren** rufen u. a. das **Hand-Fuß-Mund-Exanthem** hervor. Beim Immunkompetenten gelten sie als der häufigste **virale Erreger** der **Myokarditis**.
> - ! **Noroviren** sind hochkontagiös und es gibt gegen sie **keine Impfung**. Hygiene- und Quarantänemaßnahmen:
>   - ! Mehrere mit Noroviren infizierte Patienten können als **Kohorte** in einem Zimmer mit eigener Toilette isoliert und behandelt werden.
>   - ! **Personal**, das an Noroviren erkrankt ist, sollte **sofort freigestellt** werden.

15.1.3 Hepeviridae

Hepatitis-E-Virus

Steckbrief: Virus mit linearer ss-RNA, kubisch, ohne Hülle.

Klinik: Hepatitis (asymptomatisch bis fulminant). Einzelfälle von chronischer Hepatitis-E bei Lebertransplantierten oder anderer Immunsuppression wurden beschrieben.

Pathogenese: Noch nicht hinreichend geklärt. Das Virus gelangt in die Leber und nach Replikation über die Gallengänge in den Darm. Im Portalbereich zeigen sich Nekrosen und aufgeblähte Hepatozyten. Auch der Immunantwort wird eine pathogene Komponente zugeschrieben.

Für HEV Genotyp 3 (HEV-3, vorkommend in Deutschland) und Genotyp 4 (in Asien) stellt das Hausschwein das vermutliche tierische Reservoir dar. Für Genotypen 1 und 2 (in Asien und Afrika) ist der Mensch das einzige bekannte Reservoir. Eine Infektion mit HEV-3 bleibt überwiegend asymptomatisch. Fulminante Hepatitiden kommen insbesondere bei bestehender Vorschädigung der Leber und unter Immunsuppression vor oder bei Schwangeren besonders im letzten Schwangerschaftsdrittel (HEV-1).

Nachweis: Serologisch oder über RT-PCR aus Blut oder Stuhlproben.

Therapie: Kausal nicht möglich.

Krankheitsfolgen: Bei Schwangeren im 3. Trimenon Todesrate bis zu 30 % (Ursache ungeklärt).

Epidemiologie: Fäkal-orale Übertragung meist über kontaminiertes Trinkwasser, hauptsächlich in Ländern mit niedrigem Hygienestandard. Steigende Zahlen allerdings auch in Deutschland.

Prophylaxe: Hoher Hygienestandard.

Meldepflicht: Nach IfSG §6 bei akuter Virushepatitis und nach IfSG §7 namentliche Meldung bei direktem oder indirektem Erregernachweis.

15.1.4 Filoviridae

Steckbrief: Viren mit linearer ss-RNA, kubisch, ohne Hülle. Können bis zu 14 000 nm lang werden.

Klassifikation: Es gibt 2 (sehr gefährliche) humanpathogene Gattungen:
- Marburgvirus
- Ebolavirus.

Marburgvirus, Ebolavirus

Klinik: Starkes hämorrhagisches Fieber mit Verbrauchskoagulopathie, massiven Organ- und Hautblutungen, die terminal zum Exitus im Schockzustand führen.

Pathogenese: Nur teilweise geklärt. Möglicherweise Infektion von Makrophagen, welche durch eine vermehrte Ausschüttung systemisch wirkender Zytokine zu erhöhter Gefäßpermeabilität, interstitiellen pulmonalen Ödemen, Fehlfunktionen der Nierentubuli und Schock-Syndrom führen.

Nachweis: Durch Anzucht, RT-PCR und Serologie. Durchführung nur im Hochsicherheitslabor.

Therapie: Nicht möglich.

Krankheitsfolgen: Sehr hohe Letalitätsrate (Marburg-Virus 30 %, Ebola-Virus 90 %). In Westafrika gab es 2014/2015 den bisher größten Ebola-Ausbruch der Geschichte. In den betroffenen Ländern (Guinea, Liberia und Sierra Leone) erkrankten mehr als 28 000 Menschen und mehr als 11 000 Menschen starben

Epidemiologie: Sehr selten. Übertragung hauptsächlich durch Schmierinfektion. Als Infektionsquelle gelten Affen, das Reservoir ist unbekannt.

Meldepflicht: Für den Verdacht auf Erkrankung an virusbedingtem hämorrhagischem Fieber, Erkrankung und Tod besteht Meldepflicht, ebenso für den direkten oder indirekten Erregernachweis.

15.1.5 Coronaviridae

Steckbrief: Viren mit linearer ss-RNA, helikal, mit Hülle.

Klassifikation: Es gibt 2 humanpathogene Arten:
- Coronavirus
- Torovirus (i. d. R. tierpathogen).

Coronavirus

Klinik:
- banale Infektionen des Respirationstrakts und interstitielle Pneumonie
- SARS (severe acute respiratory syndrome durch **SARS-CoV**): Ausbruch 2002/03 mit schwerem akutem respiratorischem Syndrom (ARDS).
- MERS (Middle East respiratory syndrome durch MERS-CoV): zuerst in Saudi-Arabien im September 2012 aufgetreten, seither mehr als 850 Fälle in mehr als 20 Ländern mit ARDS.

Pathogenese: Lähmung der Zilien des respiratorischen Flimmerepithels.

Nachweis: Molekularer Nachweis (**RT-PCR**) aus respiratorischem Material. Serologisch (ELISA, Titerverlauf) oder Immunfluoreszenz (**IFA**) für **SARS** und **MERS** möglich, aber keine Standarddiagnostik.

Therapie: Kausal nicht möglich.

Epidemiologie: Übertragung durch Tröpfcheninfektion. Kommt hauptsächlich in den Wintermonaten vor. SARS seit 2003 nicht mehr aufgetreten. MERS geangte bisher nur im Zusammenhang mit Reisen im mittleren Osten nach Europa. Übertragung von Kamelen auf den Menschen.

Meldepflicht:
Für SARS- und MERS-CoV: Alle Fälle (Personen unter weiterer Abklärung, wahrscheinliche und bestätigte Fälle) sind gemäß § 6 Abs. 1 Nr. 5a IfSG namentlich zu melden.

15.1.6 Togaviridae

Steckbrief: Viren mit linearer ss-RNA, kubisch, mit Hülle.

Klassifikation: Es gibt 2 humanpathogene Arten:
- Alphavirus
- Rubivirus.

Alphavirus

Klinik: Enzephalitis, Arthritis mit grippeähnlicher Symptomatik.

Nachweis: Antigennachweis, RT-PCR oder Erregernachweis (durch Anzucht).

Therapie: Kausal nicht möglich.

Krankheitsfolgen: In manchen Fällen (Eastern-Equine-Enzephalitis-Virus, EEE-Virus) Letalität bis zu 70 % nach wenigen Tagen.

Epidemiologie: Alphavirus wird durch blutsaugende Vektoren auf den Menschen übertragen. Infektionen sind in Europa selten, müssen aber als Reiseerkrankung berücksichtigt werden.

Prophylaxe: Vermeiden von Insektenstichen.

Meldepflicht: Verdacht, Erkrankung und Tod durch virusbedingtes hämorrhagisches Fieber sind namentlich **meldepflichtig**, ebenso der direkte oder indirekte Virusnachweis.

Rubivirus

Rubellavirus

Klinik: Röteln; konnatale Infektion mit Embryomyopathien wie Gregg-Syndrom.

Pathogenese: Das Virus befällt die regionalen Lymphknoten des Respirationstrakts und gelangt durch hämatogene Streuung in die Haut, wo es (ca. 10 Tage nach dem Eindringen in den Körper) die typischen Exantheme hervorruft.

Nachweis: Über RT-PCR, Antikörpernachweis mit EIA (IgG, IgM), IgG-Avidität, Immunoblot oder Hämagglutinationshemmtest.

Therapie: Kausal nicht möglich, symptomatisch i. d. R. nicht nötig.

Krankheitsfolgen:
- Eine nachgewiesene Rötelninfektion während einer Schwangerschaft wird bis zum 3.–4. Schwangerschaftsmonat als als medizinische Indikation für eine Interruptio angesehen.

Epidemiologie: Ansteckung beginnt etwa 1 Woche vor Ausbildung des Exanthems (Abb. 15.1).

Meldepflicht: Krankheitsverdacht, Erkrankung und Tod durch durch Röteln einschließlich der Rötelnembryopathie und der direkte und indirekte Nachweis des Erregers sind namentlich **meldepflichtig**.

Prophylaxe:
- Schutzimpfung durch trivalente Vakzine (Lebendimpfstoff) gegen Masern, Mumps und Röteln (**MMR**-Impfstoff) im 11.–14. und 15.–23. Lebensmonat. Bei Mädchen und Frauen im gebärfähigen Alter ist eine (erneute) Auffrischung mit dem Kombinationsimpfstoff indiziert, wenn diese nicht oder nur ein Mal geimpft wurden bzw. der Impfstatus unklar ist. Seit seit 2006 ist auch ein Masern-Mumps-Röteln-Varizellen-Kombinationsimpfstoff (MMRV-Vakzine) verfügbar.
- WHO-Ziel: Ausrottung von Röteln und Masern in Europa bis zum Jahr 2015. Bis heute (2017) ist die Unterbrechung der Übertragung erst in ca. der Hälfte der Länder gelungen.
- Ungeimpfte Frauen im gebärfähigen Alter sollten zweimalig gegen MMR geimpft sein.
- Bei Frauen sollte zum Zeitpunkt der Impfung keine Schwangerschaft bestehen (Lebendimpfstoff!), allerdings ergibt sich bei versehentlicher Impfung in der Schwangerschaft keine medizinische Indikation für einen Schwangerschaftsabbruch, da bislang weder für die Schwangere noch den Fetus negative Folgen beobachtet wurden.

15.1.7 Orthomyxoviridae

Influenzavirus A und B

Steckbrief:
- Viren mit mehreren linearen ss-RNA-Molekülen (**segmentiertes Genom**), helikal, mit Hülle
- Jedes RNA-Molekül codiert ein Virusprotein.
- Das Nukleokapsid induziert typspezifische Antikörper.
- In der Hülle sind außerdem **Hämagglutinin** (**Antigen HA**) und **Neuraminidase** (**Antigen NA**) vorhanden. HA und NA werden von verschiedenen RNAs codiert und können bei Mehrfachinfektionen im selben Wirt untereinander ausgetauscht werden (**Reassortment**, **Antigenshift**).
- Es sind 18 HA und 9 NA bekannt, Influenza A-Viren werden nach Typ und Subtyp benannt (z. B. A(H1N1)).
- Bei Influenza B-Viren gibt es keine Subtypen, aber es zirkulieren weltweit zwei genetisch unterschiedliche Linien (**Yamagata**- und **Victoria**-Linie), was in Impfstoffen mittlerweile berücksichtigt wird.

Klinik: Grippe (Influenza).

Pathogenese: Das Influenzavirus befällt die Epithelzellen im Respirationstrakt. Dabei dient das Hämagglutinin der Erkennung und Bindung der Rezeptoren auf den Zielzellen. Durch seine zytotoxische Wirkung lösen sich die infizierten Zellen aus dem Zellverband, wodurch eine entzündliche Reaktion entsteht.

Nachweis: Die Diagnose wird klinisch gestellt. Trotzdem sollten Erreger isoliert werden, um den jeweils aktuellen Typ möglichst schnell erfassen und internationale Impfstoffproduktionen einleiten zu können (RT-PCR, Antigennachweis aus Nasen-, Rachen- oder Alveolarsekret).

Therapie: Neuraminidasehemmer (Oseltamivir, Zanamivir). Eine Therapie sollte nur bei Verdacht auf schweren Verlauf einer Erkrankung bzw. bei erhöhtem Risiko für einen schweren Verlauf erfolgen und möglichst innerhalb von 48 h nach Beginn der Symptomatik begonnen werden.

Krankheitsfolgen: Durch Antigenshift ausgelöste Pandemien sind oft mit hoher Letalität verbunden (Beispiel: H1N1 [1918] mit weltweit 18 Mio. Opfern).

Bei **Kindern** kann als Komplikation eine virale **Otitis media** auftreten.

Epidemiologie: Die Übertragung erfolgt durch **Tröpfcheninfektion**. Eine einzelne Person kann eine explosionsartige **Epidemie** auslösen, bei Antigenshift kann es zu **Pandemien** kommen (s. o.).

Antigendrift begünstigt Virenformen, die der selektierenden Immunantwort des Wirts entkommen und damit eine bereits infizierte Population erneut infizieren können.

Prophylaxe: Schutzimpfung mit Totimpfstoff für:
- alle Personen ab 60 Jahre
- Bewohner von Alten- oder Pflegeheimen
- Personen mit Grunderkrankung
- Risikoberufsgruppen
- immunschwache Personen.
- alle gesunden Schwangeren ab dem 2. Trimenon und Schwangeren mit einer chronischen Grundkrankheit ab dem 1. Trimenon.

Ein **Lebendimpfstoff** wird von der STIKO empfohlen für Kinder im Alter von 2 bis 6 Jahren.

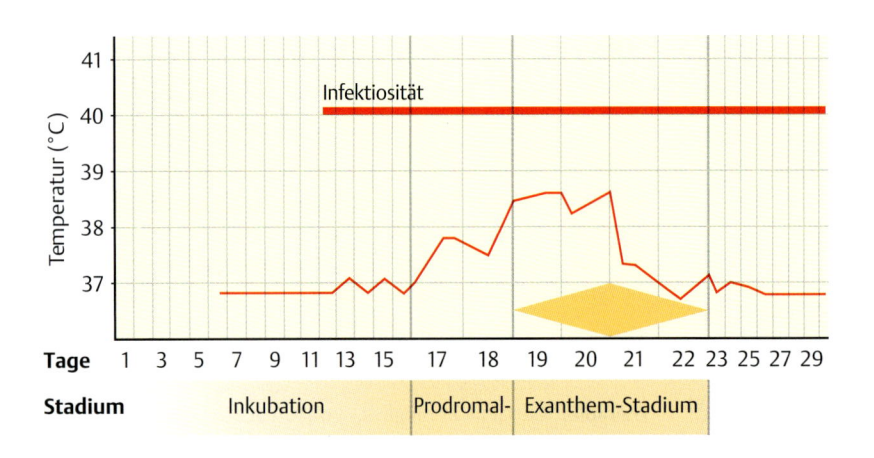

Abb. 15.1 **Verlauf der Röteln.** [aus Hof, Dörries, Duale Reihe Mikrobiologie, Thieme 2009]

Meldepflicht: Der **direkte Nachweis** des Virus ist **meldepflichtig**, sofern er auf eine akute Erkrankung hinweist – nicht aber die Erkrankung.

Influenzavirus C

Spielt medizinisch praktisch keine Rolle. Infektionsverlauf ist sehr mild und auf die oberen Atemwege begrenzt.

15.1.8 Paramyxoviridae

Steckbrief: Viren mit linearer ss-RNA, helikal, mit Hülle.

Klassifikation: Siehe **Tab. 15.3**.

Parainfluenzavirus 1 und 3

Klinik: Respiratorische Probleme bei Kleinkindern: grippeähnliche Symptome, Fieber, Husten, Bronchitis, Pseudokrupp.

Pathogenese: Befall von Schleimhäuten im Nasen-Rachen-Raum, aber auch im gesamten Tracheabronchialraum.

Nachweis:
- Diagnose i. d. R. klinisch
- Anzucht problemlos möglich, Virusisolation, RT-PCR
- Serologisch durch Antikörpernachweis.

Therapie: Keine kausale Therapie möglich.

Epidemiologie: Übertragung aerogen durch Tröpfcheninfektion. Am häufigsten betroffen sind Kleinkinder bis zu 3 Jahren.

Prophylaxe: Keine.

Mumpsvirus

Klinik: Parotidis epidemica (Mumps, Ziegenpeter).

Pathogenese: Befall der Epithelien im oberen Respirationstrakt, Gastrointestinaltrakt und der Augen. Dann Übertritt in die regionären Lymphknoten, von wo aus nach einer ersten Replikation eine Virämie erfolgt, die eine Infektion der Drüsengewebe und/oder des ZNS nach sich zieht. Kurz nach Auftreten der typischen Symptome erfolgt nach einer weiteren Replikation eine zweite Virämie, bei der das Virus aus dem Blut isoliert werden kann und auch im Urin und mit der Brustmilch ausgeschieden wird.

Nachweis: Diagnose klinisch. Antikörper-Nachweis über ELISA, Kultur oder Virusnachweis über RT-PCR aus Speichel, Rachenspülflüssigkeit und Urin sind möglich, aber nicht gebräuchlich.

Therapie: Symptomatisch.

Krankheitsfolgen: Männliche postpubertäre Patienten können an einer Orchitis mit der Gefahr einer Hodenatrophie und/oder Hypospermie erkranken.

Epidemiologie: Weltweite Verbreitung, die Übertragung erfolgt aerogen, Erkrankung meist im Kindesalter.

Prophylaxe:
- Lebendimpfstoff vorhanden (MMR-Impfstoff) (S. 102)
- STIKO-Empfehlung: **1. Dosis** im Alter von 11 bis 14 Monaten, gefolgt von der **2. Dosis** im Alter von 15 bis 23 Monaten.

Meldepflicht: Der Krankheitsverdacht, Erkrankung an sowie Tod durch Mumps und der direkte oder indirekte Mumpsvirus-Nachweis sind namentlich zu melden.

Tab. 15.3 Überblick über humanpathogene Paramyxoviridae*

Subfamilie	Gattung	Art
Paramyxovirinae	Respirovirus	Parainfluenzavirus Typ 1 und 3
	Avulavirus	Newcastle Disease Virus
	Rubulavirus	Mumpsvirus, Parainfluenzavirus Typ 2 und 4
	Morbillivirus	Masernvirus
	Henipavirus	Hendravirus, Niphavirus
Pneumovirinae	Pneumovirus	Respiratory Syncytial Virus (RSV)
	Metapneumovirus	Humanes Metapneumovirus

* (nach Hof, Dörries, Duale Reihe Mikrobiologie, Thieme 2009)

Masernvirus

Klinik: Masern.

Pathogenese: Das Virus erreicht über den Nasen-Rachen-Raum die regionären Lymphknoten. Die **Lymphotropie** des Virus führt nach Replikation zu einer **transienten Lymphozytopenie** mit begleitender Immunsuppression. Durch hämatogene Streuung erreicht das Virus **Haut** und obere **Atemwege**. Das typische **Exanthem** wird durch die eintretende Immunantwort hervorgerufen.

Nachweis:
- Diagnose erfolgt klinisch
- Anzucht möglich, Nachweis i. d. R. serologisch über virusspezifische Antikörper (IgG, IgM, Titerverlauf, **RT-PCR** aus Urin oder Rachenabstrich.

Therapie: Symptomatisch.

Krankheitsfolgen: Bakterielle und virale Superinfektionen infolge der Immunsuppression. Masernenzephalitiden (subakute sklerosierende Panenzephalitis, SSPE) als seltene Spätkomplikation nach 6–8 Jahren (Prognose ist infaust). Deutlich höheres Risiko für SSPE besteht bei Kindern unter 5 Jahren.
Bei Immunsuppression oder zellulären Immundefekten können schwere Organkomplikationen wie eine **progrediente Riesenzellpneumonie** oder die **Masern-Einschlusskörper-Enzephalitis** (MIBE) entstehen. Die Letalität hierbei liegt bei etwa 30%.

Epidemiologie: Der Mensch ist einziger Wirt, die Übertragung erfolgt aerogen. Wird ein nichtimmuner Mensch infiziert, kommt es fast immer zum klinischen Bild der Masern.

Prophylaxe:
- Lebendimpfstoff vorhanden (MMR-Impfstoff) (S. 102)
- STIKO-Empfehlung für Kinder: **1. Dosis** im Alter von 11 bis 14 Monaten, **2. Dosis** im Alter von 15 bis 23 Monaten
- Bis zu 3 Tage nach Exposition kann eine aktive Impfung gegen Masern eine ausreichende Immunisierung erreichen (am besten mit dem MMR-Impfstoff).
- einmalige MMR-Impfung für alle nach 1970 geborenen nicht oder nur einmal geimpften Erwachsenen (≥ 18 Jahre)
- Kinder, die in Kindergarten oder Schule Kontakt mit Masern hatten, müssen dem Kindergarten bzw. der Schule so lange fernbleiben, bis eine Weiterverbreitung des Virus ausgeschlossen werden kann (ca. 2 Wochen). Dies gilt auch dann, wenn sie innerhalb von 3 Tagen nach Exposition geimpft wurden, da sie sich noch in der Inkubationszeit befinden könnten.
- WHO-Ziel: Ausrottung von Röteln und Masern in Europa bis zum Jahr 2015. Bis heute (2017) ist die Unterbrechung der Übertragung erst in ca. der Hälfte der Länder gelungen.
- in Deutschland immer wieder regionale Masernausbrüche.

Meldepflicht: Verdacht auf, Erkrankung an und Tod durch Masern müssen an das für den Patienten zuständige Gesundheitsamt gemeldet werden.

Respiratory Syncytial Virus (RSV)

Klinik: Rhinitis, Bronchiolitis, Pneumonie mit Dyspnoe.

Pathogenese: RSV befällt Epithelzellen im Respirationstrakt. Es verbreitet sich, indem es Zellen zur Fusion (Riesenzell- und Synzytienbildung) anregt und dadurch Nekrosen und in Folge Entzündungen verursacht.

Nachweis: Virusanzucht, RT-PCR, Antikörpernachweis über Enzymimmunoassay und Immunfluoreszenz.

Therapie: Symptomatisch mit Ribavirin als Aerosol, Gabe eines humanisierten monoklonalen Antikörpers.

Epidemiologie: RSV ist weltweit verbreitet und hochkontagiös. Es besteht ein deutliches Risiko für nosokomiale Infektionen auf Säuglingsstationen. Bei Säuglingen und Kleinkindern verursacht es epidemieartige Atemwegsinfektionen. Ab dem 3. Lebensjahr besteht eine 100%ige Serokonversion für RSV-spezifische Antikörper, die nachfolgende Infektionen milder verlaufen lässt.

Prophylaxe: Bei Frühgeborenen: monoklonaler Antikörper Palivizumab.

PRÜFUNGSHIGHLIGHTS

Influenza:
- ! Das **Influenzavirus** befällt die **Epithelzellen** im **Respirationstrakt**.
- ! Über das **Hämagglutinin** auf seiner Oberfläche erkennt das Virus „seinen" Rezeptor auf der Zielzelle und bindet auch daran.
- ! Der Nachweis des Influenzavirus erfolgt durch molekularen Nachweis (RT-PCR, Goldstandard) oder **Antigennachweis** aus **Nasen-**, **Rachen-** oder **Alveolarsekret**.
- ! Bei Kindern kann als Komplikation einer Influenzavirusinfektion eine **Otitis media** auftreten.
- ! Eine **Schutzimpfung** mit **Totimpfstoff** wird empfohlen für Personen ab 60 Jahre, Personen mit Grunderkrankung, Risikoberufsgruppen, immunschwache Personen, Bewohner von Alten- und Pflegeheimen sowie alle gesunden Schwangeren ab dem 2. Trimenon und Schwangeren mit einer chronischen Grundkrankheit ab dem 1. Trimenon

Masern:
- ! **Schutzimpfung** nach STIKO-Empfehlung für Kinder mit **MMR-Impfstoff**: 1. Dosis im Alter von 11 bis 14 Monaten, 2. Dosis im Alter von 15 bis 23 Monaten.
- ! Bis zu **3 Tage** nach Exposition kann eine aktive Impfung gegen Masern eine ausreichende Immunisierung erreichen.
- ! Kinder, die in Kindergarten oder Schule Kontakt mit Masern hatten, müssen dem Kindergarten bzw. der Schule so lange **fernbleiben**, bis eine Weiterverbreitung des Virus ausgeschlossen werden kann (ca. 2 Wochen). Dies gilt auch dann, wenn sie innerhalb von 3 Tagen nach Exposition geimpft wurden, da sie sich noch in der Inkubationszeit befinden könnten.
- ! Verdacht auf, Erkrankung an und Tod durch Masern müssen an das für den Patienten zuständige Gesundheitsamt **gemeldet** werden.

15.1.9 Rhabdoviridae

Steckbrief: Viren mit linearer ss-RNA, helikal, mit Hülle.

Klassifikation: Zwei Gattungen mit je einer humanpathogenen Art (Tab. 15.4).

Tab. 15.4 Humanpathogene Rhabdoviridae*

Gattung	Art	Krankheit
Lyssavirus	Rabiesvirus	Tollwut
Vesikulovirus	VS-Virus	vesikuläre Stomatitis (VS)

* (nach Hof, Dörries, Duale Reihe Mikrobiologie, Thieme 2009)

Rabiesvirus

Klinik: Tollwut (Rabies).

Pathogenese: Nach der Infektion verbleibt das Virus 3 Tage in der Muskulatur und im Bindegewebe, wo es sich vermehrt. Dann wandert es in den Axonen der Nervenzellen zum ZNS. Von dort gelangt es durch axonale Streuung in die Peripherie (Speichel, Tränenflüssigkeit, Haut, ZNS).

Nachweis:
- Diagnose i.d.R. anamnestisch und klinisch (Beobachtung des verdächtigen Tieres, bei Hunden und Katzen gilt die 10-Tage-Regel: ist das Tier 10 Tage später noch gesund, ist es nicht infiziert)
- serologische Untersuchungen wenig sinnvoll, da die Antikörperproduktion erst sehr spät beginnt. Sie können aber zur Überprüfung nach Schutzimpfungen angewendet werden.
- postmortal: histologisch durch Nachweis von Negri-Körperchen im ZNS
- Antigennachweis beim Tier aus Speichel, Kornealabstrich (ELISA, PCR)

Therapie: Symptomatisch (intensivmedizinische symptomatische Maßnahmen). Kausal nicht möglich.

Krankheitsfolgen: Klinisch manifeste Infektionen führen zum Tod.

Epidemiologie: Das Tollwutvirus ist sehr weit verbreitet, in Deutschland beim Menschen jedoch extrem selten. Übertragen wird das Virus durch Wildtiere (Füchse, Fledermäuse → silvatische Tollwut) und Haustiere (Hunde → urbane Tollwut). Seit April 2008 gilt Deutschland als frei von terrestrischer Tollwut. Die Fledermaustollwut gibt aber nach wie vor.

Das Tollwutvirus ist relativ labil. Es wird durch Kochen (Erhitzen über 60 °C) innerhalb von 5 min inaktiviert. Ebenso durch Sonneneinstrahlung. In Tierkadavern kann es aber einige Zeit aktiv bleiben.

Prophylaxe:
- Tollwut-Infektionen treten in Deutschland fast ausschließlich nach Reisen in Länder auf, in denen das Virus häufiger vorkommt (u. a. Mexiko, Indien, Thailand und Vietnam). Eine Tollwutimpfung wird deshalb nur für Langzeitreisende bzw. Rucksacktouristen empfohlen, besonders wenn sie beruflich exponiert sind.
- Nach einem Biss Wunde sofort reinigen! Tollwutviren werden durch 70%igen Alkohol oder 0,1 %ige quaternäre Ammoniumbase inaktiviert.
- Schutzimpfung mit Totimpfstoff als präexpositionelle und postexpositionelle Impfung
- bei entsprechender Indikation Simultanbehandlung zur Impfung mit Tollwut-Hyperimmunglobulin

Meldepflicht: Verdacht auf Erkrankung und Tod durch Tollwut sowie die Verletzung durch ein tollwutkrankes bzw. -verdächtiges Tier und dessen Berührung sind meldepflichtig.

15.1.10 Arenaviridae

Steckbrief: Viren mit linearer ss-RNA (2 Segmente), komplex, mit Hülle.

Klassifikation: Es sind 6 humapathogene Arten bekannt (**Tab. 15.5**).

Virus der lymphozytären Choriomeningitis

Klinik: Lymphozytäre Choriomeningitis. Vollbild selten. Grippeartige Symptome, die in eine Meningitis oder Enzephalitis übergehen können.

Pathogenese: So gut wie nicht bekannt.

Nachweis: In Kultur und serologisch (ELISA), IFA, Neutralisationstest, RT-PCR.

Therapie: Kausal nicht möglich.

Krankheitsfolgen:
- Prognose insgesamt gut, allerdings auch tödliche Verläufe möglich
- lange Rekonvaleszenz (evtl. mit Orchitis oder Alopezie)
- Infektionen während der Schwangerschaft sind eine absolute Rarität, können aber mit schwerer Schädigung assoziiert sein (Mikroenzephalie, Hydrops fetalis, Totgeburt, Chorioretinitis, Retardierung)
- Selten schwere Erkrankungen mit Todesfolge als Transplantat-assoziierte Infektion (auch dokumentiert in Australien durch Organspender, aber wahrscheinlich im Balkan akquiriert).

Epidemiologie: Vorkommen weltweit (außer in Australien?). Übertragung durch Hausmäuse oder Goldhamster; Übertragung von Mensch zu Mensch nicht bekannt.

Prophylaxe: Kontakt mit Hausmäusen vermeiden.

Lassavirus

- **Klinik:** Lassa-Fieber, Letalität bei Patienten mit ungünstiger Prognose 60 bis 80 %. Die meisten Infektionen verlaufen allerdings asymptomatisch (hohe Seroprävalenz bei Personen in Endemiegebieten).
- **Epidemiologie:** kommt nur in Westafrika vor, wird durch Nager übertragen (Übertragung von Mensch zu Mensch ebenfalls bekannt)
- **Therapie:** Ribavirin, Erkrankte müssen strikt isoliert werden.
- **Meldepflicht:** Krankheitsverdacht, Erkrankung sowie Tod an virusbedingtem hämorrhagischen Fieber (VHF) und der direkte oder indirekte Nachweis von Lassavirus ist namentlich zu melden.

Andere Arenaviridae

Weitere humanpathogene Arenaviridae sind bekannt (**Tab. 15.5**). Sie kommen alle auf dem **südamerikanischen** Kontinent vor und lösen **hämorrhagisches Fieber** aus. Sie werden ebenfalls von Kleinnagern übertragen. Krankheitsverdacht, Erkrankung sowie Tod an virusbedingtem hämorrhagischen Fieber (VHF) ist namentlich zu melden.

15.1.11 Bunyaviridae

Steckbrief: Viren mit linearer ss-RNA (3 Segmente), helikal, mit Hülle.

Klassifikation: Es sind über 200 humanpathogene Arten von Bunyaviren bekannt. Neu hinzugekommene Bunyaviren waren 2011 das SFTS (fever with thrombocytopenia syndrome)-Virus in China 2011 und das Heartland-Phlebovirus in Missouri 2012. Ihre klinische Bedeutung geht von kurzen Fieberattacken bis zu schwerem hämorrhagischen Fieber und renalem Syndrom.

Tab. 15.6 gibt einen Überblick über die in Europa vorkommenden Bunyaviridae.

Tab. 15.5 Humanpathogene Arenaviridae*

Art	Vorkommen	Krankheit
Virus der lymphozytären Choriomeningitis (LCM)	weltweit (außer Australien?)	lymphozytäre Choriomeningitis
Lassavirus	Westafrika	Lassa-Fieber
Juninvirus	Argentinien	argentinisches hämorrhagisches Fieber
Machupovirus	Bolivien	bolivianisches hämorrhagisches Fieber
Sabiavirus	Brasilien	brasilianisches hämorrhagisches Fieber
Guanaritovirus	Venezuela	venezolanisches hämorrhagisches Fieber

* (aus Hof, Dörries, Duale Reihe Mikrobiologie, Thieme 2009)

Tab. 15.6 Humanpathogene Bunyaviridae in Europa

Gattung	Art	Klinik
Orthobunyavirus	Tahynavirus	grippeartige Symptome, selten Pneumonie, Meningitis
	Inkoovirus	grippeartige Symptome, selten Pneumonie, Meningitis
Phlebovirus	Phlebotomus-Fieber-Virus	Pappataci-Fieber
	Rift-Valley-Fieber-Virus	grippeartige Symptome, Enzephalitis, hämorrhagische Diathese, Erblindung, Letalität bis zu 50 %
Nairovirus	Krim-Kongo-hämorrhagisches Fieber-Virus	hämorrhagisches Fieber, benigne fieberhafte Infektion
Hantavirus	Hantaanvirus	hämorrhagisches Fieber mit renalem Syndrom
	Puumalavirus	hämorrhagisches Fieber mit renalem Syndrom

Hantavirus

Klinik: In Europa vorkommende Hantaviren verursachen hämorrhagisches Fieber mit renalem Syndrom (HFRS) – in Deutschland überwiegend in der milden Form als „Nepropathia epidemica" bezeichnet durch Puumalavirus. Das Hantavirus kardiopulmonale Syndrom (HCPS) ist dagegen in Nord- und Südamerika endemisch (Andes, Sin Nombre Virus) mit einer Letalität von ca. 25–40 %.

Nachweis:
- Diagnose i. d. R. klinisch
- serologischer Nachweis (ELISA, Immunoblot, IFA)
- RT-PCR (jedoch nur in der frühen Phase der Erkrankung erfolgreich).

Therapie: Symptomatisch; kausal nicht möglich. Therapieversuch mit Ribavirin (keine gesicherte Therapie).

Epidemiologie: Hantaviren kommen weltweit vor. Erregerreservoir sind Nager, insbesondere Mäuse. Übertragung durch Schmierinfektion über Exkremente (Urin, Kot, Speichel) infizierter Tiere und Einatmen virushaltiger Stäube.

Prophylaxe: Expositionsprophylaxe.

Meldepflicht: Bei Verdacht auf infektiöses hämorrhagisches Fieber, Erkrankung und Tod besteht Meldepflicht, ebenso bei Erregernachweis, wenn hinweisend auf akute Infektion.

15.1.12 Retroviridae

Steckbrief: Viren mit linearer ss-RNA (2 identische Moleküle), kubisch, mit Hülle.

Klassifikation. Es gibt 4 humanpathogene Arten in 2 Gattungen (Tab. 15.7). Daneben wurde noch der Subtyp HIV O isoliert (lokal in Westafrika).

Humanes Immundefizienzvirus (HIV) 1 und 2

Klinik: AIDS (acquired immunodeficiency syndrome).

Pathogenese: HIV gelangt über Schleimhautdefekte in dendritische Zellen (z. B. Langerhans-Zellen) oder Makrophagen/Monozyten, die das Virus weiter in die regionären Lymphknoten transportieren. Dort kann das Virus über den **CD4-Rezeptor** auf den **T-Lymphozyten** in diese eindringen und diese zerstören. Über lymphatische Bahnen breitet sich das Virus weiter aus in periphere Organe und möglicherweise über Monozyten in das **ZNS**. Solange das lymphatische Gewebe den ständigen Verlust an T-Lymphozyten ausgleichen kann, bleibt die Infektion subklinisch. Ist dies nicht mehr der Fall, kann keine spezifische Immunreaktion mehr stattfinden und die HIV-Infektion kann durch eine Vielzahl von opportunistischen Infektionen und Tumoren schließlich zum Tode führen.

Bei der Übertragung durch Geschlechtsverkehr findet eine präferenzielle Vermehrung von Viren statt, die CCR5 (Chemokinrezeptor Typ5) als Corezeptor verwenden (R5-Viren). Bei Blutzellexposition ist eine direkte Infektion von T-Helfer-Lymphozyten möglich, so dass R5 und X4 (den CXC 4-Rezeptor als Corezeptor nutzend) Viren übertragen werden.

> **PRAXIS** HIV ist **nicht** hochkontagiös. Beim normalen sozialen Umgang mit HIV-infizierten Menschen sind keine besonderen Schutzmaßnahmen nötig. Schleimhautkontakte müssen jedoch vermieden werden.

Tab. 15.7 Humanpathogene Retroviridae

Gattung	Art	Erkrankung
Lentivirus	Humanes Immundefizienzvirus 1 (HIV-1)	AIDS
	Humanes Immundefizienzvirus 2 (HIV-2)	AIDS
Deltaretrovirus	Humanes T-Zell-Leukämie-Virus I (HTLV-I)	T-Zell-Leukämie, HAM/TSP*, HAU**
	Humanes T-Zell-Leukämie-Virus II (HTLV-II)	HAM/TSP

* HTLV-I-Associated Myelopathy/Tropical Spastic Paraparesis ** HTLV-1-Associated Uveitis

Nachweis: Die Diagnostik der HIV-Infektion basiert auf einer **Zweistufendiagnostik** mit **Such-** und **Bestätigungstest**. Zum Ausschluss einer Probenverwechslung sollte generell immer eine zweite unabhängige Blutprobe getestet werden!
- **HIV-Antikörpernachweis** durch Enzymimmunoassay (Einverständnis des Patienten muss vorliegen!). Muss aber durch einen weiteren Test (z. B. Western-Blot oder RT-PCR) bestätigt werden. Frühestens nach 3 Wochen positiv.
- **HIV-Antigennachweis** (Kapsidprotein p24) durch Enzymimmunoassay. Nach 2–3 Wochen positiv, 2–3 Monate später wieder negativ. Wird meist im manifesten Stadium von AIDS wieder positiv. Der Antigennachweis ist fester Bestandteil der modernen Suchtests der 4. Generation.
- **HIV-Nukleinsäuren-Nachweis**: mit PCR Nachweis der Virus-DNA in der Wirtszelle; mit RT-PCR quantitative Bestimmung der Viruslast; molekulare Resistenzbestimmung durch Sequenzierung. RT-PCR und molekulare Resistenzbestimmung haben therapeutische und prognostische Bedeutung.
- **HIV-Isolierung** ist möglich, wird aber selten durchgeführt.

Therapie:
- antivirale Chemotherapie mit einer Kombination aus nukleosidischen und nicht-nukleosidischen **Reverse-Transkriptase-Hemmern** (Blockierung der viralen DNA-Synthese) und **Proteasehemmern** (Hemmung der viralen Protease) (= **HAART**, highliy active antiretroviral therapy, Kombination aus mindestens drei verschiedenen antiretroviralen Substanzen)
- Einsatz von **Fusionsinhibitoren** (Hemmung der Fusion von Virushülle und Wirtszellmembran)
- Integraseinhibitoren
- Entryinhibitoren

HI-Viren können gegen Therapeutika natürlicherweise resistent sein. Bei Erstdiagnose wird daher eine molekulare Resistenztestung empfohlen. Wird das Virus während der Therapie resistent, muss das Therapeutikum nach Resistenztestung gewechselt werden.

Hinweis: Eine Elimination des HIV durch Therapie ist bisher nicht möglich. Eine Ausnahme hiervon ist der sog. „Berlin Patient", der eine Knochenmarktransplantation von einem Spender mit homozygoter CCR5-Δ32-Deletion transplantiert wurde. CCR5 ist ein Corezeptor von HIV (s. o.).

Epidemiologie: Weltweites Vorkommen (nach Schätzungen von UNAIDS und WHO lebten weltweit Ende 2009 etwa 33,3 Millionen Menschen mit einer HIV-Infektion/AIDS):
- HIV-2 hauptsächlich in Westafrika
- HIV-1 ist pandemisch.

Die Übertragung erfolgt hauptsächlich durch Geschlechtsverkehr und kontaminierte Kanülen bei Drogenmissbrauch. HIV-infizierte Mütter können das Virus durch die Plazenta und über die Muttermilch übertragen. Außerdem iatrogene Infektion bei Transplantationen, Transfusionen, künstlicher Insemination.

Hauptrisikogruppe in Deutschland sind Männer, die Sex mit Männern haben.

Prophylaxe:
- kein Geschlechtsverkehr mit unbekannten oder promiskuitiven Partnern
- Praktizierung von „Safer Sex"
- sterile Einmalinstrumente für Drogenabhängige bzw. kein Nadeltausch
- Überwachung von Blutkonserven und anderen Blutprodukten
- medikamentöse HIV-Postexpositionsprophylaxe (**PEP**) bei Indikation
- antiretrovirale Therapie in der Schwangerschaft und antiretroviraler Prophylaxe beim Neugeborenen sowie Verzicht auf Stillen kann die Übertragung von HIV von der Mutter auf ihr Kind auf < 1 % reduzieren. Bei Viruslastnachweis vor der Geburt Kaiserschnittentbindung.
- für Medizinalberufe: Tragen von Schutzhandschuhen und ggf. Gesichtsschutz und Schutzbrille.

Meldepflicht: Der direkte oder indirekte Nachweis des HIV muss nichtnamentlich dem **RKI gemeldet** werden.

Humanes T-Zell-Leukämie-Virus (HTLV) 1

Klinik: T-Zell-Leukämie ausschließlich im Erwachsenenalter.

Pathogenese: HTLV integriert sich in das Genom von T-Zell-Lymphozyten, die dadurch zu malignen T-Zell-Klonen werden können.

Nachweis:
- Serologie (EIA, IFA, Westernblot)
- Nachweis proviraler Genomsequenzen mit PCR.

Therapie: Nicht möglich.

Krankheitsfolgen:
- Bei **akuter Leukämie** (kann 20–30 Jahre nach Primärinfektion auftreten): Tod nach ca. 6 Monaten
- Tropisch spastische Paraparese (TSP) oder eine HTLV-assoziierte Myelopathie (HAM) mit Entmarkungsmyelitis bzw. Enzephalitis: keine kurative Behandlung möglich.
- HTLV-assoziierte Uveitis (HAU) als alleinige Manifestation oder zur HAM/TSP: keine kausale Therapie, Kortikosteroide, symptomatisch (Augentropfen).

Epidemiologie: Vorkommen in **Japan**, der Karibik, Südamerika und Zentralafrika, Italien, Israel.

Übertragung durch Geschlechtsverkehr, Bluttransfusionen, Organ- und Stammzelltransplantationen. Auch über die Plazenta bei HTLV-infizierten Müttern oder postnatal über die Muttermilch.

Prophylaxe: Kein Impfstoff vorhanden.

15.1.13 Flaviviridae

Steckbrief: behüllte Viren mit linearer ss-RNA.

Klassifikation: Es gibt 2 humanpathogene Gattungen:
- **Flavivirus:** Zu dieser Gattung gehören Arten, die u. a. FSME (Frühsommer-Meningoenzephalitis) und Gelbfieber bzw. konnatale Schäden (ZIKV) auslösen.
- **Hepacivirus:** mit dem Hepatitis-C-Virus Verursacher der Hepatitis C.

Flavivirus

Klassifikation: Siehe **Tab. 15.8**.

Dengue-Virus

Klinik: Dengue-Fieber. Insbesondere bei Reinfektionen: hämorrhagisches Dengue-Fieber (DHF), Dengue-Schock-Syndrom (DHS/DSS).

Pathogenese: Vermutlich befällt das Virus Monozyten. Dadurch werden $CD4^+$- und $CD8^+$-spezifische T-Lymphozyten aktiviert, die dann vermehrt Zytokine freisetzen. Die Zytokine erhöhen die Kapillarpermeabilität, wodurch es zu Hämorrhagien und zu Schock-Syndromen kommen kann.

Nachweis: Direkter Erregernachweis in den ersten Tagen durch Anzucht aus Serum oder Plasma oder Nachweis durch PCR oder Antigennachweis (Nichtstrukturprotein 1). Serologisch mit Enzymimmunoassay, Hämagglutinationshemmtest, Immunfluoreszenz. Als Hinweis auf eine Dengue-Virus-Infektion sind bei vorherigem Aufenthalt in gefährdeten Gebieten Thrombozytopenie, Leukopenie und makulopapulöses Exanthem zu werten.

Tab. 15.8 Bedeutende humanpathogene Flaviviren

Art	Überträger	Vorkommen
Dengue-Virus	Aedes (Stechmücke)	weltweit (warme Länder)
Gelbfieber-Virus	Aedes (Stechmücke)	Zentralafrika, Mittel- und Südamerika
Zika-Virus	Aedes (Stechmücke)	Afrika, Südamerika
Virus der zentraleuropäischen FSME	Ixodes ricinus (Gemeiner Holzbock, Schildzecke)	Europa
West-Nil-Virus (verursacht grippeähnliche Symptome, meist subklinisch)	Culex, Mansonia (Stechmücken)	Afrika, Eurasien, USA
Japanisches Enzephalitis-Virus	Culex, Anopheles, Aedes (Stechmücken)	Asien, Indien, Nordaustralien
Omsk-hämorrhagisches-Fieber-Virus	Ixodes (Schildzecken)	Sibirien
Kyasanur-Forest-Disease-Virus	Ixodes (Schildzecken)	Indien

2016 wurde die namentliche Meldepflicht auf Arboviren (Viren, die durch Arthropoden auf den Menschen übertragen werden) angepasst: Erweiterung um den direkten oder indirekten Nachweis von Zika-Virus und von sonstigen Arboviren, soweit der Nachweis auf eine akute Infektion hinweist. Bereits meldepflichtig und davon unberührt bleiben das FSME-Virus, das Gelbfieber-Virus und als Erreger hämorrhagischer Fieber das Dengue-Virus und das Krim-Kongo-Hämorrhagische Fieber-Virus.

CAVE: serologische Kreuzreaktivität gerade der IgM Antikörper mit anderen Flaviviren (WNV, SLE, JEV, YFV und ZIKV) möglich.

Therapie: Symptomatisch; kausal nicht möglich. Cave bei fiebersenkenden Mitteln: **kein ASS** bzw. **NSAR** (Thrombozytenfunktionshemmung → Thrombozytopenie).

Krankheitsfolgen: Letalität 1–3%. Kann bei schwerem Verlauf bis zu 80% betragen.

Epidemiologie: Weltweites Vorkommen, außer in Europa. Übertragung durch **Aedes aegyptii** (Stechmücke). Weltweit steigt die Zahl der Erkrankungen an.

Prophylaxe: Gebrauch von Insektenrepellents. Sonst keine Prophylaxe vorhanden.

Meldepflicht: Der direkte oder indirekte Nachweis von Dengue-Virus, soweit auf eine akute Infektion hinweisend, ist namentlich meldepflichtig.

Gelbfiebervirus

Klinik: Gelbfieber.

Pathogenese: Das Virus gelangt über die Haut in die regionalen Lymphknoten, wo es sich vermehrt. Bei der folgenden Virämie kommt es zum Manifestation hauptsächlich in der Leber, aber auch in anderen Organen. Nekrosen in der Mitte der Leberlappen sind typisch.

Nachweis: Nachweis unter Bedingungen der Sicherheitsstufe 3 (BSL 3)! Virus-RNA-Nachweis über PCR. Serologisch (ELISA, Immunfluoreszenz, Neutralisationstest).

Therapie: Symptomatisch; kausal nicht möglich. Cave: kein ASS oder NSAR (Thrombozytenfunktionshemmung → Thrombozytopenie und/oder DIC)

Krankheitsfolgen: Letalität 5–10%. Wenn es zur zweiten, schweren Phase kommt, Letalität bis zu 50%.

Epidemiologie: Gelbfiebergürtel Afrika zwischen dem 16. Grad nördlicher und 10. südlicher Breite und zwischen dem 18. Grad westlicher und 50. östlicher Länge, Südamerika (v. a. Peru, auch Bolivien, Brasilien, Kolumbien). Nicht in Asien, Australien, Ozeanien.

Übertragung durch **Aedes aegyptii** u. a. Stechmücken.

Prophylaxe: Aktive Impfung möglich. Relativ gut verträglich, wird aber nur von WHO-lizenzierten Impfstellen verabreicht. Nach einmaliger Gelbfieberimpfung ist von einem lebenslangen Schutz auszugehen.

Meldepflicht: Krankheitsverdacht, Erkrankung sowie Tod an virusbedingtem hämorrhagischen Fieber (VHF) sowie der direkte oder indirekte Nachweis von Gelbfiebervirus, soweit auf eine akute Infektion hinweisend, sind namentlich zu melden.

Zika-Virus

Klinik: Fieber, Kopfschmerzen, Abgeschlagenheit, Gliederschmerzen, makulopapulöser Ausschlag und Konjunktivitis. 80% der Zika-Virus (ZIKV)-Infektionen verlaufen asymptomatisch

Pathogenese: Noch nicht vollständig geklärt.

Nachweis: Bis zum 7. Tag nach Symptombeginn **PCR** aus Serum, Plasma sowie Urin möglich, vom 8. bis 27. Tag Serologie (IgM, IgG) sowie eine PCR nur aus Urin.

Therapie: Symptomatisch; kausal nicht möglich.

Krankheitsfolgen: Assoziation mit **Guillain-Barré-Syndrom**. Bei **konnataler Infektion Mikrozephalie** und andere Missbildungen.

Epidemiologie: Initial aus Afrika kommend, Ausbreitung über Asien nach Südamerika. Erster Ausbruch im Jahr 2007. Im Oktober 2013 erstmals symptomatische ZIKV-Infektionen in Französisch-Polynesien. 2014 autochthone Infektionen durch ZIKV auf Pazifikinseln, 2015 erste autochthone Infektionen in Brasilien.

Seit 2015 hat sich das ZIKV in über 40 Ländern in Mittel- und Südamerika bis nach Süd-Florida ausgebreitet!

Die Weltgesundheitsorganisation (**WHO**) hat am 01.02.2016 die mögliche Häufung von Mikrozephalie und anderen neurologischen Erkrankungen im Zusammenhang mit ZIKV-Ausbrüchen zur „**Gesundheitlichen Notlage von internationaler Tragweite**" erklärt. Am 18.11.2016 erklärte die WHO diese für beendet, da ein kausaler Zusammenhang zwischen Infektion und beobachteten neurologischen Schädigungen erwiesen sei!

Prophylaxe:
- Gebrauch von Insektenrepellents
- „Safer Sex".

Meldepflicht: Der direkte oder indirekte Nachweis von Zika-Virus, soweit auf eine akute Infektion hinweisend, ist namentlich meldepflichtig.

FSME-Virus

Klinik: Frühsommer-Meningoenzephalitis (FSME): Auftreten als aseptische Meningitis (50%), Meningoenzephalitis (40%) und Meningoenzephalomyelitis bzw. -radikulitis (10%). Vorkommen der enzephalitischen Form steigt mit dem Alter der Erkrankten.

Pathogenese: Die Übertragung des Erregers erfolgt unmittelbar mit dem **Zeckenstich**. Das Virus vermehrt sich in den regionären Lymphknoten und erreicht während einer **1. Virämie** v. a. Milz und Leber, aber auch andere Organe und Gewebe (Symptome eines grippalen Effekts). Aufgrund seines ausgeprägten Neurotropismus gelangt es während einer **2. Virämie** über Endothelzellen oder entlang peripherer Nerven auch ins ZNS (Meningitis-Meningoenzephalitis-Enzephalomyelitis). Es kommt zu neuralen Degenerationen und Gliaknötchen.

Nachweis:
- Nachweis von FSME-Antikörper (IgG- und IgM) im Serum
- Bei IgG-Nachweis sind Kreuzreaktionen mit Dengue- und Gelbfieberviren möglich.
- Virusnachweis über PCR nur in der 1. Phase, negatives Ergebnis schließt daher FSME nicht aus!

Therapie: Symptomatisch; kausal nicht möglich.

Krankheitsfolgen: Letalität ca. 0,5–2%. Bei Erwachsenen zu 30–50% neurologische Spätfolgen (Kopfschmerzen, Leistungsminderung, Paralysen).

Epidemiologie: Die Übertragung erfolgt durch den Stich von Ixodes ricinus (Gemeiner Holzbock, Schildzecke), in besonderen Endemiegebieten (www.rki.de), besonders im Mai und Juni und nochmals im September. Reservoir sind Kleinsäuger.

Tab. 15.9 **Humanpathogene Reoviridae**

Gattung	Krankheitsbild	Bemerkung
Reovirus	Rhinitis, Pharyngitis oder gastrointestinale Infektionen	globale Verbreitung, bei den unter 3-Jährigen sind 75 % seropositiv für Reoviren
Coltivirus und Orbivirus	u. a. Colorado-Zeckenfieber	Übertragung durch Arthropoden (Zecken, Stechmücken)
Rotavirus	Gastroenteritiden bei Kindern	aufgrund hoher Kontagiosität und Virusresistenz sind 90 % der unter 3-Jährigen seropositiv für Rotaviren

Prophylaxe: Aktive Impfung mit **Totimpfstoff** führt nach 3-maliger Gabe zu einem 3-jährigen Schutz (STIKO-Empfehlung).

Meldepflicht: Direkter und indirekter Erregernachweis ist meldepflichtig, wenn Hinweis auf eine akute Erkrankung besteht. Erweiterte Meldepflicht für verschiedene Bundesländer beachten!

Hepacivirus

Hepatitis-C-Virus

Klassifikation: 6 Genotypen mit mehr als 80 Subtypen mit unterschiedlicher geografischer Verteilung. Häufigster Vertreter in Europa ist Genotyp 1. Durch hohe Mutationsrate ausgeprägte genetische Variabilität.

Klinik: Leberzirrhose, Hepatitis, hepatozelluläres Karzinom, außerdem extrahepatische Manifestationen.

Pathogenese: Die Pathogenese ist noch nicht vollständig erforscht. Zytopathogene Faktoren sind das virale Antigen und die Ausbildung mikrotubuläre Strukturen im Zytoplasma. Darüber hinaus ist die Leberzellschädigung vermutlich auch eine Folge der zytotoxischen Immunreaktion durch T-Lymphozyten.

Nachweis: RNA-Nachweis mittels RT-PCR, serologischer Nachweis mit Enzymimmunoassay.

Therapie:
- akute Infektion: Interferon, aber angesichts der hohen Heilungsraten mit neuen direct-acting antivirals (**DAA**) bzw. der 20-50 % Chance der spontanen Ausheilung Empfehlungsgrad im Wandel.
- **Neuer Standard:** Interferon-freie Therapie basierend auf neuen DAAs. Heilungsraten > 90 % bei chronischer Infektion.
- **neue DAAs:** neuere NS 3/4A Proteaseinhibitoren (Substanzendung: **-previr**; z. B. Grazoprevir), nukleosidische und nichtnukleosidische **NS 5B**-Polymerase-Inhibitoren (Substanzendung: **-buvir**; z. B. Sofosbuvir), **NS 5A**-Inhibitoren (Substanzendung: **-asvir**; z. B. Dacaltasvir)
- Überwachung der Therapie mit quantitativer RT-PCR.

Krankheitsfolgen: Häufig chronische Hepatitiden oder hepatozelluläres Karzinom.

Epidemiologie: Weltweite Verbreitung, Durchseuchung in Deutschland 0,1–0,5 %, in den USA 1,5–4,5 %.
 Übertragung durch kontaminiertes Blut: „needle sharing", Transfusionen mit kontaminiertem Blut, entsprechende Sexualpraktiken, perinatal von Mutter auf Kind (selten).

Prophylaxe:
- Überwachung von Blutkonserven und anderen Blutprodukten
- perkutane Exposition vermeiden
- Vorsichtsmaßnahmen beim medizinischen Personal, um Übertragung auf Patienten zu vermeiden.

Maeldepflicht: Es besteht **Meldepflicht** für Verdacht auf Erkrankung, für Erkrankung, für Tod und für direkten und indirekten Virusnachweis.

15.1.14 Reoviridae

Steckbrief: Viren mit linearer ds-RNA (10–12 Segmente), kubisch, ohne Hülle.

Klassifikation: Vier bekannte humanpathogene Gattungen (Tab. 15.9). Die bedeutendste davon ist **Rotavirus** mit 7 Serogruppen (A–G).

Rotavirus

Klinik: Gastroenteritiden bei Kindern.

Pathogenese: Das Virus gelangt nach fäkal-oraler Infektion über den Magen-Darm-Trakt in den Dünndarm und infiziert dort die Enterozyten der Villispitzen. Die Folge ist eine Verkürzung der Zotten, was zu Resorptionsstörungen führt. Die anschließende reaktive Hyperplasie hat eine verstärkte Sekretion zur Folge.

Nachweis:
- direkter Virusnachweis im Stuhl (elektronenmikroskopisch oder mit ELISA)
- auch serologisch nachweisbar (IgM, IgG) und mit RT-PCR (Virusgenom).

Therapie: Symptomatisch, kausal nicht möglich.

Krankheitsfolgen:
- In Entwicklungsländern haben etwa 15 % aller Fälle (bei unter 5-Jährigen) einen sehr schweren Verlauf, etwa 5 % dieser Fälle führen zum Tod.
- In Industrieländern (Beispiel USA) erkranken etwa 1 Mio. Kinder unter 4 Jahren schwer. Davon sterben 150.
- Bei Neugeborenen und Säuglingen sind asymptomatische Verläufe häufig.
- Bei Immunsupprimierten kann es zu chronischen Verläufen kommen.

Epidemiologie:
- weltweite Verbreitung
- Übertragung erfolgt fäkal-oral.

Prophylaxe:
- humaner Rotavirus als Lebendimpfstoff, gut verträglich, aber möglicherweise geringfügiges Risiko für Darminvaginationen; wird im Alter von 6–24 Wochen verabreicht (Empfehlung der STIKO) und verleiht einen 81–98 %igen Schutz.
- hoher Hygienestandard.

Meldepflicht: Der direkte oder indirekte Nachweis von Rotavirus, soweit er auf eine akute Infektion hinweist, ist namentlich zu melden. Weiterhin ist der Verdacht auf und die Erkrankung an einer akuten infektiösen Gastroenteritis meldepflichtig, wenn die betroffene Person Umgang mit Lebensmitteln hat oder in Einrichtungen zur Gemeinschaftsverpflegung beschäftigt ist. Darüber hinaus können allgemeine nicht erreger- oder krankheitsspezifische Meldepflichten bestehen.

> **PRÜFUNGSHIGHLIGHTS**
>
> **Hepatitis C:**
> – ! Hepatitis C wird **parenteral**, also durch Blut, seltener perinatal von der Mutter auf das Kind übertragen.

15.2 DNA-Viren

15.2.1 Adenoviridae

Steckbrief: Viren mit linearer ds-DNA (10–12 Segmente), kubisch, ohne Hülle.

Klassifikation: Von den über 130 bekannten Adenoviren sind 54 humanpathogen. Sie werden zusammen mit den andere Säugetiere infizierenden Adenoviren im Genus **Mastadenoviren** zusammengefasst und in 7 Spezies (A–G) eingeteilt.

Klinik:
- **Infektionen der Atemwege:** Tonsillitis, Pharyngitis, Pseudokrupp, Bronchitis, Pneumonien, etwa 10 % aller Pneumonien im Kindesalter, Pertussis-Syndrom, Pharyngokonjunktivalfieber
- **Infektionen der Augen und der Ohren:** Konjunktivitis, Keratokonjunktivitis (Keratoconjunctivitis epidemica, KCE), Otitis media
- **sonstige Infektionen:** Säuglingsenteritis, Meningitis, Myokarditis.

Pathogenese: Die Eintrittspforte bilden in erster Linie Nasen-Rachen-Raum und Konjunktiven. Die Virusvermehrung findet in den Schleimhäuten der Konjunktiven, der Luftwege, des Magen-Darm- und des Urogenitaltraktes inkl. deren regionärer Lymphknoten statt. Das Virus hemmt die mRNA- und Proteinsynthese der Wirtszelle, sodass diese stirbt. Es kommt zu Läsionen in den betroffenen Schleimhäuten.

Nachweis: Direkter DNA-Nachweis mittels PCR als Goldstandard, ggf. zur Bestätigung Virusvermehrung in Kultur und Isolierung. Antigennachweisverfahren (ELISA, Latexagglutination, IFA) weniger sensitiv.

Therapie: Keine spezifische Therapie, symptomatisch.

Epidemiologie: Kontakt-, Tröpfchen- oder Schmierinfektion, hauptsächlich bei Kleinkindern („Erkältungskrankheiten"), Kindern und Jugendlichen, sowie Hospital- und Schwimmbadinfektionen.

Prophylaxe:
- kein Impfstoff vorhanden
- Schutz nur durch hohen Hygienestandard; besonders in Krankenhäusern und Augenarztpraxen (Desinfektion ärztlicher Instrumente) und Schwimmbädern (gute Chlorierung des Wassers).

Meldepflicht: Der Erregernachweis im Konjunktivalabstrich ist meldepflichtig.

15.2.2 Papillomaviridae

Steckbrief: Viren mit zirkulärer ds-DNA, kubisch, ohne Hülle.

Klassifikation: Es gibt nur eine humanpathogene Gattung: Papillomavirus mit zahlreichen Serotypen. Die frühere Familie der Papovaviridae, der die Papillomaviren ehemals untergeordnet waren, wurde aufgelöst. Die Humanen Papillomaviren umfassen mehr als 80 Genotypen.

Humane Papillomaviren (HPV)

Klinik: Verursachen i. d. R. gutartige Tumoren der Haut und der Schleimhäute, können aber auch zur Entstehung maligner Tumoren beitragen (**Tab. 15.10**).

Pathogenese:
- **benigne Tumoren** (Low-risk-HPV): Das Virus befällt die noch undifferenzierten Zellen des Stratum basale der Haut. Sein Genom liegt in der Wirtszelle extrachromosomal als Episom vor und hemmt antiproliferative Proteine. Dadurch wird die Zellteilung aufrechterhalten und aus den sich differenzierenden Keratinozyten entsteht eine Warze, deren oberste Zellschicht durch virale Replikation abstirbt.
- **maligne Tumoren** (High-risk-HPV): Das Virusgenom integriert sich in das Genom der Wirtszelle. Virale Proteine werden überexprimiert und die Tumorsuppressorproteine werden gehemmt. Die Wirtszelle wird in eine Tumorzelle transformiert und kann sich zusammen mit weiteren exogenen Faktoren schließlich nach langer Zeit (20–30 Jahre) zu einem malignen Tumor entwickeln. Die HPV-Genotypen 16 und 18 sind hauptverantwortlich für Zervix- und Peniskarzinome, aber auch Kopf-Hals-Karzinome.

Nachweis: Nachweis der viralen DNA oder mRNA mit PCR oder In-situ-Hybridisierung aus Biopsiematerial.

Therapie: Chirurgische Abtragung, Ätzungen, Kryotherapie, Interferon-α, Fluorouracil. Bei fortgeschrittenen Karzinomen: Leitlinien-gerechte Chemo-/Strahlentherapie.

Epidemiologie: HPV sind weltweit verbreitet. Etwa 60–80 % der sexuell aktiven Erwachsenen haben Antikörper gegen HPV.

Die Viren sind sehr stabil: Übertragung durch kontaminierte Gegenstände in Schwimmbädern, Sportstätten, im familiären Bereich. Viren, die genitale Warzen verursachen, werden durch Geschlechtsverkehr übertragen.

Tab. 15.10 Tumoren durch Papillomaviren

benigne Tumoren	maligne Tumoren
Verruca vulgaris	Epidermolysis verruciformis
Verruca plantaris	Condyloma acuminatum
Verruca plana	Condyloma planum
Mosaikwarzen	Riesenkondylom (Buschke-Löwenstein)
filiforme Warzen	Larynxpapillom
fokale, epitheliale Hyperplasie (Heck)	bowenoide Papulose
Konjunktivalpapillome	zervikale intraepitheliale Neoplasien

Prophylaxe:
- Impfung möglich mit einem viralen Protein (enthält keine virale DNA): Sie wird von der STIKO für alle weiblichen Personen zwischen 12 und 17 Jahren empfohlen und gewährt Schutz zu nahezu 100 %.
- Seit 2016 ist ein **neunvalenter** Impfstoff zur Prävention von **maligner Vorstufen** und **Karzinomen** sowie **Genitalwarzen** für **Mädchen und Jungen** ab 9 Jahren zugelassen.
- Hygienische Maßnahmen zur Verhinderung der Übertragung sind empfehlenswert.

15.2.3 Polyomaviridae

Steckbrief: Viren mit zirkulärer ds-DNA, kubisch, ohne Hülle.

Klassifikation: Es gibt nur eine humanpathogene Gattung: Polyomavirus mit den 3 wichtigsten humanpathogenen Arten: BK-Virus (BKPyV oder BKV), JC-Virus (JCPyV oder JCV) und Merkelzell-Polyomavirus (MCPyV oder MCV). Nahe verwandt mit dem Affenpolyomavirus SV40. Früher ebenfalls zur Familie der Papovaridiae gehörig.

Polyomavirus

Klinik:
- BK-Virus: Polyomavirus-assoziierte Nephropathie (PyVAN)
- JC-Virus: progressive multifokale Leukoenzephalopathie (PML)
- MC-Virus: Merkelzellkarzinom.

Pathogenese: Ausbreitung des Virus über das Blut in verschiedene Zielorgane. Dort persistiert die virale DNA episomal in den Zielzellen. Bei starker Immunsuppression kommt es zur lytischen Infektion von Oligiodendrozyten und in Folge zu einer PML durch JCPyV bzw. nach Nierentransplantation durch BKPyV-Infektion oder -Reaktivierung in bis zu 10 % zur Polyomavirus-assoziierten Nephropathie. Deutlich erhöhtes PML-Risiko bei Behandlung der Multiplen Sklerose mit dem monoklonalen Anti-α4-Integrin-Antikörper Natalizumab!

Nachweis: Virale DNA wird über PCR nachgewiesen.

Therapie: Keine kausale Therapie bekannt. Umstellung der Immunsuppression bzw. „Last-line"-Therapieversuche mit Cidofovir oder Leflunomid (bei Nierentransplantation).

Krankheitsfolgen: PML war in der prä-AIDS-Ära bzw. vor Einführung der HAART immer tödlich. Durch die Einführung der hochaktiv antiretroviralen Therapie (HAART) bei HIV wie auch die frühzeitigeren Diagnose hat sich das Überleben verbessert und liegt bei HIV bei etwa 50 %. Bei Multipler Sklerose liegt die Letalität der Natalizumab-assoziierten PML bei ca. 20–25 %. Die Prognose des druch MCPyV-verursachten Merkelzell-Karzinom ist stadienabhängig.

Epidemiologie: Die Übertragungswege sind unbekannt. Das BKPy-Virus kann bei Immunschwächung z.B. im Urin ausgeschieden werden → Übertragung auf diesem Weg möglich?
Es besteht eine hohe Durchseuchung der Bevölkerung im Erwachsenenalter (80–100 %). Die Viren etablieren nach Primärinfektion eine lebenslange Persistenz (in der Niere und im ZNS, möglicherweise auch in Leukozyten).

Prophylaxe: Nicht bekannt. HAART bei HIV zur Wiederherstellung der Immunkompetenz (Cave PML-IRIS [Immune Reconstitution Inflammatory Syndrome] möglich). Kontraindikationen bei der Therapie der Multiplen Sklerose mit Natalizumab beachten.

15.2.4 Herpesviridae

Steckbrief:
- Viren mit linearer ds-DNA, kubisch, mit Hülle
- Alle humanen Herpesviren sind weltweit verbreitet.

Klassifikation: Große Gruppe mit mehreren humanpathogenen Gattungen in 3 Subfamilien (Tab. 15.11).

Humanes Herpesvirus Typ 1 (HHV1, Herpes-simplex-Virus 1, HSV1)

Klinik: Herpes labialis, Stomatitis aphthosa (Gingivostomatitis), Keratokonjunktivitis, Ösophagusulzerationen, Herpes-simplex-Virus-Enzephalitis (HSVE).

Pathogenese: Das Virus dringt über die Schleimhaut bzw. Haut ein und vermehrt sich in Keratinozyten, Schleimhautepithelzellen (häufigste Erstmanifestation im Kindesalter ist die **Stomatitis aphthosa**) und den regionären Lymphknoten. Es verbreitet sich weiter durch neue Viruspartikel oder durch Fusion infizierter Zellen mit gesunden Nachbarzellen und erreicht so schließlich die Nervenzellen. Durch retrograden Transport gelangt es in die assoziierten Ganglien (Trigeminusganglien). Dort persistiert das virale Genom als Episom.
Bei entsprechenden Stimuli (Stress, Immunschwäche etc.) kann es zu einem erneuten Replikationszyklus kommen und das Virus wandert wieder in die Peripherie, um dort erneut Haut- und Schleimhautzellen zu infizieren. Kommt es zu keinen Symptomen, spricht man von **Rekurrenz**, beim Auftreten von klinischen Symptomen von **Rekrudeszenz**. Häufigste Form der Exazerbation ist **Herpes labialis**.

Nachweis: PCR-Nachweis von Virus-DNA möglich, in erster Linie aber Blickdiagnose. Antikörper-Nachweis mit ELISA oder Immunofluoreszenz.

Therapie: Virustatika (Aciclovir Famciclovir, Valaciclovir) bei akuten Infektionen. Rezidive können dadurch aber nicht verhindert werden.

Krankheitsfolgen: Sonderformen können sein: Eczema herpeticum, Erythema multiforme, Keratitis dendritica, Keratitis disciformis, Herpes-simplex-Virus-Enzephalitis (HSVE). Die HSVE ist unbehandelt in etwa 70 % tödlich (daher bei Verdacht auf HSVE sofortige Therapie bis zum Beweis des Gegenteils [Liquor-PCR negativ]), unter virustatischer Therapie liegt die Letalität immer noch bei 20-30 %. Schwere Verläufe bei Immunsupprimierten.

Tab. 15.11 Humanpathogene Herpesviren

Subfamilie	Gattung	
Alphaherpes-viridae	Simplexvirus	Herpes-simplex-Virus Typ 1 und 2 (HHV1 und 2)*
		Herpes B, Herpes-Virus Simiae
	Varicellavirus	Varicella-Zoster-Virus (HHV3)
Betaherpes-viridae	Zytomegalie-virus	Zytomegalievirus (HHV5)
	Roseolovirus	HHV 6A, 6B, 7
Gammaherpes-viridae	Lymphocryp-tovirus	Epstein-Barr-Virus (HHV4)
	Rhadinovirus	HHV8

* (nach Hof, Dörries, Duale Reihe Mikrobiologie, Thieme 2009)
HHV = humanes Herpesvirus

Epidemiologie: Verbreitung weltweit. Die Primärinfektion erfolgt meistens im Säuglingsalter durch engen Körperkontakt mit infizierten Personen (Mutter oder Pflegepersonal auf Säuglingsstationen). Der Durchseuchungsgrad bei Erwachsenen liegt bei > 90 %. Der Mensch ist das einzige bekannte Reservoir für HSV-1.

Prophylaxe: Bei Risikopatienten (z. B. allogene Stammzell- oder Organtransplantation) Prophylaxe mit Aciclovir oder Valaciclovir). Sonst nicht möglich.

Humanes Herpesvirus Typ 2 (HHV-2, Herpes-simplex-Virus 2, HSV-2)

Klinik: Herpes genitalis, Herpes neonatorum.

Pathogenese: Das Virus dringt bei Sexualkontakt über Schleimhäute in den Körper ein. Weitere Pathogenese wie bei HSV-1 (s. o.). Persistenz in den Sakralganglien.

Nachweis: Virale Nukleinsäure wird durch PCR nachgewiesen.

Therapie: Virustatika bei akuten Infektionen. Rezidive können dadurch aber nicht verhindert werden.

Krankheitsfolgen: Ein florider Herpes genitalis bei einer Schwangeren kann im schwersten Fall zu **Herpes neonatorum** beim Neugeborenen führen. Dabei infiziert sich das Kind während der Geburt im Geburtskanal. Die ernsthafte Bedrohung für das Neugeborene ist die Ausbreitung des Virus im ZNS und die Entstehung einer Enzephalitis.

Wird eine floride HSV-Infektion bei der Mutter pränatal (nach der 36. SSW) festgestellt, empfiehlt sich eine Kaiserschnittentbindung.

Eine seltene Form stellt die rekurrierend benigne lymphozytäre Meningitis (Mollaret-Meningitis) dar, die mit HSV-2 assoziiert ist. Hierbei kommt es zu 3 bis 10 Meningitis-Episoden mit Fieber für 2 bis 5 Tage und selbstlimitierendem Verlauf.

Epidemiologie: Verbreitung weltweit. Übertragung beim Geschlechtsverkehr über Genitalschleimhäute. Durchseuchung in Mitteleuropa (nach der Pubertät) etwa 15 %.

Prophylaxe: Nicht möglich, bzw. siehe HSV-1.

Humanes Herpesvirus Typ 3 (Varizella-Zoster-Virus, Varivcellavirus, HHV-3)

Klinik: Windpocken (Varizellen), Gürtelrose (Herpes zoster, Zoster).

Pathogenese: Das Virus tritt über Schleimhäute des oberen Respirationstrakts und Konjunktiven ein, gelangt über regionale Lymphknoten in Leber und Milz und infiziert mononukleäre Zellen, die zur weiteren Verbreitung beitragen. Die charakteristischen **Hautläsionen** entstehen durch den zytopathogenen Effekt des Virus. Persistenz in den Lumbosakralganglien.

In der zweiten Lebenshälfte (typischerweise nach dem 45. Lebensjahr) führt ein Nachlassen der Immunabwehr häufig zur Reaktivierung des Virus und zum Krankheitsbild der **Gürtelrose**.

Nachweis: Nicht nötig, da Klinik eindeutig. Bei atypischem Verlauf Virusisolierung aus Bläschen (PCR).

Therapie: Virustatika (Aciclovir, Famciclovir) sind nur bei besonders gefährdeten Personen indiziert (immunsupprimierte Kinder, Windpocken bei Erwachsenen, Zoster ophtalmicus, Meningoenzephalitis).

Krankheitsfolgen:
- bakterielle Superinfektion der Hauteffloreszenzen möglich
- bei immunsupprimierten Personen Organbefall oder generalisierte Infektion möglich → hohe Letalität
- Postzosterneuralgie
- Konnatale Varizellen bei Infektion im 1. und 2. Trimenon: fetales Varizellensyndrom mit Hautläsionen, neurologischen Defekten, Augenschäden, Skelettanomalien
- Perinatale Infektion bei Neugeborenen (Infektion der Mutter 5–7 Tage vor bis 2 Tage nach Geburt) führt zu schweren Windpocken beim Neugeborenen. Bei reduzierter Abwehr lebensbedrohliche generalisierte Infektion mit Pneumonie möglich.

Epidemiologie:
- Verbreitung weltweit. Hohe Kontagiosität: Übertragung durch Aerosole und direkten Kontakt mit infektiösem Material. Durchseuchung im Erwachsenenalter bis zu 80 %.

Prophylaxe:
- aktive Impfung für Kinder im Alter von 11–14 Monaten simultan zur 1. MMR, die 2. Dosis im Alter von 15 bis 23 Monaten (diese kann dann mit MMR-Varizellen (**MMRV**) durchgeführt werden).
- Impfung empfohlen für Personen ab 50 Jahre sowie für seronegative Frauen mit Kinderwunsch und Patienten vor geplanter immunsuppressiver Therapie, Organtransplantation oder mit schwerer Neurodermitis.
- Nichtimmune, gefährdete Personen können eine postexpositionelle Varizellenimpfung innerhalb von 5 Tagen nach Exposition erhalten oder mit Zosterimmunglobulin möglichst früh (innerhalb von 3 Tagen, maximal bis zu 10 Tage nach Exposition) passiv immunisiert werden.

Meldepflicht: Krankheitsverdacht, die Erkrankung sowie Tod durch Varizellen und der direkte oder indirekte Nachweis von Varizella-Zoster-Virus ist namentlich zu melden.

Zytomegalievirus (CMV, Humanes Herpesvirus Typ 5, HHV-5)

Klinik: Bei immunkompetenten Personen verläuft die Erstinfektion meist subklinisch. Die CMV-Infektion ist die häufigste konnatale Virusinfektion.

Pathogenese: Nach Infektion Ausbreitung auf fast alle Organe des Körpers über den Blutweg, bevorzugt befallen werden mononukleäre Zellen, Epithelzellen und Kapillarendothelien. Es kommt zur Bildung von Riesenzellen (**Eulenaugenzellen**), die Zytomegalie ist durch eine interstitielle lymphoplasmozytäre Entzündung gekennzeichnet. Die Persistenz verläuft meistens subklinisch und findet wahrscheinlich in den Leukozyten oder Lymphozyten und hämatopietischen Stammzellen statt.

Nachweis:
- virale Nukleinsäure über PCR (geht schnell)
- Virusanzüchtung aus Urin, Bronchiallavage-Flüssigkeit möglich, zytopathologischer Effekt aber erst nach 2–3 Wochen nachweisbar
- Nachweis von „immediate early antigens" in Zellkultur schon nach ca. 18 h
- pp65-Antigen-Nachweis in Granulozyten mit Immunfluoreszenz
- Serologie (Serokonversion, Avidität, Immunoblot)

Therapie: Ganciclovir oder Foscarnet oder Cidofovir bei CMV-induzierter Pneumonie, Kolitis, Retinitis, Enzephalitis.

Krankheitsfolgen:
- **bei prä- und perinataler Infektion:**
  - bei Erkrankung während der Schwangerschaft intrauterine Infektion des Fetus bei 40 % im ersten Trimenon, bei bis zu 75 % im dritten Trimenon; je früher die Infektion desto gravierende die Schäden.
  - Von den infizierten Feten zeigen etwa 15 % als Spätfolge Hörschäden, 5 % haben uncharakteristische Zeichen wie geringes Geburtsgewicht, Ikterus. Weitere 5 % zeigen schwere Folgeschäden wie Hepatosplenomegalie, Gerinnungsstörungen, Mikrozephalie, geistige Behinderungen, körperliche Behinderungen (Zahnschäden, Hörschäden etc.).
- **bei postnataler Infektion:**
  - bei Kindern i. d. R. symptomloser Verlauf oder mononukleoseähnliche Symptome
  - bei Erwachsenen milde Hepatitis, Thrombozytopenie, i. d. R. jedoch milder Verlauf
  - Bei immunsupprimierten und anderen prädisponierten Personen können schwerste generalisierte Infektionen letal enden:
    - CMV-bedingte Retinitis bei AIDS
    - Infektion von Mesangialzellen bei Organtransplantation.
    - allogene Stammzell- oder Organtransplantation (höchstes Risiko bei der Kostellation CMV-positiver Spender/CMV-negativer Empfänger): CMV Pneumonie, Kolitis, Meningoenzephalitis u.a

Epidemiologie: Verbreitung weltweit. Übertragung durch alle Körperflüssigkeiten möglich, auch iatrogene Übertragungen. Durchseuchung der Population ab der Pubertät etwa 70 %.

Prophylaxe: Für gefährdete Personenkreise gibt es ein CMV-Hyperimmunserum (z. B. bei CMV in der Frühschwangerschaft). Valganciclovir bei Risikopatienten.

Humanes Herpesvirus Typ 4 (Epstein-Barr-Virus, EBV, HHV-4, Lymphokryptovirus)

Klinik: Pfeiffer'sches Drüsenfieber, Synonym: **infektiöse Mononukleose**, **Burkitt-Lymphom, Nasopharynxkarzinom** (NPC), **Hodgkin-Lymphom, B-Lymphoproliferatives Syndrom.**

Pathogenese: Das Virus gelangt über den Mundraum in den Körper und infiziert undifferenzierte Zellen des Rachenraums. Nach Replikation in diesen Zellen geht es auf gewebeinfiltrierende B-Lymphozyten über. Die B-Lymphozyten werden durch das Virus immortalisiert und vermehren sich ungehemmt. Die meisten davon werden vom wirtseigenen Immunsystem eliminiert, in einigen wenigen können jedoch die Viren latent überleben. Diese Zellen werden vom Immunsystem nicht erkannt. Nach immunologischer Stimulation produzieren sie wieder infektiöse Viruspartikel.

Virulenzfaktoren sind:
- **VCA (Virus-Kapsid-Antigen):**
  - IgM-Antikörper sind 4–6 Wochen lang nachweisbar.
  - IgG-Antikörper sind lebenslang nachweisbar.
- **EA („early antigen"):** Antikörper gegen EA sind wenige Tage nach Infektion bis ca. 12 Monate danach nachweisbar. 10–20 % aller Infizierten bilden jedoch keine Antikörper gegen EA.

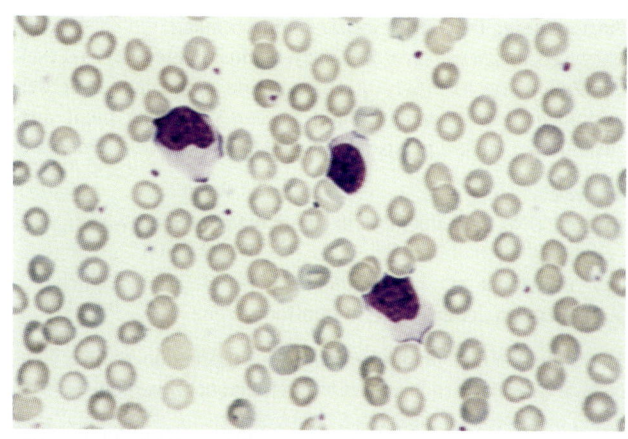

Abb. 15.2 Blutbild bei infektiöser Mononukleose: Pfeiffer-Zellen. [aus Sitzmann, Duale Reihe Pädiatrie, Thieme 2002]

- **MA (Membran-Antigen):** MA ist ein virales Glykoprotein, das in die Wirtszellmembran eingebaut wird. Antikörper dagegen neutralisieren das Virus und sind bis in die Spätphase der Infektion nachweisbar.
- **EBNA (Epstein-Barr nuclear antigen):** IgG-Antikörper ab der 6.–8. Woche nach Infektion lebenslang nachweisbar.

Nachweis:
- **Paul-Bunell-Test:** Nachweis früh auftretender heterophiler Antikörper durch Agglutinationsreaktionen
- **Henle-Test:** Nachweis spezifischer Antikörper durch Immunfluoreszenz
- Nachweis des viralen Genoms in Biopsiematerial oder EDTA-Blut über PCR
- Blutbild (**Abb. 15.2**).

Therapie: Keine Kausaltherapie möglich.

Krankheitsfolgen: Bei Pfeiffer'schem Drüsenfieber dominiert eine **fiebrige Angina**. Es kann zu **Milzruptur** oder **Hepatitis** kommen. Bei sehr seltenem chronischem Verlauf werden andere Organe wie Herz, Nieren, Gelenke, Lunge und Gehirn befallen („chronisch-aktive EBV-Infektion"). Unter Immunsuppression bei allogener Transplantation kann es zum Lymphom kommen (posttransplant lymphoproliferative disorder, **PTLD**). Eine seltene genetische Grundlage fehlender Kontrolle der EBV-Infektion ist die EBV-assoziierte lymphoproliferative Erkrankung (**XLP**).

Epidemiologie: Verbreitung weltweit. Übertragung durch Speichel („**Kissing Disease**"). Die Durchseuchung liegt in Industrieländern bis zum 15. Lebensjahr bei ca. 40 %, steigt dann steil an auf bis zu 90 % im Erwachsenenalter. In Entwicklungsländern liegt die Durchseuchung aufgrund niedriger Hygienestandards bereits bei den unter 3-Jährigen bei praktisch 100 %.

Prophylaxe: Keine möglich.

Humanes Herpesvirus 6 (HHV-6, Roseolavirus)

Klassifikation: Es gibt 2 Subtypen: HHV-6A (wahrscheinlich nichtpathogen) und HHV-6B. Das HHV-6 ist eng mit dem HHV-7 verwandt.

Klinik: Exanthema subitum (Dreitagefieber).

Pathogenese: Das Virus infiziert vornehmlich die CD4$^+$-Lymphozyten, die zu vielkernigen Synzytien fusionieren. Da es dieselben Zellen wie HIV (S. 106) infiziert, sind molekulare Wechselwirkungen zwischen den Viren in der Wirtszelle nicht auszuschließen. HHV-6 persistiert sowohl latent als auch infektiös.

Nachweis:
- Virale DNA kann über PCR in Lymphozyten nachgewiesen werden.
- Virusanzucht aus Speichel und Rachenspülwasser möglich.
- Antikörpernachweis mit Immunfluoreszenz.

Therapie: Bei Enzephalitis und Immunsuppression können Ganciclovir oder Foscarnet sowie Cidofovir versucht werden.

Krankheitsfolgen: Bei Transplantationspatienten unter Immunsuppression können durch Reaktivierung des Virus aus der Latenz Komplikationen auftreten: aseptische Meningitis, **Organabstoßungen**, **Pneumonien**.

Epidemiologie:
- Verbreitung weltweit
- Übertragung wahrscheinlich durch Speichel von Mutter auf Säugling
- Durchseuchung bereits im Kleinkindalter fast 100 %.

Prophylaxe: Nicht möglich.

15.2.5 Poxviridae

Steckbrief: Größtes bekanntes Virus. Mit linearer ds-DNA, zylindrisch (170–450 nm) mit Hülle.

Klassifikation: Es werden 2 Familien unterschieden: Entomopoxvirinae und Chordopoxvirinae. Nur die letztere enthält humanpathogene Gattungen (Tab. 15.12).

Orthopoxvirus

Variolavirus

Klinik: Das Variolavirus war der Erreger der **menschlichen Pocken**. Im Jahre 1977 wurde der letzte Fall eines natürlich an Pocken erkrankten Menschen dokumentiert. Seit 1980 gilt die Welt nach WHO-Definition als pockenfrei.

Pathogenese: Das Virus breitet sich in Makrophagen der lymphatischen Organe, Leber und Lunge aus. In einer zweiten Virämie infiziert es Haut und Schleimhäute von Oropharynx und Lunge. Die befallenen Zellen degenerieren und es kommt zu den bekannten Exanthemen und einem Enanthem der Mundschleimhäute.

Epidemiologie: Durch eine von der WHO konsequent durchgeführte Impfkampagne und die epidemiologische Erfassung mit entsprechenden Maßnahmen wurde das Variolavirus weltweit ausgerottet. Zuvor war es weltweit verbreitet, die Übertragung fand langsam auf aerogenem Wege statt.

Vacciniavirus

Steckbrief: Vacciniavirus diente als **Impfvirus** gegen Variolavirus. Es entstand in jahrzehntelanger Passage durch Kultur in Mensch und Kuh. Es vereinigt Eigenschaften von Variolavirus und Kuhpockenvirus in sich. Für den Menschen ist es **leicht pathogen**.

Tab. 15.12 Humanpathogene Poxviridae*

Gattung	Art	Primärwirt
Orthopoxvirus	Variolavirus	Mensch
	Vacciniavirus	Mensch
	Kuhpockenvirus	Kleinnager, evtl. Rind
	Affenpockenvirus	Affen
Parapoxvirus	Melkerknotenvirus	Rind
	Orfvirus	Schaf
Yatapoxvirus	Tanapockenvirus	wahrscheinlich Affen
Molluscipoxvirus	Molluscum-contagiosum-Virus	Mensch

* (nach Hof, Dörries, Duale Reihe Mikrobiologie, Thieme 2009)

Klinik: Bei der Impfung konnte es durch Streuinfektionen zu einem **Eczema vaccinatum** und zu **Augeninfektionen** kommen. Bei immungeschwächten Personen konnten eine **Vaccinata generalisata** oder eine gefürchtete **Enzephalitis** (Todesfolge bei 25–50 %) die Folge sein.

15.2.6 Hepadnaviridae

Steckbrief: Viren mit zirkulärer, teilweise doppelsträngiger DNA, die über ein RNA-Intermediat durch eine Reverse Transkriptase synthetisiert werden, kubisch, mit Hülle.

Klassifikation: **Orthohepadnavirus** mit **Hepatitis-B**-Virus. Das Hepatitis-D-Virus ist ein defektes RNA-Virus und gehört nicht zu den Hepadnaviridae. Es ist keiner Virusfamilie zugeordnet (Genus Deltavirus), aber abhängig vom Hepatitis-B-Virus und wird daher hier mit abgehandelt.

Orthohepadnavirus

Hepatitis-B-Virus (HBV)

Klassifikation: Es existieren 9 verschiedene Genotypen (A–I), die in Deutschland häufigsten sind Genotyp A und D.

Klinik: Akute und chronische Hepatitiden, hepatozelluläre Karzinome.

Pathogenese: HBV (S. 96) gelangt auf dem Blutweg und über **rezeptorvermittelte Endozytose** in die Hepatozyten. HBV selbst hat eine sehr geringe Pathogenität. Die Gewebsschäden in der Leber werden hauptsächlich durch die zytotoxischen Reaktionen des wirtseigenen Immunsystems verursacht.

Die Virulenzfaktoren sind:
- **HBsAG** („Australia-Antigen"): Hepatitis-B-Surface-Antigen
- **HBcAG**: Hepatitis-core-Antigen
- **HBeAG**: Hepatitis-B-e-Antigen

Nachweis:
- Nachweis der Antigene HBs und HBe
- **Serologisch mit Antikörpern Anti-HBs**, **Anti-HBc** und **Anti-Hbe** (Anti-HBc-IgM ist mit den ersten klinischen Symptomen nachweisbar)
- Viruspartikel können elektronenoptisch als sog. DANE-Partikel sichtbar gemacht werden.
- Virusanzucht nur in Speziallabors möglich.
- molekularer Nachweis (PCR) und Viruslast.

Therapie: Eine Therapie wird nur bei chronischen Verläufen durchgeführt:
- **PEG-Interferon-α:** bei chronischen HBV-Infektionen
- **Antivirale Substanzen** (Reverse-Transkriptase-Hemmer): **Nukleosidanaloga** (Lamivudin, Telbivudin, Entecavir) und **Nukleotidanaloga** (Adefovir, Tenovofir)
- Bei **HIV-Koinfektion:** HIV-Reverse-Transkriptase-Inhibitor mit hoher Wirksamkeit und geringer Entwicklung von Resistenz gegen HBV (**Tenofovir**).

Epidemiologie:
- weltweites Vorkommen
- Übertragung hauptsächlich durch Blut, Blutprodukte und Geschlechtsverkehr
- bei ungenügender Hygiene auch iatrogene Übertragung möglich
- Kinder einer Mutter mit chronischer oder akuter Infektion haben ein hohes Infektionsrisiko bei der Geburt und entwickeln in > 90 % eine chronischen HBV-Infektion. Deshalb: Bei **HBsAG-positiven Müttern** sofortige **aktive Impfung des Neugeborenen** innerhalb von 12 h nach der Geburt mit zusätzlich **passivem Impfstoff** (HB-Immunglobulin, s. u.), um das Risiko der chronischen Hepatitis und damit eines hepatozellulären Karzinoms zu mindern.

Prophylaxe:
- Strenge Hygienemaßnahmen und Kontrollen von Blutkonserven verhindern iatrogene Übertragung.
- Es gibt einen **Totimpfstoff**, der zur Immunisierung in 3 Injektionen verabreicht wird. Auffrischung ist abhängig vom Antikörpertiter. Wird von der STIKO für Risikogruppen empfohlen.
- **STIKO** Empfehlung seit Oktober 1995: neben Impfungen für Gruppen mit **erhöhtem Infektionsrisiko** (z. B. Tätigkeit im Gesundheitsdienst) **Hepatitis-B-Grundimmunisierung** im **Säuglings- und Kleinkindalter** sowie Nachholen der Grundimmunisierung bis dahin noch ungeimpfter Kinder und Jugendlicher möglichst vor der Pubertät.
- Eine erfolgreiche Hepatitis-B-Impfung **schützt auch vor** einer **Hepatitis-D**-Virus-Infektion
- Auffrischung bei beruflichen Expositionsrisiko ist abhängig vom Antikörpertiter und wird von der STIKO für Risikogruppen empfohlen.
- **Passivimmunisierung** mit HB-Immunglobulin bei Infektionsverdacht ungeschützter Personen und bei Neugeborenen HBsAG-positiver Mütter, kombiniert mit der Gabe von Aktiv-Impfstoff.

Meldepflicht: Meldepflicht bei Verdacht auf Erkrankung, Erkrankung und Tod durch Hepatitis B, ebenso beim direkten und indirekten Erregernachweis, wenn er auf eine akute Infektion hinweist.

Deltavirus

Hepatitis-D-Virus (HDV, Deltavirus)

Klinik: Akute und chronische Hepatitiden, Ikterus, Leberzirrhose.

Pathogenese: HDV (S. 96) ist kein vollständiges Virus und tritt immer in Vergesellschaftung mit HBV auf. Es verursacht die gleichen zytopathologischen Schäden wie HBV. Liegt sowohl eine HBV- als auch eine HDV-Infektion vor, verläuft die Infektion insgesamt wesentlich schwerer als bei einer Infektion mit HBV allein.

Nachweis:
- Antikörpernachweis im Enzymimmunoassay
- virale DNA aus dem Blut mit PCR
- HD-Antigen-Nachweis im Immunfluoreszenztest.

Therapie: PEG-Interferon-α kann versucht werden, spezifische Therapie nicht vorhanden.

Epidemiologie: Übertragung wie bei HBV, da HDV dasselbe Hüllprotein wie HBV besitzt.

Prophylaxe: Expositionsvermeidung und Impfung gegen HBV.

Meldepflicht: Krankheitsverdacht, Erkrankung sowie Tod an akuter Virushepatitis sowie der direkte oder indirekte Nachweis von Hepatitis-D-Virus, soweit er auf eine akute Infektion hinweist, ist namentlich zu melden.

15.2.7 Parvoviridae

Steckbrief: Viren mit linearer ss-DNA, kubisch, ohne Hülle.

Klassifikation: Einzige medizinisch relevante Gattung ist Erythrovirus.

Erythrovirus

Parvovirus des Menschen (Humanes Parvovirus B19)

Klinik:
- **Erythema infectiosum** (Ringelröteln) im Kindesalter
- bei Infektionen während der Schwangerschaft: Hydrops fetalis mit 70 % intrauterinem Fruchttod
- bei Patienten mit chronischer hämolytischer Anämie: aplastische Krise möglich
- bei Immunsupprimierten chronische Anämie, Granulozytopenie, chronische Panzytopenie.

Pathogenese: Das Virus befällt die knochenmarkständigen erythropoiden Vorläuferzellen CFU (Colony-forming Units) und BFU (Burst-forming Units). Es ist direkt zytotoxisch und führt zu einer **transienten Anämie**.

Nachweis:
- Antikörpernachweis mit Enzymimmunoassay, Immunoblot
- Virusnachweis mit PCR.

Therapie: Bei Infektion in der Schwangerschaft: Immunglobuline, beim Fetus ggf. eine in-utero-Transfusion notwendig.

Epidemiologie: Weltweites Vorkommen. Übertragung aerogen bei Kindern und Jugendlichen; iatrogene Übertragung während einer Virämie durch sehr hohe Konzentration von Viruspartikeln möglich.

Prophylaxe: Schwangere sollten den Kontakt mit Erkrankten meiden.

> **PRÜFUNGSHIGHLIGHTS**
>
> - Polyomaviridae:
>   - ! Viren mit **zirkulärer ds-DNA**, kubisch, **ohne Hülle**
> - Herpesviridae:
>   - ! Zytomegalieviren gehören zu der Gruppe der **Herpesviren** und werden daher manchmal auch humanes Herpesvirus 5 (HHV-5) genannt.
> - Zytomegalievirus:
>   - ! bei **postnataler Infektion**: bei Kindern i. d. R. symptomloser Verlauf oder mononukleoseähnliche Symptome
> - Humanes Herpesvirus Typ 4:
>   - ! **Pfeiffer'sches Drüsenfieber**, auch Infektiöse Mononukleose genannt, wird durch das **Epstein-Barr-Virus** (EBV, HHV-4) ausgelöst.
>   - ! Übertragung erfolgt durch Speichel („**Kissing Disease**")
> - Hepatitis-B-Virus:
>   - ! Nachweis der Infektion erfolgt serologisch mit **HBs-Ag-** oder **HBV-DNA-Nachweis**.

15.3 Prionen

Steckbrief: Prionen (proteinaceous infectious particles) sind infektiöse Proteinpartikel, die nach der **Prionhypothese** aus einem normalen zellulären Protein entstehen können. Durch die irreversible strukturelle Veränderung des Proteins **PrP^c** (zelluläres Prionprotein) zum pathologischen **PrP^sc** erhält dieses die Eigenschaft, die Umlagerung von gesunden PrP^c-Proteinen in pathologische PrP^sc-Partikel zu katalysieren. PrP^sc ist resistent gegen Proteaseabbau und wird im ZNS als fibrilläre Ablagerungen (Plaques) sichtbar. Die Ablagerung des pathologischen Proteins führt zur Degeneration der Nervenzellen, welche sich klinisch in einer **Enzephalopathie** manifestiert. Sie äußert sich in psychischen Auffälligkeiten, progredienter Demenz, Ataxien und klonischen Muskelzuckungen.

Eigenschaften von Prionen sind:
- Sie sind sehr klein.
- Sie rufen beim Wirt keine Immunantwort hervor.
- Es gibt kein bekanntes wirksames Desinfektionsverfahren.
- Sie sind extrem widerstandsfähig gegen Hitze, UV-Strahlen und γ-Strahlung.

Klinik: Transmissible spongioforme Enzephalopathien (**TSE**).

Einteilung:
- **Scrapie** (TSE bei Schafen): bekannt seit über 200 Jahren. Wird von Schaf zu Schaf übertragen, kann aber auch Speziesgrenzen überwinden (Ziegen, Hamster, Mäuse).
- **BSE** (bovine spongioforme Enzephalopathie, TSE beim Rind): entstand möglicherweise dadurch, dass der Scrapie-Erreger in infektiösen Schafkadavern nicht genügend inaktiviert wurde, bevor diese für die Rindermast zu Fleischmehl verarbeitet wurden. Der BSE-Erreger kann relativ einfach Speziesgrenzen überwinden.
- **Creutzfeldt-Jacob-Erkrankung** (CJK, TSE beim Menschen): s. u.
- **Kuru**

Pathogenese: Siehe Steckbrief.

Nachweis:
- **in vitam:** Diagnose nur anhand klinischer Symptome möglich. Der Nachweis hoher Konzentrationen neuronaler und astrozytärer Proteine im Liquor (Proteine 14–3-3, tau, phosphoryliertes Tau, neuronspezifischer Enolase (NSE), S 100b) unterstützt die Diagnose.
- **post mortem:** immunchemischer Nachweis des PrP^sc an Hirnmaterial.

Epidemiologie: Infektiöse Prionen können Speziesgrenzen überwinden. Es gilt als gesichert, dass die tierischen Formen der TSE durch Nahrungsaufnahme auf den Menschen übertragen werden können:
- **Scrapie:** Eine Übertragung durch kontaminiertes Schaffleisch wurde bisher noch nicht nachgewiesen und ist unwahrscheinlich.
- **BSE:** 1996 wurde gezeigt, dass der Erreger, der aus Patienten mit einer ungewöhnlichen Form der CJK isoliert wurde, identisch ist mit dem BSE-Erreger, der aus Affen und Katzen isoliert werden konnte.

Meldepflicht: Verdacht auf, Erkrankung und Tod an **human spongiformer Enzephalopathie** (außer familiär hereditärer Formen), ist namentlich meldepflichtig.

15.3.1 Creutzfeldt-Jacob-Krankheit (CJK)

Klinik: CJK ist die transmissible spongioforme Enzephalopathie beim Menschen.

Pathogenese und Nachweis: Siehe oben.

Therapie: Nicht möglich.

Epidemiologie: CJK lässt sich in eine **sporadische**, eine **familiäre** und das **Gerstmann-Sträussler-Scheinker Syndrom** (GSS) und eine übertragene (**variante CJK**, vCJK) Form einteilen.

Die **sporadische** Form ist am häufigsten. Die familiäre Form wird autosomal dominant vererbt und führt ebenfalls zu kontagiösen PrP^sc-Partikeln.

Für die Mehrzahl der **vCJK** sind Infektionen mit Erregern der bovinen spongiformen Enzephalopathie (**BSE**) aus dem Rind verantwortlich. Im Gegensatz zu einer sporadischen CJK kann eine **vCJK über Blutprodukte übertragen** werden.

Iatrogene Übertragungen von CJK wurden nachgewiesen (bei Hornhaut- und Duratransplantationen und bei Nutzung kontaminierter Elektroden).

15.3.2 Kuru

Kuru ist eine weitere Form der **menschlichen TSE**, die bei bestimmten Völkern in Neuguinea beobachtet wurde. Diese Völker praktizierten einen rituellen Kannibalismus, bei dem Frauen das Gehirn von Verstorbenen verzehrten. Es wurde eine Häufung von CJK bei den weiblichen Mitgliedern dieser Völker beobachtet, die wahrscheinlich von einem spontan aufgetretenen CJK-Fall ausging. Nachdem der Übertragungsweg identifiziert und der Kannibalismus unterbunden wurde, ist auch Kuru unter Kontrolle.

Sachverzeichnis

A

A-Streptokokken 37
Acanthamoeba 76
Acinetobacter 41
Actinomyces israelii 61
Adaption, Desinfektionsmittel 11
Adenovirus 110
Adsorption 95
Affenpockenvirus 114
Aflatoxin B 67
Aktinomyzeten 61
Alphavirus 101
Ammenphänomen 50
Amöben 75
– Acanthamoeba 76
– Balamuthia 76
– Naegleria 76
Ancylostoma duodenale 87
Anthropozoonose
– Brucella 48
– Leptospiren 62
Antibiotikaprophylaxe, perioperative 18
Antibiotikaresistenz
– MRSA 19
– vancomycinresistente Enterokokken 20
Antigen H 102
Antigen N 102
Antigendrift 96
Antigennachweis
– Helicobacter pylori 53
– HIV 106
– Legionella 49
– Pilze 68
Antigenshift 96
– Influenzavirus 102
Aphthovirus 99
Arachnida 91
– Dermatophagoides pteronyssinus 92
– Ixodes ricinus 92
– Sarcoptes scabiei 92
Arenaviren 105
Arthropoden 91
Ascaris, lumbricoides 86
Ascospore 68
Askariose 87
Aspergillus 70
Augenwurm, afrikanischer 90
Autoinvasion 88
Avulavirus 103

B

B-Streptokokken 38
Bacillus 56
Bacillus anthracis 56
Bacteroides 54
Badewasserhygiene 23
Bakterien
– Anhangsgebilde 32
– Genetik 32
– Gram-Färbung 31
– Konjugation 33
– Morphologie 31
– Plasmide 32
– Sporen 32
– Systematik 34
– Transduktion 33
– Zellwand 31
– Zytoplasmamembran 32
Bakterienflora, siehe Flora
Bakteriophagen 33
– Lysotypie 29
– Transduktion 33
Balamuthia 76
Bandwürmer 83
Basidiospore 68
Bettwanze 92
Biosynthese 95
Blasenbilharziose 82
Bordet-Gengou-Blutagar 51
Bordetella 51
Borrelia
– afzelii 64
– burgdorferi 64
– duttonii 63
– garinii 64
– recurrentis 63
Borrelien 63
Botulinumtoxin 57
Botulismus 57
Brucella 48
– abortus 48
– canis 48
– melitensis 48
– suis 48
Brugia
– malayi 89
– timori 89
BSE (bovine spongiforme Enzephalopathie) 116
Budding 95
Bunyaviren 105

C

CA-MRSA (community acquired MRSA) 19
Caliciviren 100
Campylobacter jejuni 52
Candida 69
– albicans 69
– glabrata 69
– krusei 69
– parapsilosis 69
Chlamydia
– pneumoniae 67
– psittaci 66
Chlamydia trachomatis 66
Chlamydien 66
Citrobacter 41
Clauber-Medium 55
Clindamycin 36
Clostridien 56
Clostridium 56
– botulinum 57
– difficile 58
– perfringens 58
– – Trinkwasserhygiene 23
– tetani 56
Clumping-Faktor 34–35
CMV (Zytomegalievirus) 112
Coltivirus 109
Coronaviren 101
Coronavirus 101
Corynebacterium diphtheriae 54
Corynebakterien 54
Coxiella burnetii 65
Creutzfeldt-Jakob-Erkrankung 116
Cryptococcus gattii 69
Cryptococcus neoformans 69
Cryptosporidium 80
Ctenocephalis 92
Cysticercus
– bovis 84
– cellulosus 84
– racemosus 84

D

D-Wert 11
Dampfsterilisation 12
Darmamöben 75
Darmbilharziose 82
Darmtrichinen 88
Dekontamination 11
Deltaretrovirus 106
Deltavirus 115
Dengue-Virus 107
Dermatophagoides pteronyssinus 92
Dermatophyten 68
Desinfektion 11
– chemische 11
– chemothermische 12
– Flächen 10
– Hände 9
– Medizinprodukte 10
– physikalische Verfahren 12
– Strahlung 12
– thermische 12
– Wirkstoffklassen 11
Deuteromyzeten 68
Diphyllobothrium 83
Diptera 93
DNA-Viren 95, 110
Döderlein-Stäbchen 34
Dracunculus medinensis 91
Drakunkulose 91

E

early antigen 113
Eastern-Equine-Enzephalitis-Virus 101
Ebola-Virus 101
EBV (Epstein-Barr-Virus) 113
Echinococcus
– granulosus 84
– multilocularis 85
Echinokokkose 85
Edwardsiella 41
Egel 81
EHEC (enterohämorrhagische Escherichia coli) 44
EIEC (enteroinvasive Escherichia coli) 44
Einschlusskonjunktivitis 66
Eiweißfehler 12
Elek-Test 55
Endemie 26
Endotoxine 32
Endwirt 81
Entamoeba histolytica 75
Enterobacter 46
Enterobacteriaceae 41
Enterobiose 86
Enterobius vermicularis 86
Enterokokken 39
– multiresistente Erreger 20
– Trinkwasserhygiene 23
– vancomycinresistente 20
Envelope 94
Enzephalopathie, transmissible spongioforme 116
EPEC (enteropathogene Escherichia coli) 44
Epidemie 26
Epidermophyton 68
Epstein-Barr-Virus 113
Erreger, multiresistente 18
– Enterokokken 20
– Staphylokokken 18
Erythrovirus 115
Escherichia coli 44
– Badewasserhygiene 23
– Trinkwasserhygiene 23
ETEC (enterotoxinbildende Escherichia coli) 44
Ethylalkohol 67
Eulenaugenzelle 112
Exotoxine, Corynebacterium diphtheriae 54
Expositionsprophylaxe
– Malaria 80
– Salmonellose 43
– Shigellen 44
– Typhus 43

F

F-Plasmid 32
Fadenwürmer 86
Fasciola hepatica 83
Fasciolopsis buski 83
Fehlwirt 81
Filarien 89
Filoviren 101
Filzlaus 93
Fimbrien 32
Fischbandwurm 83
Flächendesinfektion 10
Flagellaten 72
Flavivirus 107
Floh 92
Fluoreszenz-Treponema-Antikörper-Absorbens-Test 63
Flussblindheit 90
Frühpneumonie 14
FSME-Virus 108
FTA-Abs-Test 63
Fuchsbandwurm 85
Fusobacterium 54

G

Gabelschwanzzerkarie 82
Gassterilisation 12
Gastrointestinaltrakt, Flora 34
Geißel 32
Gelbfiebervirus 108

Genetik
- Bakterien 32
- Viren 96

Genom, bakterielles 32
Gentransfer, horizontaler 32
Giardia duodenalis 73
Gießkannenschimmel 70
Gliederfüßler 91
Gonokokken 39
Grabmilbe 92
Gram-Färbung 31
Guanaritovirus 105

H

H-Antigen 32
HA-MRSA (hospital acquired MRSA) 19
Haemophilus 49
- ducreyi 50
- influenzae 50

Hakenwurm 87
Hämagglutinin 102
Hämolyse, Streptokokken 37
α-Hämolyse 37
- Pneumokokken 38

β-Hämolyse 37
- Pseudomonas aeruginosa 48

γ-Hämolyse 37
Hämolysin 38
Händedesinfektion
- chirurgische 9
- hygienische 9
- MRSA 19
- nosokomiale Pneumonie 14

Händehygiene 9
Händewaschen 9
Handschuhe
- Händehygiene 9
- Schutzkleidung 9

Hantavirus 105–106
Harnwegsinfektion
- katheterassoziierte 13
- nosokomiale 13

Hauptwirt 81
Hausstaubmilbe 92
Hautdesinfektion, peripherer Venenkatheter 15
Hautflora 33
- Händedesinfektion 9

Hefen 69
Heißluftsterilisation 12
Helfervirus 94
Helicobacter pylori 53
Helminthen 81
Hendravirus 103
Henipavirus 103
Henle-Koch-Postulate 25
Hepacivirus 109
Hepadnaviren 114
Hepatitis-B-Virus 96, 114
Hepatitis-C-Virus 109
Hepatitis-D-Virus 115
Hepatitis-Delta-Virus 96
Hepatitis-E-Virus 100
Hepeviren 100
Herpesviren 111
Hexapoda 92
- Diptera 93
- Flöhe 92
- Läuse 92
- Wanzen 92

HHV1 (humanes Herpesvirus Typ 1) 111
HHV2 (humanes Herpesvirus Typ 2) 112
HHV3 (humanes Herpesvirus Typ 3) 112
HHV4 (humanes Herpesvirus Typ 4) 113
HHV5 (humanes Herpesvirus Typ 5) 112
HHV6 (humanes Herpesvirus Typ 6) 113
Hirudo medicinalis 83
HIV (humanes Immundefizienzvirus) 96, 106
Holzbock, gemeiner 92
Hostienwunder 47
HPV (humanes Papillomavirus) 110
HSV1 (Herpes-simplex-Virus Typ 1) 111
HSV2 (Herpes-simplex-Virus Typ 2) 112
HTLV (humanes T-Zell-Leukämie-Virus) 107
Humanes Metapneumovirus 103
Humanes Parvovirus B19 115
Hundebandwurm 84
Hundefloh 92
Hydatide 85
Hygiene
- Hände 9
- Krankenhaus 7

Hymenolepis
- diminuta 86
- nana 85

Hyphe 68

I

19S-FTA-IgM-Test 63
Impfmaßnahmen 10
Infektion
- Definition 25
- nosokomiale 7
- venenkatheterassoziierte 15

Infektionskrankheit
- Definition 25
- Epidemiologie 26

Infektionslehre 25
Infektionsschutzgesetz, Krankenhaushygiene 7
Infestation **81**
Influenza-A-Virus 96
Influenzavirus 102
Inkovirus 105
Inkubationszeit 26
Insekten 92
- Diptera 93
- Flöhe 92
- Läuse 92
- Wanzen 92

Instrumentendesinfektion 10, 12
Inzidenz 26
Isolierung 10
Ixodes ricinus 92

J

Japanisches Enzephalitis-Virus 107
Jarisch-Herxheimer-Reaktion 63
Juninvirus 105

K

Kahmhaut 48
Kapsid 94
Katheter
- Harnwegsinfektion 13
- peripher arterieller 15
- pulmonalarterieller 15
- suprapubischer 14
- Veneninfektion 15

Katzenfloh 92
Kauffmann-White-Schema 42
Kernäquivalent 32
KISS (Krankenhaus-Infektions-Surveillance-System) 13
Klebsiella 46
Kleiderlaus 93
Koagulasetest 35
Kokken
- gramnegative 39
- grampositive 34

Kolonisation 25
Konjugation, Bakterien 33
Kontagiosität **26**
Kontamination 25
Kopflaus 93
Krankenhaushygiene 7
- Isolierung 10
- Personalschutz 10

Krätze 92
Krätzmilbe 92
Krim-Kongo-hämorrhagisches Fieber-Virus 105
Kryptosporidien 80
Kuhpockenvirus 114
Kuru 116
Kyasanur-Forest-Disease-Virus 107

L

Lancefield-Gruppierung 37
Lassavirus 105
Laus 92
Lebensmittelhygiene 23
Leberegel 83
Legionella 49
Legionellen, multiresistente 23
Legionellose 23
Leishmania, infantum 75
Leishmanien 74
Lentivirus 106
Leptospira 62
Letalität 26
Linezolid 36
Lipopolysaccharid 32
Listeria monocytogenes 55
Listerien 55
Loa loa 89–90
Löfflerserum 55
Lyme-Borreliose 64
Lymphogranuloma venereum 66
Lysotypie 29
Lyssavirus 104

M

Machupovirus 105
Madenwurm 86
Malaria 78
Malassezia 70
Manifestationsindex 26
Marburg-Virus 101
Masernvirus 103
Mastadenoviren 110
Maturation 95
Maul-und-Klauenseuche-Virus 99
Mazzotti-Test 90
Medinawurm 91
Medizinprodukte, Aufbereitung 10
Meldepflicht, Pertussis 51
Melkerknotenvirus 114
Meningokokken 40
Merozoit 78
Metapneumovirus 103
Microsporum 68
Midline-Katheter 15
Mikrofibrille 32
Mikrofilarien **89**
Mirazidie 82
Molluscipoxvirus 114
Molluscum-contagiosum-Virus 114
Moraxella catarrhalis 40
Morbidität 26
Morbillivirus 103
Morganella 41
Mortalität 26
MOTT (mycobacteria other than tubercle bacilli) 60–61
MRSA (methicillinresistenter Staphylococcus aureus) 19, 36
Mumpsvirus 103
Mund-Nasen-Schutz 9
Mundhöhle, Flora 34
Mupirocin 20
Murein 31
Muskeltrichinen 88
Mutation, Viren 96
Mutterkorn 67
Mycobacterium
- leprae 61
- tuberculosis 60

Mycoplasma
- fermentans 64
- genitalium 64
- hominis 64
- pneumoniae 64

Mykobakterien 59
- nichttuberkulöse **61**

Mykologie 67
Mykoplasmen 64
- Urogenitaltrakt 64

Mykotoxine 67
Myzel 68

N

Naegleria 76
Nairovirus 105
Nebenwirt 81
Neisser-Färbung 27
Neisseria
- gonorrhoeae 39
- meningitidis 40

Nemathelmintes 81
Nematoden 86
Neuraminidase 102
Newcastle Disease Virus 103
Niphavirus 103
Normalflora 33
Norovirus 100
Nukleoid 32, 94
Nukleokapsid 94

O

O-Kette 32
Ochratoxine 67
Omsk-hämorrhagisches-Fieber-Virus 107
Onchocerca volvulus 89–90
Onchozerkom 90
Onkoviren 97
Oralstreptokokken 38
Orbivirus 109
Orfvirus 114
ORSA (oxacillinresistenter Staphylococcus aureus) 36
Orthobunyavirus 105
Orthohepadnavirus 114
Orthomyxoviren 102
Orthopoxvirus 114

Sachverzeichnis

P

Pandemie 26
Papillomaviren 110
Paragonimus westermani 83
Parainfluenzavirus 103
Paramyxoviren 103
Parapoxvirus 114
Parasiten 72
– Arthropoden 91
– Helminthen 81
– Protozoen 72
Paratyphus 42
Parvoviren 115
Pathogenität 26
Pathogenitätsplasmid 32
Patulin 67
Pediculus humanus
– capitis 93
– corporis 93
Penetration 95
Penicillium 71
Personalschutz 10
Pestfloh 92
Phlebotomus-Fieber-Virus 105
Phlebovirus 105
Phritis pubis 93
Picornaviren 99
Pili 32
Pilze 67
Pinselschimmel 71
Pityrosporum ovale 70
Plasmasterilisation 12
Plasmid 32
Plasmodien 77
Plasmodium 77
Plathelminthes 81
Pneumocystis jirovecii 71
Pneumokokken 38
Pneumonie
– beatmungsassoziierte 14
– nosokomiale 14
Pneumovirus 103
Poliovirus 95
– Tropismus 97
Polyomaviren 111
Porphyromonas 54
Poxviren 114
Präpatenz 26
Präpatenzzeit 81
Prävalenz 26
Prävention
– Legionellose 24
– MRSA 19
– Wundinfektion 17
Prevotella 54
Prionen 116
Prodigiosin 47
Proglottide 83
Prophage 33
Prophylaxe
– Bacillus 56
– Brucellose 49
– Corynebacterium diphtheriae 55
– Haemophilus 50
– Madenwürmer 86
– Malaria 80
– Mykobakterien 60
– Tetanus 57
– Typhus 43
– Vibrionen 52
Proteus 47
Protoskolizes 85
Protozoen 72
Providencia 41
Pseudohyphe 68

Pseudomonas aeruginosa 48
– Badewasserhygiene 23
Puumalavirus 105
PVK (peripherer Venenkatheter) 15

R

Rabiesvirus 104
Rattenbandwurm 86
Raubwanze 92
Reassortment 96
Reinigung 11
Rekombination 96
Rekrudeszenz 111
Rekurrenz 111
Reoviren 109
Replikation 95
Resistenz, Desinfektionsmittel 11
Resistenzplasmid 32
Respiratory Syncytial Virus 104
Respirovirus 103
Retroviren 106
– HIV 96
– Onkogene 96
Rhabdoviren 104
Rhizopoden 75
Rickettsia 65
Rickettsien 65
Rift-Valley-Fieber-Virus 105
Rinderbandwurm 84
Risikofaktoren
– multiresistente Erreger 18
– nosokomiale Pneumonie 14
– vancomycinresistente Enterokokken 20
– Wundinfektion 16
RNA-Viren 95, 99
– Arenaviren 105
– Bunyaviren 105
– Caliciviren 100
– Coronaviren 101
– Filoviren 101
– Flaviviren 107
– Hepeviren 100
– Orthomyxoviren 102
– Paramyxoviren 103
– Picornaviren 99
– Reoviren 109
– Retroviren 106
– Rhabdoviren 104
– Togaviren 101
Robert Koch-Institut
– Dekontaminationsverfahren 11
– Präventionsempfehlungen 7
Roseolavirus 113
Rostellum 83
Rotavirus 109
RSV (Respiratory Syncytial Virus) 104
Rubellavirus 101
Rubivirus 101
Rubulavirus 103
Rückfallfieber 63

S

Sabiavirus 105
Salmonella
– enterica 42
– Paratyphi 42
– Typhi 42
– Typhimurium 42
Salmonellen 42
Salmonellose
– enteritische 43
– systemische 42

Sarcoptes scabiei 92
Säuglingsbotulismus 57
Saugwürmer 81
Schildzecke 92
Schimmelpilze 70
Schistosomen 81
Schistosomiasis 82
Schistosomulum 82
Schizont 78
Schutzimpfung, Krankenhauspersonal 10
Schutzkleidung, Krankenhaushygiene 9
Schweinebandwurm 84
Scrapie 116
Screening, MRSA 20
Seifenfehler 12
Sepsis, nosokomiale 8
Serratia 47
Sex-Pilus 33
Shigellen 43
Skabies 92
skin snips 90
Skolex 83
Spätpneumonie 14
Spikes 94
Spinnentiere 91
Spirochäten 62
Sporangium 68
Sporen, Bakterien 32
Sporozoen 77
Sporozoit 78
Sprosspilze 69
Spulwurm 86
Stäbchen
– gramnegative 41
– obligat anaerobe 53
– grampositive, sporenlose 54
– sporenbildende 56
Standardhygienemaßnahmen 9
Standortflora 33
Staphylococcus
– aureus, methicillinresistenter 19
– epidermidis 36
– saprophyticus 36
Staphylococcus aureus 34
Staphylokokken 34
– koagulasenegative 36
– koagulasepositive 34
– multiresistente Erreger 18
Staubmilbe 92
STEC (Shiga-like-Toxin produzierende Escherichia coli) 44
Sterilisation 12
Streptococcus
– agalactiae 38
– pneumoniae 38
– pyogenes 37
Streptokokken 36
– Enterokokken 39
– Hämolyseverhalten 37
– vergrünende 39
Strobila 83
Strongyloides stercoralis 87
Surveillance, nosokomiale Infektion 13
Suszeptibilität 26

T

Taenia
– saginata 84
– solium 84
Tahynavirus 105
Tanapockenvirus 114
Tetanospasmin 57

Togaviren 101
Toxine
– Clostridium botulinum 57
– Clostridium difficile 58
– Clostridium perfringens 58
– Clostridium tetani 57
– Pilze 67
– Staphylococcus aureus 35
– Streptococcus pyogenes 37
Toxoplasma gondii 77
Toxoplasmose 77
TPHA-Test 63
TPPA-Test 63
Trachom 66
Transduktion, Bakterien 33
Transfektion 33
Transformation, Bakterien 33
Transposon 32
Trematoden 81
Treponema pallidum 62
Treponemen 62
Trichinella spiralis 88
Trichinose 88
Trichomonas vaginalis 72
Trichophyton 68
Trichosporon 70
Trinkwasserhygiene 23
Trinkwasserverordnung 23
Trophozoit 78
Tropismus 97
Trypanosoma 73
– brucei 73
– cruzi 74
Trypanosomen 73
Tsetsefliege, Trypanosoma 73
Tuberkelbildung 59
Typhus 42

U

Umbilikalkatheter 15
Uncoating 95
Ureaplasma urealyticum 64
Urogenitalmykoplasmen 64

V

Vacciniavirus 114
Vaginalflora 34
Varicellavirus 112
Variolavirus 114
Varizella-Zoster-Virus 112
VDRL-Mikroflockungsreaktion 63
Venenkatheter
– Infektion 15
– peripherer 15
– zentraler 16
Verhaltensregeln 10
Vesikulovirus 104
Vibrio 51
– cholerae 52
– parahaemolyticus 52
– vulnificus 52
Viren 94
– defekte 94
– Genetik 96
– onkogene 96
– Replikation 95
Viridans-Streptokokken 39
Virion 94
Virulenz 26
Virulenzfaktor 26
– Bakterienkapsel 31

Virus der lymphozytären Choriomeningitis 105
VTEC (verotoxinproduzierende Escherichia coli) 44

W

Wanze 92
West-Nil-Virus 107
Wuchereria bancrofti 89
Wundbotulismus 57
Wunde, Kontaminationsgrad 16–17
Wundinfektion, postoperative 16

X

Xenopsylla cheopis 92
Xenotest 74

Y

Yatapoxvirus 114
Yersinia 45
– enterocolitica 45
– pestis 45
– pseudotuberculosis 46
Yersinien 45

Z

Zestoden 83
Zika-Virus 108
ZVK (zentraler Venenkatheter) 16
Zweiflügler 93
Zwergbandwurm 85
Zwergfadenwurm 87
Zwischenwirt 81
Zystizerkose 84
Zytomegalievirus 112
Zytoplasmamembran, Bakterien 32